白话肘后备急方

（东晋）葛洪 著

易良杰 郭春茂 廖承建 译

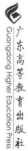

广东高等教育出版社
Guangdong Higher Education Press

· 广州 ·

图书在版编目（CIP）数据

白话肘后备急方/（东晋）葛洪著；易良杰，郭春茂，廖承建译. —广州：广东高等教育出版社，2022.10（2024.11 重印）

ISBN 978 - 7 - 5361 - 7311 - 8

Ⅰ. ①白… Ⅱ. ①葛… ②易… ③郭… ④廖… Ⅲ. ①方书 - 中国 - 晋代 ②《肘后备急方》- 译文 Ⅳ. ①R289.337.2

中国版本图书馆 CIP 数据核字（2022）第 173887 号

BAIHUA ZHOUHOU BEIJIFANG

出版发行	广东高等教育出版社
	地址：广州市天河区林和西横路
	邮编：510500　　营销电话：(020) 87553335
	http://www.gdgjs.com.cn
印　　刷	广州市友盛彩印有限公司
开　　本	787 毫米 × 1 092 毫米　1/16
印　　张	28.5
字　　数	508 千
版　　次	2022 年 10 月第 1 版
印　　次	2024 年 11 月第 2 次印刷
定　　价	78.00 元

出版说明

　　由于历史条件和葛洪道家思想的局限，书中不乏诸如符法、鬼神等巫术方面的内容，也存在一些不切实际的观点和不正确的疾病治疗方法。如《救卒中恶死方第一》记载："当尔之时，兼有鬼神于其间，故亦可以符术而获济者"；《治卒魇寐不寤方第五》记载："以甑带左索缚其肘后，男左女右，用余稍急绞之，又以麻缚脚，乃诘问其故，约敕解之，令一人坐头守，一人于户内呼病人姓名，坐人应曰诺在，便苏"；《治卒中五尸方第六》记载："凡五尸，即身中尸鬼接引也，共为病害……掘地作小坎，水满中，熟搅，取汁服之"；以及《治为熊虎爪牙所伤毒痛方第五十三》记载的经术；等等。书中很多类似这样的观点和治法都是不对的，是残余的糟粕，应该摒弃。而书中记载的一些治方如小便灌面、牛马粪绞汁灌口中、牛屎煮服、驴屎绞汁内服等，也早已不切合临床使用的实际，切勿照用。虽然书中常有媸妍并存、精糟夹杂的现象，但为了保持古籍的原貌和完整性，我们在今译时亦未作任何删减，对此，请读者在参阅和应用本书时务必加以甄别。

序

　　中医药学是一个伟大的宝库，几千年来，中医药在防治疾病和重大疫病中发挥了重要作用，为中华民族的繁衍生息做出了巨大贡献，至今都是我国卫生事业的重要组成部分。如何继承和发展好中医药这一国粹，历来是党和政府以及高等中医院校高度重视的工作，特别是党的十八大以来，一系列中医药相关法律法规和措施的出台，将中医药发展上升为国家战略，为中医药发展带来了新的机遇。

　　然而要振兴和发展中医药事业，前提是要继承好中医药。纵观中国医学史上的历代中医大家，无不是在系统继承前人的成果后，再加以创新提高，从而实现中医发展的一次又一次飞越。如医圣张仲景，也是经过勤求古训、博采众方、在广泛学习继承前人理论经验的基础上，才创造性地写出《伤寒杂病论》，从而创立六经辨证理论体系，为中医药的发展奠定了坚实基础。由此可见，继承是发展的基础和前提。2016 年，国务院《中医药发展战略规划纲要（2016—2030 年）》指出，要"扎实推进中医药继承……实施中医药传承工程，全面系统继承历代各家学术理论、流派及学说"，可见继承的重要性。

　　葛洪是岭南医学的鼻祖，他在广东系统总结了岭南人民与疾病做斗争的成功经验，在罗浮山下写下了著名的《肘后备急方》。其中对青蒿素的使用记载直接启发了屠呦呦教授成功提取青蒿素，从而挽救了数百万疟疾患者的生命，为人类抗击疟疾做出了巨大贡献，她本人也因此获得了诺贝尔奖。可见《肘后备急方》具有多么巨大的医学价值，对于这么重要的中医专著，我们理应加强学习和继承。

　　然而，随着时代的发展和人们思维方式的改变，特别是语言表达和文字书写方式的改变，现代人已普遍对中医古籍产生了一定程度的陌生感，虽然高校开设了"医古文"等课程，但对大多数人来说，阅读中医古籍还是会存在一定的障碍，这给中医药的传承增加了难度，甚至在某种程度上阻碍了中医药的发展。所以，如何扫除中医古籍的阅读障碍，让学习者更容易、更准确地理解古中医学，是继承中必须解决的问题，而对中医古籍的白话化，无疑是破解这一难题的一剂良药。欣闻学生广州中医药大学惠州医院易良杰主任和郭春茂医师在惠州市中医药学会会长廖承建指导下已完成《白话肘后备急方》一书的撰写并邀我作序，我颇感欣慰。据我所知，对于葛洪及其学术思想的研究，历来有很多学者投身其中，广东省名中医、惠州市中医药学会会长廖承建就是其中之一。2015 年，他以明万历刘自化刊本为母本对《肘后备急方》进行过点校，其校注版作为"惠州文化经典丛书"的重要组成已在该年付梓出版。这次撰写的《白话肘后备急方》就是在其校注本的基础上进行了全面准确的白话全译，为广大读者学习《肘后备急方》进一步扫清阅读的障碍，这实在是一件对传承和促进中医药发展大有裨益之事。

　　相信《白话肘后备急方》一书的刊行，必将有利于丰富大湾区的中医药文化，有利于更好地推动岭南中医药学术的继承与发展。我们期待惠州能培养、造就更多的中医学者和中医大家，不断挖掘、传承、创新、发展惠州中医的优秀文化精髓，用更多、更优秀的中医著作推动中医药事业的传承与发展。

　　传承国粹，守护健康，发展中医，造福一方，这是卫生事业人员的职责和使命。今易良杰、郭春茂能秉承母校广州中医药大学"厚德博学、精诚济世"的校训，自觉为中医药事业的发展贡献一份力量，着实让老师们感到欣慰，故乐为之序！

2022 年 6 月

（潘华峰，广州中医药大学副校长、教授、博士研究生导师）

目　录

◎ 卷一

◎ **卷二**

◎ **卷三**

◎ **卷四**

◎ **卷五**

◎ **卷六**

◎ **卷七**

刻葛仙翁肘后备急方序

　　尝观范文正曰：不为良相，则愿为良医。而陆宣公之在忠州，亦惟手校方书。每叹其济人之心先，后一揆古人之志，何如其深且远也。予少不习医，而济人一念，则耿耿于中，每见海内方书，则购而藏之；方之效者，则珍而录之，以为庶可济人之急。然以不及见古人奇方为恨，尤愧不能为良医，虽藏之多，而无所决择也。今年之夏，偶以巡行至均，游武当，因阅道藏，得《肘后备急方》八卷，乃葛稚川所辑，而陶隐居增补之者，其方多今之所未见。观二君之所自为序，积以年岁仅成此编，一方一论皆已试而后录之，尤简易可以应卒，其用心亦勤，其选之亦精矣。矧二君皆有道之士，非世良医可比。得其方书而用之中病，固不必为医，可以知药；不必择方，可以知医。其曰：苟能起信，可免夭横。信其不我欺也，因刻而布之，以快予济人之心云。

万历二年甲戌秋仲巡按湖广监察御史剑江李栻[①]书

白话译文

　　曾经看到宋朝宰相范文正在书中说："如果不能做一名贤能的宰相，就甘愿做一名高明的医生。"而唐朝宰相陆宣公（陆贽）被贬到忠州为官时，

---

　　① 李栻，字克俨，号怀蓝，福建安溪人，明朝万历四十一年（1613）中进士（癸丑科二甲第六十五名），知医，尝撰《伤寒述微》三卷，现有刻本行世。初授刑曹，多平冤案。著有《趋对易说》及《武书撮要》。后升维阳县知县，治漕理盐，体恤百姓。丁艰后，补潮阳知县，后升为云南按察使，负责督饷军务，后死于任上。

不接见任何人，关起门来只是亲自校对方书。看到这些故事，我每次都赞叹他们济世救人的心志，后来再一细细思量，更觉得古人的志向是何等的深远！我年少的时候虽然不学医，但治病救人的想法却一直在心中萦绕，不能忘怀。只要看到好的中医书籍，我都会买下来珍藏；如果看到书中疗效好的方子，我就会如获至宝而把它抄录下来，想着以便在有人急用的时候可以拿出来帮助他们。所以我总以看不到古人奇妙的丹方为人生憾事，尤其对自己不能成为一名高明的医生而备感惭愧，因为虽然所藏医书很多，却不知道怎样加以甄别使用。今年夏天，我偶然巡行到均县，顺道游览了武当山，在那里翻阅道家经典《道藏》经书时，看到《肘后备急方》八卷，该书是葛稚川所撰写，由陶隐居做了增补，书中很多方子是我多年没见过的。从这两位老先生写的序言看，这书也是经过作者撰写了多年才著成的，书中的每一个方子和每一条医论都是在他们亲自试用检验后记录下来的，尤其是方药和治法简易，可以作为急救之用。他们对撰写工作尽心尽力，所选方药也很精当，况且这二位都是深明事理的道教高人，这可不是世上普通的好医生所能比的。如果你有他们的方书，按那书中的方法去治病，就会有效，所以不必当医生，也可以知道怎么用药；不必选择方剂，就可以知道如何治病。他们在自序中说：如能相信并使用书中方法，就可以避免意外死亡。我相信这不是骗我的话，因而把这本书刻印出来出版发行，以让自己这颗济世救人的心感到快慰。

万历二年（1574）仲秋巡按湖广监察御史剑江李栻书

葛仙翁肘后备急方序

　　医有方古也，古以来著方书者，无虑数十百家，其方殆未可以数计，篇帙浩瀚，苟无良医师，安所适从？况穷乡远地，有病无医，有方无药，其不罹夭折者几希。丹阳葛稚川，夷考古今医家之说，验其方简要易得，针灸分寸易晓，必可以救人于死者，为《肘后备急方》，使有病者得之，虽无韩伯休①，家自有药；虽无封君达②，人可为医，其以备急固宜。华阳陶弘景曰：葛之此制，利世实多，但行之既久，不无谬误，乃著《百一方》，疏于《备急》之后，讹者正之，缺者补之，附以炮制、服食诸法，纤悉备具，仍区别内、外、他犯为三条，可不费讨寻，开卷见病，其以备急益宜。葛、陶二君，世共知为有道之士，于学无所不贯，于术无所不通，然犹积年仅成此编。盖一方一论，已试而后录之，非徒采其简易而已，人能家置一帙，遇病得方，方必已病。如历卞和之肆，举皆美玉；入伯乐之厩，无非骏足，可以易③而忽之邪。葛自序云，人能起信，可免夭横，意可见矣。自天地大变，此方湮没几绝，间一存者，闷以自宝，是岂制方本意？连帅乌侯，夙多疹④

---

　　①　韩伯休：《后汉书·逸民传》载"韩康字伯休，一名恬休，京兆霸陵人。家世著姓。常采药名山，卖于长安市，口不二价，三十余年。时有女子从康买药，康守价不移。女子怒曰：'公是韩伯休那？乃不二价乎？'康叹曰：'我本欲避名，今小女子皆知有我，何用药为？'乃遁入霸陵山中"。

　　②　封君达：汉魏间道士，通晓医术及养生。服黄精50余年，又入乌举山，服水银百余岁，往来乡里，视之如二十许人。常骑青牛，故号"青牛道士"。陇西（今甘肃陇西）人。遇病以药物施治，每获良效。

　　③　易：轻视。《集韵·寘韵》："易，轻也。"

　　④　疹：疾病。《广韵·屑韵》："疹，疾也。"

疾，宦学之余，留心于医药，前按察河南北道，得此方于平乡郭氏，郭之妇翁得诸汴之掖庭①，变乱之际，与身存亡，未尝轻以示人，迨今而出焉，天也。侯命工刻之，以趣其成，唯恐病者见方之晚也。虽然方之显晦，而人之生死休戚系焉。出自有时，而隐痛恻怛②，如是其急者，不忍人之心也。有不忍人之心，斯有不忍人之政矣，则侯之仁斯民也，岂直一方书而已乎？方之出，乃吾仁心之发见者也，因以序见命，特书其始末，以告夫未知者。

至元丙子季秋稷亭段成己③题

白话 译文

　　在医学领域很早就有了方剂，自古以来著写方书的人大概不下数十上百家，其方剂数量也多得无法数得清楚，这么大量的方书和方剂，要是碰到水平不高的医生，那书中的方子都不知道该如何选用。何况穷乡僻壤，生病时找不到医生，有方子也抓不到药，老百姓不遭受夭折的只有几个而已。丹阳人士葛稚川潜心考察古今医家的论说，亲身验证各医家所记载的方剂和疗法，并将其中被证实确有起死回生疗效的简要易得的方子和容易操作的针灸方法，编纂为《肘后备急方》一书。假若有病的人得到这本书，纵然没有像韩伯休那样的药商来卖药，家里自然也有药了；纵然没有像封君达那样的名医，自己也能成为医生。这真是一本很好的急救用书。华阳人士陶弘景说，葛稚川的这本书大大便利了世人，但毕竟刊行那么久了，流传过程中难免会出现一些错误，于是编著《百一方》，作为该书的注释说明，附于《备急》之后，对错误的地方加以纠正，对缺漏的内容加以增补，并附上药物炮制、服用的多种方法，细致而详尽地记载齐备。书中仍按内因、外因、他犯分为三类，方便查找，不费功夫，况且翻开书就能很快找到要找的疾病，也正适合用以备急。葛、陶二位先生，世人都知道他们是深明事理的道教高人，对

---

　　① 掖庭：皇宫中旁舍，宫嫔所居处。

　　② 怛：忧伤、悲苦。

　　③ 段成己：1199—1279，字诚之，号菊轩，绛州稷山（今山西稷山）人，段克己弟。两人同为金正大七年（1230）进士。礼部尚书赵秉文赏其才，称他们为"二妙"，并大书"双飞"二字于其居。克己中举，无意仕途，终日纵酒自娱。成己及第，授宜阳主簿。金亡，成己与兄避居龙门山（今山西河津黄河边）。克己殁后，自龙门山徙居晋宁北郭，闭门读书，近40年。元世祖忽必烈降诏征为平阳府儒学提举，坚拒不赴。至元十六年（1279）卒，年八十一。

于学问和方术无不精通，然而也费时多年才编著成这本书，这是因为书的一方一论，都是经过试用验证疗效后才记录下来的，而并不是仅仅摘录其中的简易方药。如果人们每家都备一本，遇到生病时就可以从书上找到适用的药方，而这药方肯定能治好。这就像到卞和的玉器店，里面所有的都是美玉；进入伯乐的马棚里，看到的无不是骏马，怎么可以轻视而忽略它呢？葛氏自序中说，如果人们能相信此书而加以采用，便可避免意外的夭亡，其著书的本意由此可见了。由于时代的变迁，这本方书几乎埋没失传，偶尔有一本保存下来的，也都被当作自家的珍宝而秘藏起来，不给外人看，这哪里是作者写这本方书的本意。按察史乌侯，平素体弱多病，工作学习之余，比较关注医药，前些时候巡察河南北道，从平乡郭氏那里得到这本方书，而这书是郭氏的岳父从开封的皇宫里得到的。兵荒马乱的年代，郭氏都随身携带着，从来都没有轻易拿出来给别人看过，直到现在拿出来，实属天意。乌侯于是命令工匠刻印此书，并催促他们早日刻印完成，生怕患者不能早点看到这本方书。虽然看似只是一本方书的出现与埋没的事情，然而却与人的生死休戚相关。书的刊出本来就是迟早的事，然而却总是为没能更早一点将此书刊行而心痛悲伤，这么急迫的原因，是因为乌侯有一颗仁爱的心。有了这样的仁爱之心，才会有仁爱之政，而乌侯对民众的仁爱，又岂止体现在这一部方书上呢？方书的刊行，乃是仁爱之心的表现，因奉命为该书作序，特把该书刊行的始末写下来，以告诉那些不知内情的人。

至元丙子（1276）季秋稷亭段成己题

葛仙翁肘后备急方序

亦名《肘后卒救方》，隐居又名《百一方》

抱朴子丹阳葛稚川曰：余既穷览坟索，以著述余暇，兼综术数，省仲景、元化、刘戴秘要、金匮、绿秩、黄素方，近将千卷。患其混杂烦重，有求难得，故周流华夏九州之中，收拾奇异，捃①拾遗逸，选而集之，使种类殊分，缓急易简，凡为百卷，名曰《玉函》。然非有力不能尽写，又见周甘唐阮诸家，各作备急，既不能穷诸病状，兼多珍贵之药，岂贫家野居所能立办？又使人用针，自非究习医方，素识明堂流注者，则身中荣卫尚不知其所在，安能用针以治之哉？是使凫雁挚击，牛羊搏噬，无以异也。虽有其方，犹不免残害之疾。余今采其要约，以为《肘后救卒》三卷，率多易得之药，其不获已须买之者，亦皆贱价，草石所在皆有，兼之以灸，灸但言其分寸，不名孔穴。凡人览之，可了其所用，或不出乎垣篱之内，顾眄②可具。苟能信之，庶免横祸焉！世俗苦于贵远贱近，是古非今，恐见此方，无黄帝、仓公、和、鹊、逾跗之目，不能采用，安可强乎？

白话译文

丹阳人士抱朴子葛稚川说：我已遍观古代典籍，并利用著书立说的空余时间，又研究了天文、历谱、五行、卜筮、杂占、形法等术数知识，以及张仲景、华佗、刘戴秘要、金匮、绿秩、黄素方等将近千卷医方书。深感这些

---

① 捃：拾、取。
② 眄：斜视，不正面看。

6

书混杂、冗长而重复，一旦需要的时候又难以快速查找，所以我广泛收集国内能找到的各种奇异珍本和散佚方书，加以精选收集，并按种类的不同和缓急易简的特点进行编撰，共有上百卷，取书名叫《玉函》。这样的书没有很好的功力的人是无法编纂周全的。又看到周、甘、唐、阮这些医家各自撰写的备急方书，既不能对疾病症状全面描述，还用了很多名贵药材，这哪里是贫穷人家和乡村百姓能轻易得到的呢？又有要人用针刺治疗的，如果本身不是学医并熟知明堂流注的人，连身体中的血气循环周流都不懂，怎么会用针刺治病呢？这和让野鸭和大雁凶猛搏击，牛羊搏斗撕咬，没什么区别。虽然有这样的备急方，仍难免加重病情。我现在摘录其中简要关键的内容，编成《肘后救卒》三卷，书中药物大多都是容易得到的药，其中有些自己找不到而必须购买的药，也都是很便宜的到处有卖的草药和矿石类药，再兼用灸法。灸法只说明分寸，不讲穴位名称，任何人看了都知道怎么使用，也许不出家门就把病给治好了。如果能相信此书，或许可以避免意外的疾祸！当今世人多受贵远贱近、是古非今的思想所累，真担心他们看到这本书中没有黄帝、仓公（淳于意）、医和、扁鹊、俞跗这些名医圣人的名字，而不加以采用，但又怎么可以强求呢？

华阳隐居补阙肘后百一方序

太岁庚辰，隐居曰：余宅身幽岭，迄将十载。虽每植德施功，多止一时之设，可以传方远裔者，莫过于撰述。见葛氏《肘后救卒》，殊足申一隅之思。夫生人所为大患，莫急于疾，疾而不治，犹救火而不以水也。今辇掖左右，药师易寻，郊郭之外，已似难值。况穷村迥野，遥山绝浦，其间枉夭，安可胜言？方术之书，卷轴徒烦，拯济殊寡，欲就披览，迷惑多端，抱朴此制，实为深益。然尚阙漏未尽，辄更采集补阙，凡一百一首，以朱书甄别，为《肘后百一方》，于杂病单治，略为周遍矣。昔应璩为百一诗，以箴规心行。今余撰此，盖欲卫辅我躬。且《佛经》云，人用四大成身，一大辄有一百一病。是故深宜自想，上自通人，下达众庶，莫不各加缮写，而究括之。余又别撰《效验方》五卷，具论诸病证候，因药变通，而并是大治，非穷居所资，若华轩鼎室，亦宜修省耳。葛序云，可以施于贫家野居，然亦不止如是。今搢绅君子，若常处闲佚，乃可披检方书，或从禄外邑，将命遐征；或宿直禁闱，晨宵隔绝；或急速戎阵，城栅严阻，忽遇疾仓卒，唯拱手相看，曷若探之囊笥，则可庸竖成医。故备论证候，使晓然不滞，一披条领，无使过差也。寻葛氏旧方，至今已二百许年，播于海内，因而济者，其效实多。余今重以该要，庶亦传之千祀，岂止于空卫我躬乎？旧方都有八十六首，检其四蛇两犬，不假殊题；喉舌之间，亦非异处；入冢御气，不足专名；杂治一条，犹是诸病部类，强致殊分，复成失例，今乃配合为七十九首，于本文究具都无忖减，复添二十二首，或因葛一事，增构成篇，或补葛所遗，准文更撰，具如后录，详悉自究。先次比诸病，又不从类，遂具劳复[①]在伤寒前，

---

① 劳复：原作"复劳"。据文义乙正。

8

霍乱置耳目后。阴易之事，乃出杂治中。兼题与篇名不尽相符，卒急之时，难于寻检，今亦复其铨次，庶历然易晓。其解散脚弱、虚劳、渴痢、发背、呕血，多是贵胜之疾；其伤寒中风，诊候最难分别，皆应取之于脉，岂凡庸能究？今所载诸方，皆灼然可用，但依法施治，无使违逆。其痈疽金疮，形变甚众，自非具方，未易根尽。其妇女之病、小儿之病，并难治之，方法不少，亦载其纲要。云：凡此诸方，皆是撮其枢要，或名医垂记，或累世传良，或博闻有验，或自用得力，故复各题秘要之说，以避文繁。又用药有旧法，亦不复假事事诠诏，今通立定格，共为成准。凡服药不言先食者，皆在食前；应食后者，自各言之。凡服汤云三服再服者，要视病源准候，或疏或数，足令势力相及。毒利药，皆须空腹，补泻其间，自可进粥。凡散日三者，当取旦、中、暮进之。四五服，则一日之中，量时而分均也。凡下丸散，不云酒水饮者，本方如此，而别说用酒水饮，则是可通用三物服也。凡云分等，即皆是丸散，随病轻重所须，多少无定，铢两三种五种，皆分均之分两。凡云丸散之若干分两者，是品诸药，宜多宜少之分两，非必止于若干分两。假今日服三方寸匕，须瘥止，是三五两药耳。凡云末之，是捣筛如法。㕮咀①者，皆细切之。凡云汤煮，取三升，分三服，皆绞去滓，而后酌量也。字方中用鸟兽屎作"矢"字，尿作"溺"字，牡鼠亦作"雄"字，乾作"干"字。凡云钱匕者，以大钱上全抄之，若云半钱，则是一钱抄取一边尔，并用五铢钱也。方寸匕，即用方一寸抄之可也。刀圭准如两大豆。炮、熬、炙、洗治诸药，凡用半夏，皆汤洗五六度，去滑；附子、乌头，炮，去皮，有生用者，随方言之；矾石熬，令汁尽；椒皆出汗；麦门冬皆去心；丸散用胶皆炙；巴豆皆去心皮，熬，有生用者，随而言之；杏仁去尖皮，熬，生用者言之；葶苈皆熬；皂荚去皮子；藜芦、枳壳、甘草皆炙；大枣、栀子擘破；巴豆、桃杏仁之类，皆别研捣如膏，乃和之；诸角皆屑之；麻黄皆去节；凡汤中用芒硝、阿胶、饴糖，皆绞去滓，纳汤中，更微煮令消；红雪、朴硝等，皆状此而入药也；用麻黄即去节，先煮三五沸，掠去沫后，乃入余药。凡如上诸法，皆已具载在余所撰《本草》上卷中。今之人有此《肘后百一方》者，未必得见《本草》，是以复疏方中所用者载之，此事若非留心药术，不可尽知，则安得使之不僻缪也？案病虽千种，大略只有三条而已，一则腑脏经络因邪生疾，二则四肢九窍内外交媾，三则假为他物横

---

① 㕮咀：㕮，fǔ。《广韵》："方矩切。"在无铁器时代，用口将药物咬碎，如豆粒大，以便煎服。后来改为将中药切片、捣碎或锉末，但仍用此名。

来伤害，此三条者，今各以类，而分别之，贵图仓卒之时，披寻简易故也。今以内疾为上卷，外发为中卷，他犯为下卷，具列之云：

上卷三十五首治内病。

中卷三十五首治外发病。

下卷三十一首治为物所苦病。

白话译文

公元 500 年，适逢本命年的陶隐居说：我在深山居住，到现在已近十年了。虽然广施功德，但也只是一时的举措，要是想广传四方和流传后代，什么都比不上著书立说。葛氏《肘后救卒》一书，就特别能表达我的这种想法。老百姓所谓的大祸患，莫过于突然生病，生病了而不治疗，就像救火而不用水。如今若地处街市，找药师尚且容易，但要是在城外乡野，就很难找到药师了。更何况穷乡僻壤、山高水阔之地的人，因患病而短命早死的，又怎么能说得尽？医药方书，繁多杂乱，一旦遇到要抢救的罕见病症，想要立即查看方书时，都不知道怎么找，葛洪编纂此书，真的是有很大的益处。然而该书尚且存在缺漏未尽之处，所以我就再加以收集，把缺失的内容做了补充，总共收集了一百零一首方，并将增补的内容用红笔书写，以便与原文加以区别，取名《肘后百一方》，在单方治疗杂病方面，稍做了完善。以前应璩撰写《百一诗》，用于规劝人们的思想德行。今天我撰写此书，就是要护卫我们的身体。况且《佛经》说，人的身体由地、水、火、风四大物质构成，每一大物质异常都会产生一百零一种病。所以，每个人都应该好好想想，上自饱学之士，下至平民百姓，无不应各自加以抄写，并全面研究这本书。我又另外撰写了《效验方》五卷，详细论述各种疾病症候，以及用药加减变换的方法，这些都是重要的治疗方法，不仅为贫困家庭所依赖，即使富裕人家也应该学习领悟。葛氏序言中说，可以用于贫穷和偏远的人家，但也不止是这样。现在的官绅贵族，如果经常有闲暇，尚能翻阅查看方书。但有时在外地做官，奉命远征；有时在禁宫内值班，日夜不能外出；有时紧急对阵打仗，军队防御设施严密阻隔。要是在这些情况下突然生病，就只能光看着而毫无办法，怎比得上随手就从书箱里拿出方书，让平常人都一下成为医生呢？所以要全面论述症候，使之明白通畅，条目清晰，不出现差错。葛氏旧方，至今已流传约二百年了，流传于海内，因此书而获得疗效得到帮助的人，实在是很多。我现今重新概括提要加以整理，希望这方书也能传之千年，岂止是光保护我自己的身体呢？旧方共有八十六首，查看原书有四篇是写蛇的，两篇写狗的，这些可以合并归拢，不需要用不同的名字分开表述；咽喉与口舌，也不是太不同的地方，不必分两类，而可以合并为一类；入冢御气的内容也不足以专列一条；杂治一条的内容，其实可以分别归类到各病证的条目下，强行分出单成一条，反而成为全书体例上的一个失误。现今整理组合成七十九首，于原文来说在内容上是没有一点减少的，新增加的二十二首，有的是根据葛氏方书增构成篇，有的是补充了葛氏所遗漏的内容，按照原文体例重新撰写，全都记录在后面。经详细研究，全书先给各种疾病排列编次，有的又没有各从其类，分类混乱，于是改为将劳复放在伤寒之前，霍乱放在耳目之后。阴易的内容，原本在杂病治疗的篇章中，合在一起后题目与篇名不太相符，紧急要用的时候，难以检索查看，今又重新编排次序，旨在让书中条目更清晰明白。其中取消脚弱、虚劳、渴痢、发背、呕血等篇，是因为这些病大多是富贵之人易得的疾病，而伤寒和中风，察病诊断最难，都要通过候脉来甄别，哪里是普通人能够研究清楚的？今书中所载的各方子，都是疗效明显，可以使用的，但要按照书中方法加以施治，不可违背。其中痈疽、金疮这两种病，变证极多，如不是书中所列的方剂，实在是不容易根治的。妇科病、儿科病，两种病都很难治疗，但治疗方法却不少，也只记载其中的要点介绍。但凡书中的方子，都是摘取其中核心要点，有的是名医亲笔记录的方剂，有的是世代相传的良方，有的是听很多人说有效的，有的是自己用过很有效的，所以又在各方之后标注秘要说明，以避免文字烦冗。另外，用药有传统的用法，也不再事事加以解释说明，现统一制定通用的准则如下：

凡是服药方法没说先服的，都在饭前服；需要饭后服的，各自加以说明。

凡是口服汤剂说三服再服的，要看该病的病因和服药后症状的缓解情况而定服药间隔时间长短，总之要令药力能衔接得上。药力大的药和通利作用的药，都要空腹服用；服补药或泻药时，可以吃粥。

凡是散剂要一天三次服用的，应当在早晨、中午、晚上服用。日服四次、五次的，则按一天的时间平均分时间段分次服用。凡是丸剂散剂，不说明用酒、水、米汤服的，就像前面规定的那样，用酒、水、米汤三种服用都可以，而另外说明了用酒或水或米汤的，则按说明选用。

凡说等份，都是针对丸散剂，依据病情轻重的需要而定，具体多少重量不做规定，都是平均的分量。凡说丸散剂的多少分量的，是说剂型中各药物所占分量的比例，而不是必须限定各药的重量。假如说日服三方寸匕，意思是按这个用量要服用至病好为止，一般总共也就是三五两药。

凡说末之，是按传统方法将药物捣碎过筛。说㕮咀，都是指将中药细细切片。方中用字，鸟兽屎的"屎"字作"矢"字，"尿"作"溺"字，"牡"鼠也作"雄"鼠，"乾"作"干"字。

凡说钱匕的，是用大钱装满的量；如果说半钱，则是五铢钱币盛取药末至半边的量；方寸匕，即是用一寸正方的钱币装满的量；刀圭，如同两颗大豆的量。①

用炮、熬、炙、洗的方法制药，凡是炮制半夏，都要用沸水洗五六遍，以去掉滑性；附子、乌头要炮制，去皮，有的生用的，按照方中的说明使用；矾石，要熬到水干，令汁尽；花椒都要微熬令汗出；麦门冬都要去芯；丸散剂所用的胶都要炙过；巴豆都要去掉芯和皮，熬制后用，有生用的则在药后加以注明；杏仁要去掉尖和皮，熬制后用，生用的加以说明；葶苈都要熬制；皂荚去掉皮和子；藜芦、枳壳、甘草都炙用；大枣、栀子打破；巴豆、桃仁、杏仁之类，都另外研碎捣烂如膏状，再和其他药物掺和使用；各种角类药物都要削成碎末；麻黄都去掉节。凡是汤剂中要用芒硝、阿胶、饴糖的，都要绞去渣，放进汤液中，再稍微煮一下，让其消融；红雪、朴硝等，都按照这个方法入药；用麻黄入药都要去节，先煮沸三五次，捞去浮沫后，才放入其他药物。以上这些方法，都已经记载在我所撰写的《本草》一书的上卷中。现在有《肘后百一方》这本书的人，不一定看过《本草》，所以又梳理出方中所需的用法，再加以记载，这些方法如果不是关注了解药物学知识的人，是不可能都知道的，又怎么能使之不出差错呢？疾病虽然有上千种，但大致上只有三类，一是脏腑经络因受邪而生病，二是四肢九窍因内外之邪相互构陷而生病，三是由于受外物突然伤害而生病，这三类，今按类别分卷记载，重在希望紧急时刻容易检索查找到相应内容。现以内疾为上卷，外发为中卷，他犯为下卷，一一列举如下：

上卷三十五首治内病。

中卷三十五首治外发病。

下卷三十一首治被外物所伤之病。

---

① 古今中药剂量换算较复杂，现据网上资料整理以下换算方式供参考。文中所述方寸匕、钱匕、刀圭等均为古代盛药量器。葛洪时代药量与现代公制（约合）药量：1钱匕＝5铢钱＝1.5～1.8克，1铢＝0.65～0.7克，1两＝24铢；1方寸匕＝10刀圭＝2.74毫升（约3～5克，金石类药末约2克，草木类药末约1克）；1刀圭＝0.5毫升（约0.5克），1撮＝4刀圭＝2克，1分＝3.9～4.2克。（来源：个人图书馆，360doc.com）

鹿鸣山续古序

观夫古方药品分两，灸穴分寸不类者，盖古今人体大小或异，脏腑血脉亦有差焉，请以意酌量。药品分两，古序已明，取所服多少配之，或一分为两，或二铢为两，以盏当升可也。如中卷末紫丸方，代赭、赤石脂各一两，巴豆四十，杏仁五十枚，小儿服一麻子，百日者一小豆且多矣。若两用二铢四条，巴豆四，杏仁五枚，可疗十数小儿，此其类也。灸之分寸，取其人左右中指中节可也。其使有毒狼虎性药，乃急救性命者也，或遇发毒，急掘地作小坑，以水令满，熟搅稍澄，饮水自解，名为地浆。特加是说于品题之后尔。

白话译文

看古代方书中药物分量和穴位定位的分寸与现在的不同，大概是因为古人和今人的体格大小不同、脏腑血脉都有差异吧，请根据自己的理解酌情考虑。药品的剂量，古书序言中已经有说明，按所需服用的药量配方，有的一分为一两，有的二铢为一两，也有的用一盏当一升。如中卷末尾的紫丸方，由代赭、赤石脂各一两，巴豆四十颗，杏仁五十颗配制而成，小孩子服麻子仁大的一丸就可以，刚满百日的婴儿服小豆大的一丸就多了。若二铢四累为一两，那巴豆四颗、杏仁五颗，就可以治疗十几个小孩了，可见古今剂量单位的不同。灸法中取穴比量的分寸，以患者左右手中指中间指节的长度为一寸就可以了。有时使用药性峻猛的毒性药，那是为了紧急救命的；要是遇到毒物发作，可立即在泥地上挖一个小坑，用水灌满，充分搅拌至坑中水混浊，然后等水稍微澄清，喝这样的水，其毒自然就可以解掉了，这种水的名字叫地浆。在此特别加以说明，记载于评论之后。

附广肘后方序

　　昔伊尹著《汤液》之论，周公设医师之属，皆所以拯救民疾，俾得以全生而尽年也。然则古之贤臣爱其君，以及其民者，盖非特生者遂之而已。人有疾病，坐视其危苦，而无以救瘵①之，亦其心有所不忍也。仰惟国家受天成命，统一四海，主上以仁覆天下，轻税损役，约法省刑，蠲积负，柔远服，专务以德养民，故人臣奉承于下，亦莫不以体国爱民为心，惟政府内外宗公，协同辅翼，以共固天，保无疆之业，其心则又甚焉于斯时也。盖民罹兵火，获见太平，边境宁而盗贼息矣，则人无死于锋镝之虑；刑罚清而狴犴空矣，则人无死于桎梏之忧；年谷丰而畜②积富矣，则人无死于沟壑之患。其所可虞者，独民之有疾病夭伤而已。思亦有以救之，其不在于方书矣乎？然方之行于世者多矣，大编广集，奇药群品，自名医贵胄，或不能以兼通而卒具，况可以施于民庶哉！于是行省乃得乾统间所刊《肘后方》善本，即葛洪所谓皆单行径易，约而已验。篱陌之间，顾眄皆药，家有此方，可不用医者也。其书经陶隐居增修而益完矣。既又得唐慎微《证类本草》，其所附方，皆洽见精取，切于救治，而卷帙尤为繁重，且方随药著，检用卒难，乃复摘录其方，分以类例，而附于《肘后》随证之下，目之曰《附广肘后方》，下

---

　　① 瘵：同"疗"。《说文·疒部》："瘵，治也。从疒，乐声。"《龙龛手鉴·疒部》："古疗字。"

　　② 畜：积，积蓄；积聚。后作"蓄"。《易·序卦》："比必有所蓄，故受之以《小畜》。"陆德明释文："畜，本亦作蓄。"

监俾更加雠①次，且为之序，而刊行之。方虽简要，而该病则众，药多易求，而论效则远，将使家自能医，人无夭横，以溥济斯民于仁寿之域。以上广国家博施爱物之德，其为利岂小补哉！

皇统四年十月戊子儒林郎汴京国子监博士杨用道②谨序

白话译文

从前伊尹撰写《汤液》的理论，周公设立医师的管理部门，都是为了拯救民众疾苦，以使人们能保全生命而终其天年啊。然而，古代贤明的臣子爱护君主及百姓的方法，并不是仅仅让他们生存下来而已。人患上疾病，如果袖手旁观，任其处于危难困苦中，而不给予救治，那也是令人于心不忍的。只有仰仗按天命建立的国家，四海统一，君王以仁政治理天下，减轻税负徭役，简约法令，减少刑罚，免除积累的欠债，怀柔四方，专心致力于以好的品德来对待百姓，臣子们在下面侍奉当差，也才会以体察国情爱护民众为初心己任。政府内外大臣协同辅佐，以共同巩固捍卫国家的宏伟大业，其用心则又更甚于当时了。民众遭受兵灾战火后获得和平，边境安宁，盗贼消失，则人民就没有死于刀箭之下的忧虑了；刑罚公正而牢狱空空，则人民就没有死于刑罚囚禁的忧虑了；每年五谷丰收而积蓄富有，则人民就没有饿死路边的忧虑了。人民可能担心的，唯有患上疾病而至夭折损伤。想来也是有解救的办法，那不就是方书吗？然而方书刊行于世的有很多，鸿篇巨制和众多的医集，奇异的药物品种那么多，即使是名医贵族，有的也不能全部通晓或很快备有，更何况用来施治于平民百姓呢！于是我多留心医药并获得了一本乾统年间刊印的《肘后方》善本，即葛洪所说的都是简单易行并已经过验证的方书。按此书记载，篱边和田头所见的都可以做药，家里有此方书可不用找医生了。这本书经陶隐居增补修订而更加完善。在此基础上，我又得到唐慎

---

① 雠：校对文字。

② 杨用道：金代医家。里居不详。尝任儒林郎、汴京国子监博士。平时多留心医药。尝于辽乾统年间（1101—1110）获得一个《肘后方》善本。后从《证类本草》中摘录其附方，加以分类，附于《肘后方》之后，名为《附广肘后方》，由国子监刊刻。

微《证类本草》一书，该书所附方剂，明显都是精选的，切实适合于急诊救治，而书卷特别繁多，而且方剂是随药物编排的，仓促之间难以查找利用，于是又摘录其中的方剂，分类编排，并附录于《肘后方》相应病证之下，取名叫《附广肘后方》，并校对检查，使与之更加匹配，且为该书作序，然后加以刊行。方子虽然简要，但该书涉及的病却很多；所用药物大多容易找到，而效果却很长远。该书可使家家都能自己治病，人民不会突然夭亡，用以普济大众，使人民都能达到有仁德而长寿的境界。以上做法能扩大国家广泛给万物施以仁爱的美德，由此带来的好处并不微小啊！

皇统四年十月戊子（1144 年 10 月 25 日）儒林郎汴京国子监博士杨用道谨序

卷 一

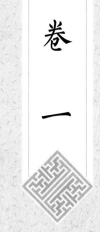

救卒中恶死方第一

救卒死，或先病痛，或常居寝卧，奄忽而绝，皆是中死，救之方

一方，取葱黄心刺其鼻，男左女右，入七八寸。若使目中血出，佳。扁鹊法同，是后吹耳条中。葛尝言此云吹鼻，故别为一法。

又方，令二人以衣壅口，吹其两耳，极则易。又可以筒吹之，并捧其肩上，侧身远之，莫临死人上。

又方，以葱叶刺耳，耳中、鼻中血出者莫怪，无血难治，有血是候。时当捧两手忽放之，须臾死人自当举手捞人，言痛乃止。男刺左鼻中，女刺右鼻中，令入七八寸余，大效。亦治自缢死。与此扁鹊方同。

又方，以绵渍好酒中，须臾，置死人鼻中，手按令汁入鼻中，并持其手足，莫令惊。

又方，视其上唇里弦，弦者有白如黍米大，以针决去之。

又方，以小便灌其面，数回即能语。此扁鹊方法。

又方，取皂荚如大豆，吹其两鼻中，嚏则气通矣。

又方，灸其唇下宛宛中，承浆穴，十壮，大效矣。

又方，割雄鸡颈取血，以涂其面，干复涂，并以灰营死人一周。

又方，以管吹下部，令数人互吹之，气通则活。

又方，破白犬以拓心上。无白犬，白鸡亦佳。

又方，取雄鸭，就死人口上断其头，以热血沥口中。并以竹筒吹其下部，极则易人，气通下即活。

又方，取牛马粪尚湿者，绞取汁，灌其口中，令入喉。若口已噤者，以物强发之；若不可强者，乃扣齿下；若无新者，以人溺解干者绞取汁。此扁鹊云。

又方，以绳围其死人肘腕，男左女右，毕，伸绳从背上大槌度以下，又从此灸，横行各半绳。此法三灸各三，即起。

又方，令爪其病人人中，取醒。不者，卷其手灸下纹头，随年。

又方，灸鼻人中，三壮也。

又方，灸两足大指爪甲聚毛中，七壮。此华佗法。一云三七壮。

又方，灸脐中，百壮也。

扁鹊法又云：断豚尾，取血饮之，并缚豚以枕之，死人须臾活。又云：半夏末如大豆，吹鼻中。

又方，捣女青屑重一钱匕，开口纳喉中，以水苦酒，立活。

按：此前救卒死四方并后尸蹶事，并是《魏大夫传》中正一真人所说，扁鹊受长桑公子法。寻此传出世，在葛后二十许年，无容知见，当是斯法久已在世，故或言楚王，或言赵王，兼立语次第，亦参差故也。

又，张仲景诸要方

捣薤汁以灌鼻中。

又方，割丹雄鸡冠血，管吹纳鼻中。

又方，以鸡冠及血涂面上，灰围四边，立起。

又方，猪脂如鸡子大，苦酒一升煮沸，以灌喉中。

又方，大豆二七枚，以鸡子白并酒和，尽以吞之。

救卒死而壮热者

矾石半斤，水一斗半，煮消以渍脚，令没踝。

救卒死而目闭者

骑牛临面，捣薤汁灌之耳中，吹皂荚鼻中，立效。

救卒死而张目及舌者

灸手足两爪后十四壮了，饮以五毒诸膏散有巴豆者。

救卒死而四肢不收，矢便者

马矢一升，水三斗，煮取二斗以洗之。又取牛洞一升，温酒灌口中。洞者，稀粪也。灸心下一寸，脐上三寸，脐下四寸，各一百壮，瘥。

若救小儿卒死而吐利，不知是何病者

马矢一丸，绞取汁以吞之。无湿者，水煮取汁。

又有备急三物丸散及裴公膏，并在后备急药条中，救卒死尤良，亦可临时合用之。凡卒死、中恶及尸厥，皆天地及人身自然阴阳之气，忽有乖离否隔，上下不通，偏竭所致。故虽涉死境，犹可治而生，缘气未都竭也。当尔之时，兼有鬼神于其间，故亦可以符术而获济者。

附方

扁鹊云：中恶与卒死鬼击亦相类，已死者为治，皆参用此方。捣菖蒲生根，绞汁灌之，立瘥。尸厥之病，卒死脉犹动，听其耳中如微语声，股间暖是也，亦此方治之。

孙真人治卒死方，以皂角末吹鼻中。

白话译文

突然昏死这种病，有的是先有基础疾病而后发生，有的是平时卧床睡觉时，突然昏厥不醒，气息全无，这些都是因感受秽毒或不正之气引起的称为"中恶"的一类疾病，救治的处方如下

处方一：取葱黄心刺入患者鼻孔内七八寸，鼻孔取男左女右。如果能使患者眼睛出血，则疗效更好。扁鹊的治法与本法相同，此后还有吹耳朵的方法，葛氏曾说这种方法叫吹鼻，所以作为另一种方法。

处方二：让两个人用衣服塞住患者的口，然后向患者两耳内吹气，吹累了就换个人再吹。也可以用竹筒或其他圆筒吹，将筒放在患者肩上用两手托着，吹的人要侧身与患者保持距离，不要挨着昏死之人的身体。

处方三：用葱叶的尖端刺耳朵，耳朵、鼻子里出血不要紧，不出血的反而更难治疗，出血是治疗有效的好征兆。治疗时应当托起患者两手，然后忽然放下，不一会儿原先昏死的患者就会抬手拉人，患者叫疼则停止治疗。刺鼻则男患者刺左鼻孔，女患者刺右鼻孔，使刺入深度达到七八寸多，则效果显著。此法又治上吊自杀而昏死的人，与扁鹊治法相同。

处方四：用丝绵浸泡到好酒中，一会儿，取出来放到昏死患者的鼻孔上，用手按压丝绵，让绵中酒汁流入鼻孔中，并抓住患者的手脚，以免患者受惊乱动。

处方五：看到患者上嘴唇内绷紧而如黍米大小的白点，用针挑去即可。

处方六：用尿浇灌患者脸上，浇灌几次，患者就能说话。这是扁鹊的治法。

处方七：用大豆大小的皂荚，碾碎成粉末，再把粉末吹到患者的两个鼻孔中，患者一打喷嚏，气就通了。

处方八：灸患者嘴唇下方屈曲处，即承浆穴，灸十壮，效果显著。

处方九：割破公鸡脖子取血，用鸡血涂在患者脸上，血干了再涂，并用草木灰绕患者撒一圈。

处方十：用竹管吹患者肛门，让几个人轮流吹，气通后，患者就活过来了。

处方十一：剖开白狗腹腔，趁热敷在患者心口上并按压住。如果没有白狗，用白鸡效果也好。

处方十二：抓一只公鸭，放在患者头上方，割断鸭头，将鸭的热血滴到患者口中，并用竹筒向肛门内吹气，一人吹累了，换人再吹，气通，患者就立即苏醒过来了。

处方十三：选取牛或马的新鲜粪便，趁湿绞取粪汁，将粪汁灌进患者口中，务必让汁灌入咽喉。如果患者已经牙关紧闭了，可用工具强行撬开；如果不能强行撬开的，就敲掉牙齿灌下去；如果找不到新鲜牛马粪，可用人尿泡湿干的牛马粪，再绞取粪汁。这是扁鹊说的。

处方十四：用绳子从患者肘关节围到腕关节，男的围左手，女的围右手。围好后，取这段绳子一端，放在背部大椎穴上，沿胸椎拉直绳子往下量，绳子下端在胸椎上的位置为一个灸点，又从这个灸点起，左右旁开半段绳子的距离为灸点，这三个灸点各灸三壮，患者立即能起来。

处方十五：用指甲掐患者人中穴，使其苏醒。不苏醒的，把患者手卷成握拳状态，灸手最下面的横纹头，根据患者年龄大小决定灸的壮数。

处方十六：灸鼻子下面的人中穴，灸三壮。

处方十七：灸两只脚拇趾趾甲后方长毛的地方，灸七壮。这是华佗的治法。另一种说法是灸二十一壮。

处方十八：灸脐中的神阙穴，灸一百壮。

扁鹊疗法又说：割断猪尾巴，取割出的血给患者灌服下，并把猪绑起来做患者的枕头，昏死的患者一会儿就会苏醒。还有一种说法：将大豆大小的半夏末吹入患者鼻孔中。

处方十九：将女青捣成碎屑，取其重一钱匕的量，放入患者喉咙中，用水或醋送下，患者会立刻苏醒。

按语：前面救治突然昏死的四个方子和后面尸厥等的论述，都是《魏大夫传》中正一真人说的，称是扁鹊从长桑君那里学来的治法。探寻这本传记的成书年代，约在葛氏后 20 年，葛氏不可能看到该传，应该是这个治法在世间流传已久，所以有的记录说是救治楚王，有的说是救治赵王，并且记述的时间顺序也不一样。

另外，还有张仲景治疗此病的重要方子

处方一：用薤白捣烂取汁，将汁灌入患者鼻子中。

处方二：割红色雄鸡冠的血，用管吹入患者鼻中。

处方三：用鸡冠和鸡冠血涂在患者脸上，并在患者四周撒一圈草木灰，患者立刻就醒了。

处方四：用鸡蛋大的一块猪油，再放一升醋，煮沸，待温后灌入患者喉中。

处方五：取大豆十四枚，捣碎，用鸡蛋清加适量酒混合调匀，全部灌服下去。

救治突然昏死伴有高热患者，办法如下

矾石半斤，水一斗半，煮到矾石完全溶化，待水温后泡脚，让水没过脚踝。

救治突然昏死伴双眼紧闭患者，办法如下

如骑牛状与患者面对面，将捣好的薤白汁灌到患者耳中，另将皂荚沫吹到患者鼻子里，立刻就能起效。

救突然昏死伴双眼睁开及舌头伸出患者，办法如下

灸手指甲和脚趾甲后缘十四壮，再灌服含有巴豆的五毒诸膏散。

救突然昏死伴四肢伸开和大小便失禁患者，办法如下

取马粪一升，加水三斗，煮到二斗，待温后外洗患者。另外，也可取稀牛粪一升，用温酒调匀后灌入患者口中。艾灸心窝下一寸、脐上三寸、脐下四寸三个点，每个点灸一百壮，病可治好。

如果救治小孩突然昏死伴上吐下泻，又不知道是什么病的，办法如下

用新鲜湿润的马粪一丸，绞汁后，将粪汁灌入患儿口中服下。要是干牛粪，就加水煮后，再绞取粪汁。

另外，还有备急三物丸散和裴公膏，都一起记录在后面的备急药章节中了，救治突然昏死效果特别好，也可以临时一块使用。凡是突然昏死、中恶及尸厥，都是因为天地和人身本来的阴阳之气突然出现分离阻隔、上下不通、盛衰离决所致。所以虽然处在濒临死亡的境地，但还是可以经治疗而复生，这是因为人的真气还没有完全耗尽啊。发病的时候，又有鬼神在其中作祟，所以也有用符咒驱邪的法术获得疗效的。

附方

扁鹊说：中恶与卒死和鬼击也是相似的一类病证，已昏死患者的治疗，都可参照使用这个方子。具体如下：用生菖蒲根捣烂绞汁，给患者灌服，病立即就能好。尸厥这种病，患者突然昏死但脉搏仍在跳动，仔细听，能听到耳中轻微的言语声，大腿内侧也是温暖的，这种情况也可以用本方治疗。

孙真人治疗突然昏死的方法：将皂角末吹到患者鼻子里。

救卒死尸蹶方第二

尸蹶之病，卒死而脉犹动，听其耳中循循如啸声，而股间暖是也。耳中虽然啸声而脉动者，故当以尸蹶救之。方

以管吹其左耳中极三度，复吹右耳三度，活。

又方，捣干菖蒲，以一枣核大，着其舌下。

又方，灸鼻人中，七壮，又灸阴囊下去下部一寸，百壮。若妇人，灸两乳中间。又云爪刺人中良久，又针人中至齿，立起。

此亦全是《魏大夫传》中扁鹊法，即赵太子之患。

又，张仲景云，尸一蹶，脉动而无气，气闭不通，故静然而死也

以菖蒲屑纳鼻两孔中，吹之，令人以桂屑着舌下。又云扁鹊法。治楚王效。

又方，剔左角发，方二寸，烧末，以酒灌，令入喉，立起也。

又方，以绳围其臂腕，男左女右，绳从大椎上度，下行脊上，灸绳头五十壮，活。此是扁鹊秘法。

又方，熨其两胁下，取灶中墨如弹丸，浆水和饮之，须臾三四，以管吹耳中，令三四人更互吹之。又，小管吹鼻孔，梁上尘如豆，着中吹之，令入，瘥。

又方，白马尾二七茎，白马前脚目二枚，合烧之，以苦酒丸如小豆。开口吞二丸，须臾，服一丸。

又方，针百会，当鼻中，入发际五寸，针入三分，补之。针足大指甲下肉侧去甲三分，又针足中指甲上各三分，大指之内，去端韭叶，又针手少阴、锐骨之端各一分。

又方，灸膻中穴二十八壮。

白话译文

尸厥这种病，突然昏死而脉管仍在搏动，探听患者，耳中能听到持续的呼啸声，并且患者大腿内侧是温暖的。耳中能听到呼啸声且脉搏仍在跳动的患者，应该按照尸厥的治法予以救治。治方如下

处方一：用管吹患者左耳，以最大力气吹三次，再用同样的方法吹右耳三次，患者就会苏醒。

处方二：将干菖蒲捣碎成末，将一个枣核大小的量放在患者舌下。

处方三：灸患者鼻下的人中穴七壮，再灸阴囊下一寸一百壮。如果是妇女，则灸两个乳房的中间。又有说用尖指甲掐人中穴较长时间，再针刺人中穴深至牙齿，患者立刻苏醒。这也全是《魏大夫传》中记载的扁鹊疗法，即治疗赵太子的方法。

张仲景说：尸厥发病，脉搏跳动而没有气息，那是气闭塞不通，所以患者安详无声，像死了一样。治法是用菖蒲屑塞入患者两个鼻孔中，再向鼻孔中吹气，再让人将桂末放在患者舌下。又说这是扁鹊的治法，治楚王患这种病时有效。

处方四：剃患者左鬓角头发，面积为二平方寸，把剃下的头发烧成末，用酒灌入患者喉咙中，患者立刻就苏醒了。

处方五：用绳子围绕患者手腕一圈，男的取左手腕，女的取右手腕，以围绕一圈长度的绳子从患者后背的大椎沿背脊向下测量，灸绳子末端处五十壮，患者就苏醒了。这是扁鹊秘方。

处方六：温熨患者两侧胸胁下，取弹丸大小的灶中黑灰，用浆水调和服下，然后用管向耳朵里吹气三四次，可让三四个人轮换吹。另外，也可以用小管吹患者鼻孔，取房梁上豆大的灰尘，放到小管中吹进鼻孔，病就好了。

处方七：取白马尾十四根、白马前脚掌二枚，共同烧成灰，再用醋把灰调和成小豆大的丸子，撬开患者的口，放入二丸，令其咽下，过一会儿再服一丸。

处方八：针刺百会穴，穴在鼻梁正中线上入发际五寸，针刺深度为三分，补法操作。针刺足大趾趾甲下内侧离甲三分距离处，同时针刺两足中趾趾甲上三分距离处和足大趾内侧离趾端一片韭菜叶宽度处。又针刺手少阴心经的神门穴和桡骨茎突端的太渊穴，两穴各刺入一分。

处方九：灸膻中穴二十八壮。

救卒客忤死方第三

　　客忤者，中恶之类也，多于道门门外得之，令人心腹绞痛胀满，气冲心胸，不即治，亦杀人。救之方

　　灸鼻人中三十壮，令切鼻柱下也，以水渍粳米，取汁一二升，饮之。口已噤者，以物强发之。

　　又方，捣墨，水和，服一钱匕。

　　又方，以铜器若瓦器，贮热汤，器着腹上。转冷者，撤去衣，器亲肉。大冷者，易以热汤，取愈则止。

　　又方，以三重衣着腹上，铜器着衣上，稍稍，少许茅于器中烧之，茅尽益之，勿顿多也，取愈乃止。

　　又方，以绳横度其人口，以度其脐，去四面各一处，灸各三壮，令四火俱起，瘥。

　　又方，横度口中，折之令上，头着心下，灸下头五壮。

　　又方，真丹方寸匕，蜜三合，和服。口噤者，折齿下之。

　　扁鹊治忤，有救卒符，并服盐汤法，恐非庸世所能，故不载。而此病即今人所谓中恶者，与卒死鬼击亦相类，为治皆参取而用之

　　已死者，捣生菖蒲根，绞取汁，含之，立瘥。

卒忤，停尸不能言者

　　桔梗，烧二枚末之，服。

又方，末细辛、桂分等，纳口中。

又方，鸡冠血和真珠，丸如小豆，纳口中，与三四枚，瘥。

若卒口噤不开者

末生附子，置管中，吹纳舌下，即瘥矣。

又方，人血和真珠，如梧桐子大二丸，折齿纳喉中，令下。

华佗卒中恶、短气欲死

灸足两拇指上甲后聚毛中，各十四壮，即愈。未瘥，又灸十四壮。前救卒死方，三七壮，已有其法。

又，张仲景诸要方

麻黄四两，杏仁七十枚，甘草一两。以水八升，煮取三升，分令咽之。通治诸感忤。

又方，韭根一把，乌梅二十个，茱萸半斤。以水一斗煮之，以病人栉纳中，三沸，栉浮者生，沉者死。煮得三升，与饮之。

又方，桂一两，生姜三两，栀子十四枚，豉五合。捣，以酒三升，搅，微煮之，味出去滓，顿服取瘥。

飞尸走马汤。巴豆二枚，杏仁二枚。合绵缠，椎令碎，着热汤二合中，指捻令汁出，便与饮之，炊间顿下饮，瘥，小量之。通治诸飞尸、鬼击。

又有诸丸散，并在备急药中。客者，客也；忤者，犯也，谓客气犯人也。此盖恶气，治之多愈，虽是气来鬼鬼毒厉之气，忽逢触之其衰歇，故不能如自然恶气治之。入身而侵克脏腑经络，瘥后犹宜更为治，以消其余势，不尔，亟终为患，令有时辄发。

附方

《外台秘要》治卒客忤，停尸不能言：细辛、桂心等份，纳口中。

又方，烧桔梗二两，末。米饮服，仍吞麝香如大豆许，佳。

《广利方》治卒中客忤垂死：麝香一钱，重研，和醋二合，服之即瘥。

白话译文

客忤，与中恶相类似，多数在道观门外得这种病。患者心脏和腹部绞痛胀满，有气上冲心胸，不及时治疗也会致人死亡。救治方如下

处方一：灸患者鼻下人中穴三十壮，灸时贴近鼻中隔下，另用水浸泡粳米，取泡米水一二升，让患者喝下。牙关紧闭的患者，可用器物强行撬开嘴灌下。

处方二：将墨捣成细末，用水搅和调匀，喝下一钱匕的量。

处方三：用铜器或陶器，装好热水后放在患者腹部，待热水转凉不烫时，脱去患者衣服，将器皿直接放在肚皮上。器皿完全变凉后，再换热水，如此反复，直到病愈为止。

处方四：将三层衣服放在患者腹部皮肤上，再把铜制器皿放在衣服上，随即将少量茅草放到铜器中燃烧，茅草烧完再一点一点添加继续燃烧，不要一次加太多，直到患者病愈为止。

处方五：用绳子横向测量患者的嘴巴，再按此绳长，以脐为中心向上下左右各量取一绳长，此四处每处各灸三壮，四处同时灸，病可愈。

处方六：用绳子横向度量患者的嘴巴，将这一长度的绳子对折成一半，再将对折后的绳子绳头放在心窝处，绳子另一头向脐下垂，取此下端处灸五壮。

处方七：用方寸匕真丹，加蜂蜜三合，搅和均匀，让患者服下。牙关紧闭的患者，敲掉其牙齿灌下。

扁鹊治客忤病，有救急符咒和服盐水的方法，这恐怕不是普通人能掌握的，所以不予记载。而此病就是现在人称为中恶的疾病，与卒死、鬼击也相类似，治法上都可以相互参考使用

客忤病患者出现昏死时，可用生菖蒲根捣烂绞汁，用汁给患者含服，患者立刻病愈。

突然患客忤病，患者昏迷像死尸，不能说话，救治方法如下

处方一：用桔梗二棵，烧炭碾成末，给患者灌服。

处方二：将细辛、桂等量碾成末，放入患者口中。

处方三：用鸡冠血将珍珠粉调和成小豆大小的丸剂，取三四颗放入患者口中，可病愈。如果患者突然牙关紧闭，则将生附子碾成末，将适量末放到小管中，吹到患者舌头下，患者立即病愈。

处方四：用人血将珍珠粉调和为丸剂，每丸如梧桐子大，取二丸，敲掉患者牙齿，放到其喉咙中，令患者咽下。

华佗治患者突发中恶，气短好像快要死了一样，治法如下

灸左右足大趾甲后方汗毛浓密处，各灸十四壮，患者立即痊愈。如果还未痊愈，可再灸十四壮。前面章节中救治突然昏死的治法中，已经记录有灸二十一壮的治法。

另外，张仲景治疗上述疾病的诸多重要方子如下

处方一：麻黄四两，杏仁七十枚，甘草一两。用八升水，纳入上药煮到剩下三升水，分几次让患者喝下，此方通治各种客忤患病。

处方二：韭菜根一把，乌梅二十个，吴茱萸半斤。用一斗水放入上药一块煎煮，将患者的梳子放进药汤中，共煮三沸。煮三沸后，如果梳子浮起来，则患者服药后能救活；如果梳子沉入水底，患者服药没有效果。煮到剩三升水，倒出药汤，给患者温服。

处方三：用桂一两，生姜三两，栀子十四枚，豆豉五合。上药捣碎，放入三升酒中，搅匀，稍微煮到药味出，则去掉药渣，一次喝完，病可痊愈。

处方四：飞尸走马汤。巴豆二枚，杏仁二枚，合在一起用棉布缠绕包好，用椎敲碎，共同放入二合多的热水中，随后捞起棉布药包，用手指捻出药汁，给患者喝下，做一顿饭的时间全部喝完，则患者病愈，老人小孩酌情减量。此方通治各种飞尸（飞尸为古病名，指一种突然发作的危重疾患）、鬼击疾病。

另有各种丸剂和散剂，一块记录在备急药章节中。客，外来之意；忤，侵犯之意。客忤就是外来邪气侵犯人体而生病的意思。虽然此气来时悄然无声，经常是突然碰到而感邪发病，但这病多是自然界存在的有毒邪气所致，治疗后大多可以痊愈，所以不能用治疗自然界中的毒害之气的方法去治疗。此邪气侵入人体后，会侵害损伤脏腑经络，病愈后仍应该继续治疗，以便清除残毒余邪，如果不这样，就会不定时发作，终身为患。

附方

《外台秘要》治突然客忤，患者状如死尸不能说话，处方如下。

处方一：细辛、桂心等份，放入患者口中。

处方二：烧桔梗二两，捣成末，用米汤送服，再吞服大豆样大的麝香一枚，疗效好。

《广利方》治疗突然客忤濒临死亡，方法如下：麝香一钱，反复研细，用二合醋冲服，服后立即痊愈。

治卒得鬼击方第四

鬼击之病，得之无渐，卒着如人力刺状，胸胁腹内，绞急切痛，不可抑按，或即吐血，或鼻中出血，或下血，一名鬼排。治之方

灸鼻下人中一壮，立愈。不瘥，可加数壮。

又方，升麻、独活、牡桂分等。末，酒服方寸匕，立愈。

又方，灸脐下一寸三壮。

又方，灸脐上一寸七壮，及两踵白肉际，取瘥。

又方，熟艾如鸭子大，三枚。水五升，煮取二升，顿服之。

又方，盐一升，水二升，和搅饮之，并以冷水噀之，勿令即得吐，须臾吐，即瘥。

又方，以粉一撮，着水中搅，饮之。

又方，以淳酒吹纳两鼻中。

又方，断白犬一头，取热犬血一升饮之。

又方，割鸡冠血以沥口中，令一咽，仍破此鸡以搵心下，冷乃弃之于道边。得乌鸡弥佳，妙。

又方，牛子矢一升，酒三升，煮服之。大牛亦可用之。

又方，刀鞘三寸，烧末，水饮之。

又方，烧鼠矢，末，服如黍米。不能饮之，以少水和纳口中。

又有诸丸散，并在备急药条中。今巫实见人忽有被鬼神所摆拂者，或犯其行伍，或遇相触突，或身神散弱，或愆负所贻，轻者因而获免，重者多见死亡，犹如燕简辈事，非为虚也，必应死，亦不可，要自不得不救尔。

31

附方

《古今录验》疗妖魅猫鬼，患者不肯言鬼方。鹿角屑捣散，以水服方寸匕，即言实也。

白话译文

鬼击这种病，都不是慢性起病，而是突然患病，像被人用尖刀用力刺一样，胸胁和腹内骤然剧痛，不能触碰按压，有的立即吐血，有的鼻中出血，有的便血，此病又称鬼排。治方如下

处方一：灸鼻下人中穴一壮，病立刻痊愈。若灸完一壮还没好，可再灸几壮。

处方二：升麻、独活、木桂各等份，打成末，用酒送服一方寸匕的量，病立刻痊愈。

处方三：灸脐下一寸三壮。

处方四：灸脐上一寸七壮，以及两脚后跟白肉处，灸到病愈则停。

处方五：用制好的鸭蛋大的艾绒三个，放五升水，煮到二升，一次喝完。

处方六：盐一升，水二升，搅和溶化，给患者喝下，并用冷水喷到患者脸上，不要让患者立即吐出，过一会儿再吐，患者将立即病愈。

处方七：用铅粉一小撮，放到水中搅匀，喝下。

处方八：用淳苦酒吹入患者两鼻孔中。

处方九：砍断白狗的头，取一升热狗血喝下。

处方十：割破鸡冠，将鸡冠血滴入患者口中，滴满一品令患者咽下。再破开这只鸡，趁热敷在患者心窝下，待鸡冷后，把鸡丢弃到路边。用乌鸡则效果更好更妙。

处方十一：小牛屎一升，酒三升，两者混合煮开后服用。如无小牛屎，大牛的屎也可以用。

处方十二：取刀鞘三寸长，烧成末，用水冲服。

处方十三：将老鼠屎烧成末，每次服黍米粒大小的量。不能自行服下的，可用少量的水掺和后，放入患者口中。

另外还有各种丸散剂，都一并记载在备急药条篇章中。现在巫师看到有

人突然被鬼神所摆布，有的是因冒犯了军队，有的是因遭遇邪气的冲撞，有的是因自身体弱神散，有的是因过失所致，症状轻的没什么大碍，情况严重的多会死亡，像赵简子突然昏睡七天不起那样的事，真不是假的。虽然一定会死，但也不可以不去救治。

附方

《古今录验》治疗被妖魔鬼怪附体，患者不肯说有鬼，治方如下：鹿角屑捣成粉末，用水冲服一方寸匕的量，患者立即就能说实话了。

治卒魇寐不寤方第五

　　卧忽不寤，勿以火照，火照之杀人，但痛啮其踵及足拇指甲际，而多唾其面，即活

　　又治之方，末皂角，管吹两鼻中，即起。三四日犹可吹。又，以毛刺鼻孔中，男左女右，辗转进之。

　　又方，以芦管吹两耳，并取病人发二七茎，作绳纳鼻孔中，割雄鸡冠取血，以管吹入咽喉中，大效。

　　又方，末灶下黄土，管吹入鼻中。末雄黄并桂，吹鼻中，并佳。

　　又方，取井底泥涂目毕，令人垂头于井中，呼其姓名，即便起也。

　　又方，取韭捣以汁，吹鼻孔。冬月可掘取根，取汁灌于口中。

　　又方，以盐汤饮之，多少约在意。

　　又方，以其人置地，利刀画地，从肩起，男左女右，令周面，以刀锋刻病人鼻，令入一分，急持勿动，其人当鬼神语求哀，乃问阿谁，何故来，当自乞去，乃以指灭向所画地，当肩头数寸，令得去，不可不具诘问之也。

　　又方，以瓦甂覆病人面上，使人疾打，破甂则寤。

　　又方，以牛蹄或马蹄，临魇人上。亦可治卒死。青牛尤佳。

　　又方，捣雄黄，细筛，管吹纳两鼻中。桂亦佳。

　　又方，菖蒲末，吹两鼻中，又末纳舌下。

　　又方，以甂带左索缚其肘后，男左女右，用余稍急绞之，又以麻缚脚，乃诘问其故，约救解之，令一人坐头守，一人于户内呼病人姓名，坐人应曰诺在，便苏。

卒魇不觉

灸足下大趾聚毛中二十一壮。

人喜魇及恶梦者

取火死灰，着履中，合枕。

又方，带雄黄，男左女右。

又方，灸两足大趾上聚毛中，灸二十壮。

又方，用真麝香一字于头边。

又方，以虎头枕尤佳。

辟魇寐方

取雄黄如枣核，系左腋下，令人终身不魇寐。

又方，真赤罽方一赤，以枕之。

又方，作犀角枕佳。以青木香纳枕中，并带。

又方，⊞治卒魇寐久，书此符于纸，烧令黑，以少水和之，纳死人口中，悬鉴死者耳前打之，唤死者名，不过半日，即活。

魇卧寐不寤者，皆魂魄外游，为邪所执录欲还未得所，忌火照，火照遂不复入。而有灯光中魇者，是本由明出，但不反身中故耳。

附方

《千金方》治鬼魇不寤。皂荚末刀圭，起死人。

白话译文

睡觉突然不醒，不要用火去照看，火照容易使患者死亡，只要用力咬患者脚后跟和足大脚趾趾甲边肉际，而后多向患者脸上吐唾液，患者就立即苏醒过来了。另外还有处方如下

处方一：将皂角碾成粉末，用管将粉末吹到患者的两个鼻孔中，患者立即苏醒。昏睡三四天的患者，仍可以向其鼻孔中吹药。另外，也可用毛刺入患者鼻孔中，男的刺左鼻孔，女的刺右鼻孔，捻转着刺入。

处方二：用芦管吹患者两耳，并取患者头发十四根，捻转成绳，放入患

者鼻孔中；割公鸡鸡冠取血，用管将鸡冠血吹入患者咽喉中，特别有效。

处方三：用灶心土碾成末，用管将土末吹入患者鼻孔中。将雄黄和桂的粉末吹入患者鼻孔中，效果也一样好。

处方四：取井底的淤泥涂在患者眼皮上，再叫人把患者的头垂入井中，呼叫患者姓名，患者立即就醒了。

处方五：用韭菜捣汁，用管吹入患者鼻孔中。如果是冬天，可挖取韭菜根捣汁，将汁灌到患者口中。

处方六：用盐水灌服，灌多少随意。

处方七：将患者放在地上，用尖刀画地，从患者肩部画起，男的从左肩，女的从右肩，务必画满一圈。再用刀尖刺患者鼻子，刺入一分深，按住患者不让动，患者必当用鬼神的语气哀求告饶，于是问是谁，为什么来，鬼神自当乞求放走，于是手指向所画的地面距肩头几寸处，命令鬼神赶紧离开，不能不详细盘问清楚。

处方八：用瓦罐罩在患者脸上，让人快速敲打，瓦罐破时患者就醒了。

处方九：用牛蹄或马蹄，放在梦中惊叫的人身上，这方法也可以治疗突然昏死的患者。青牛蹄尤其好。

处方十：将雄黄捣细，过细筛，将筛过的细粉用管吹到患者两个鼻孔中。用桂的效果也好。

处方十一：将菖蒲末吹到患者两鼻孔中，又将末放到患者舌下。

处方十二：用甄带上左边的绳子绑住患者的肘部，男的用左边的绳子，女的用右边的绳子绑，稍用力勒紧。又用麻绳捆住双脚，绑好后责问患者发病原因，告诫命令鬼神赶紧解去。让一个人坐在患者头边，另一个人在屋内喊患者的名字，坐着的人答应道："是，在。"患者便苏醒了。

突然梦中惊叫，有如鬼压身不醒，治法如下

灸足下大趾汗毛浓密处二十一壮。

治疗经常梦中惊叫如有鬼压身和做噩梦的患者

处方一：取适量火烧后的余灰放到鞋子里，枕在头下。

处方二：披挂雄黄，男的挂左边，女的挂右边。

处方三：灸两足大趾上汗毛浓密处，灸二十壮。

处方四：用天然麝香一小块，放在头边。

处方五：用虎头枕，效果尤其好。

防治梦魇方

处方一：取枣核大小的雄黄系在左腋下，可让人终身不梦魇。

处方二：将一尺见方的纯红色毛毡枕于头下。

处方三：制作犀角枕，用青木香适量放入枕头中，并且佩带，效果好。

处方四：鬼鬼鬼鬼 字符治疗突然梦中惊叫，长久不醒，写此符于纸上，将纸烧黑，用少量水搅和后，灌进患者口中，在患者耳边悬挂一面镜子，敲打镜子，同时呼叫患者名字，这样不到半天，患者就会苏醒过来。

梦魇不醒的人，都是因为魂魄离开身体出外游走，被鬼邪捉住，不能返回身体，忌用火照，如果火照了魂魄就不能重返人体。而有在灯光下发生梦魇的人，这是魂魄本来就在灯光下外出游走，只是不返回身体的原因。

附方

《千金方》治梦魇鬼压身不醒：用皂荚末一刀圭的量，可使梦魇不醒之人苏醒。

治卒中五尸方第六

五尸者飞尸、遁尸、风尸、沉尸、尸注也，今所载方兼治之，其状腹痛，胀急，不得气息，上冲心胸，旁攻两胁，或礌块涌起，或挛引腰脊。兼治之方

灸乳后三寸十四壮，男左女右。不止，更加壮数，瘥。

又方，灸心下三寸六十壮。

又方，灸乳下一寸，随病左右，多其壮数，即瘥。

又方，以四指尖其痛处，下灸指下际数壮，令人痛，上爪其鼻人中，又爪其心下一寸，多其壮，取瘥。

又方，破鸡子白，顿吞之。口闭者，纳喉中，摇顿令下，立瘥。

又方，破鸡子白，顿吞七枚。不可再服。

又方，理当陆根熬，以囊贮，更番熨之，冷复易。

虽有五尸之名，其例皆相似，而有小异者。飞尸者，游走皮肤，洞穿脏腑，每发刺痛，变作无常也；遁尸者，附骨入肉，攻凿血脉，每发不可得近，见尸丧，闻哀哭便作也；风尸者，淫跃四肢，不知痛之所在，每发昏恍，得风雪便作也；沉尸者，缠结脏腑，冲心胁，每发绞切，遇寒冷便作也；尸注者，举身沉重，精神错杂，常觉惛废，每节气改变，辄致大恶，此一条别有治后熨也。

凡五尸，即身中尸鬼接引也，共为病害，经术甚有消灭之方，而非世徒能用，今复撰其经要，以救其敝，方

雄黄一两，大蒜一两。令相和似弹丸许，纳二合热酒中，服之，须臾，瘥。未瘥，更作。已有疹者，常蓄此药也。

又方，干姜、桂分等，末之，盐三指撮，熬令青，末，合水服之，即瘥。

又方，捣蒺藜子，蜜丸服，如胡豆，二丸，日三。

又方，粳米二升，水六升，煮一沸服之。

又方，猪肪八合，铜器煎小沸，投苦酒八合相和，顿服，即瘥。

又方，掘地作小坎，水满中，熟搅，取汁服之。

又方，取屋上四角茅，纳铜器中，以三赤布覆腹，着器布上，烧茅令热，随痛追逐，蹠下痒，即瘥。若瓦屋，削取四角柱烧之，亦得，极大神良者也。

又方，桂一赤，姜一两，巴豆三枚。合捣末，苦酒和如泥，以敷尸处，燥即瘥。

又方，乌臼根，锉二升，煮令浓，去滓，煎汁，凡五升，则入水一两，服五合至一升，良。

又方，忍冬茎叶，锉数斛，煮令浓，取汁煎之，服如鸡子一枚，日二三服，佳也。

又方，烧乱发，熬杏仁等份。捣膏和丸之，酒服桐子大三丸，日五六服。

又方，龙骨三分，藜芦二分，巴豆一分。捣，和井花水，服如麻子大，如法丸。

又方，漆叶曝干，捣末，酒服之。

又方，鼍肝一具，熟煮切食之，令尽，亦用蒜虀。

又方，断鳖头烧末水服，可分为三度，当如肉者，不尽，后发更作。

又方，雄黄一分，栀子十五枚，芍药一两。水三升，煮取一升半，分再服。

又方，栀子二七枚，烧末服。

又方，干姜、附子各一两，桂二分，巴豆三十枚（去心，并生用）。捣筛，蜜和，捣万杵，服二丸，如小豆大。此药无所不治。

又，飞尸入腹刺痛死方

凡犀角、射罔、五注丸，并是好药，别在大方中。

治卒有物在皮中，如虾蟆，宿昔下入腹中，如杯不动摇，掣痛不可堪，过数日即煞人方

巴豆十四枚，龙胆一两，半夏、土瓜子各一两，桂一斤半。合捣碎，以两布囊贮，蒸热，更番以熨之，亦可煮饮，少少服之。

此本在杂治中，病名曰阴尸，得者多死。

白话译文

五尸（即飞尸、遁尸、风尸、沉尸、尸注，现在所记载的方剂可通治五尸），其症状有腹部胀痛急迫，不能正常呼吸，气向上急冲心胸，向两旁攻犯两胁，有时皮肤疹块涌起，有时腰脊痉挛强直。通治之方如下

处方一：灸乳后方三寸，共十四壮，男灸左乳后，女灸右乳后。病若还不好，就增加灸的壮数，直到病愈。

处方二：灸心窝下三寸处，共六十壮。

处方三：灸乳下一寸处，根据病情选择灸左灸右，灸到足够的壮数，病立即痊愈。

处方四：用四指尖接触患者痛处，灸指头下边数壮，灸至患者感到疼痛，上掐患者鼻下人中穴，又灸患者心下一寸处，多灸壮数，直到病愈。

处方五：打破鸡蛋取蛋清，一次吞下。口噤不开的患者，将蛋清灌入喉中，摇晃患者令其吞下，立即病愈。

处方六：打破鸡蛋取蛋清，一次吞服七个鸡蛋清，若无效可再服一次。

处方七：将商陆根熬热，装入袋子里，轮番热熨患者，袋子冷了就换热的。

虽然病名上有五尸的不同命名，但其大体上都相似，而仅有小小的差别。飞尸病，病邪游走皮肤，洞穿脏腑，发作时伴刺痛，其症状变化无常；遁尸病，病邪附骨入肉，攻凿血脉，发作时他人不能靠近，看见尸体或听到哀哭声就发病；风尸病，病邪侵犯四肢，痛无定处，发作时神昏恍惚，遇到风雪便发病；沉尸病，病邪缠结脏腑，攻冲心胁，发作时痛如刀绞，遇到寒冷就发病；尸注病，全身沉重，精神错乱，常常觉得萎靡乏力，每到节气改变时，病情就会明显加重，这一条另有熨治方法。

凡五尸病，都是身体中的尸虫与鬼邪之气相接触，合而为病。经书方术中有很多消灭五尸的方法，但可惜不是一般世人所能使用的，所以现再撰写其中简要治法，以补其不足，方药如下

处方一：雄黄一两，大蒜一两。两者捣碎调和成弹丸大小的药丸，放到二合热酒中，冲服，一会儿，病就痊愈了。如未愈，再按上法制作和服下。患有这种病的人，应该常储备这种药。

处方二：干姜、桂枝等份，做成药末，加盐三指撮，熬成青色，碾末，用水冲服，病立刻痊愈。

处方三：蒺藜子捣碎，加蜜调和成胡豆大的药丸，一次服二丸，一天服三次。

处方四：二升粳米放入六升水中，煮沸一次后服用。

处方五：取八合猪油放到铜器中，煎煮到稍沸腾，再放醋八合，搅匀，一次服完，病立刻痊愈。

处方六：在地上挖个小坑，放满水，完全搅和，取上层清汁服下。

处方七：取房屋四角的茅草，放入铜器中，用三尺布盖在患者腹部上，再把铜器放在布上，点燃茅草让铜器发热，热熨痛处，足下发痒则立刻病愈。如果是瓦房，可削四个角的柱子，将削下的木屑放到铜器中燃烧，也一样可以获得极好的疗效。

处方八：桂枝一尺，姜一两，巴豆三枚，一块捣成粉末，加醋调和成药泥，用这药泥外敷到患者身上患处，待药泥干燥则病愈。

处方九：将乌臼根锉碎，取二升碎屑，加水浓煎，滤去渣，再煎浓缩取汁。每五升，加水一两，服五合至一升，疗效好。

处方十：忍冬藤、叶，锉细，取数斛加水浓煎，再去渣熬膏，每次服鸡蛋大一颗，一天二到三次，疗效好。

处方十一：血余炭、炒杏仁各等份，捣成膏，做成梧桐子大的药丸，每次服三丸，每天服五到六次。

处方十二：龙骨三分，藜芦二分，巴豆一分，捣成粉末，用清晨刚打的井水调和成麻子大的药丸，每次服一丸，药丸按常规方法调制。

处方十三：取适量漆叶，晒干，捣成末，用酒冲服。

处方十四：扬子鳄（已禁用）肝一个，煮熟，切成片吃，全部吃完，也可配上大蒜和薤白。

处方十五：切断鳖头，烧成灰末，用水冲服，可分三次服完，像吃肉一

样，不吃完，以后会复发。

处方十六：雄黄一分，栀子十五枚，芍药一两，上药加水三升，煮到一升半，分两次服下。

处方十七：栀子十四枚，烧成末服用。

处方十八：干姜、附子各一两，桂枝二分，巴豆三十颗（去掉巴豆芯，上药都生用）。捣碎过筛，将过筛的细末用蜜调和，用木棒捣上万次后，制成小豆大的药丸，每次服二丸。此药无所不治。

另外，飞尸病邪侵入人体腹中，致人刺痛昏死救治方

犀角、射罔（草乌头汁制成的膏剂）、五注丸，这些都是好药，另外在大方中记载。

治疗突然感觉有像蛤蟆一样的东西在皮肤中，不久下入腹中，像杯子那么大，在腹中不动摇，抽掣疼痛不可忍受，过几天患者就会死亡的方子

巴豆十四枚，龙胆一两，半夏、土瓜子各一两，桂枝一斤半，上药一块捣碎，用两个布袋贮存，蒸热药袋，交替温熨患者腹部，也可将上药煎煮取药汁喝，每次喝少量。

此病本来记载在杂治中，病名叫阴尸，得此病者大多死亡。

治尸注鬼注方第七

尸注、鬼注病者，葛云即是五尸之中尸注，又挟诸鬼邪为害也。其病变动，乃有三十六种至九十九种，大略使人寒热、淋沥、恍恍默默，不的知其所苦，而无处不恶，累年积月，渐就顿滞，以至于死，死后复传之旁人，乃至灭门。觉知此候者，便宜急治之。方

取桑树白皮，曝干，烧为灰，得二斗许，着甑中蒸，令气浃便下，以釜中汤三四斗，淋之又淋，凡三度，极浓止。澄清，取二斗，以渍赤小豆二斗一宿，曝干，干复渍灰，汁尽止。乃湿蒸令熟，以羊肉若鹿肉作羹，进此豆饭，初食一升至二升，取饱满，微者三四斗愈，极者七八斗。病去时，体中自觉疼痒淫淫。或若根本不拔，重为之，神验也。

又方，桃仁五十枚。破，研，以水煮取四升，一服尽当吐。吐，病不尽，三两日更作。若不吐，非注。

又方，杜衡一两，茎一两，人参半两许，瓠子二七枚，松萝六铢，赤小豆二七枚。捣末，散，平旦温服方寸匕，晚当吐百种物。若不尽，后更服之也。

又方，獭肝一具，阴干，捣末，水服方寸匕，日三。一具未瘥，更作。姚云神良。

又方，朱砂、雄黄各一两，鬼臼、草各半两，巴豆四十枚（去心皮），蜈蚣两枚。捣，蜜和丸服，如小豆，不得下，服二丸。亦长将行之。姚氏烧发灰、熬杏仁紫色分等，捣如脂，猪脂和，酒服梧桐子大，日三服，瘥。

又有华佗狸骨散、龙牙散、羊脂丸诸大药等，并在大方中，及成帝所受淮南丸，并疗痋易灭门。

女子小儿多注车、注船、心闷乱、头痛，吐，有此疹者，宜辟方

车前子、车下李根皮、石长生、徐长卿各数两，分等。粗捣，作方囊贮半合，系衣带及头。若注船，下暴惨，以和此共带之，又临入船，刻取此船，自烧作屑，以水服之。

附方

《子母秘录》治尸注。烧乱发，如鸡子大，为末，水服之，瘥。

《食医心镜》主传尸鬼气、咳嗽、疰癖、注气，血气不通，日渐羸瘦。方：桃仁一两，去皮尖，杵碎，以水一升半煮汁，着米煮粥，空心食之。

白话译文

尸注、鬼注病，葛氏说就是五尸之中的尸注，同时夹杂各种鬼邪侵犯为病。此病变化，有三十六种至九十九种，大致表现有恶寒发热、小便淋沥、恍惚不语，不能准确知道难受的部位，而又无处不难受，积年累月，病情逐渐加重，甚至死亡。死亡后又传染给旁边的人，甚至全家死亡。发现这种病候，就应该急速治疗。治疗方如下

处方一：将桑白皮晒干，烧成灰，取灰二斗左右，放到甑中蒸。待蒸气冲透灰末后，便将甑端下，用锅里的热水三四斗反复淋在灰上，共淋三次，灰水非常浓时停止淋水。静置，待灰水澄清，取上层清液二斗，浸泡赤小豆二斗，浸泡一夜，晒干，干后再用灰水泡，直到用完灰水为止。然后将赤小豆趁湿蒸熟，用羊肉或鹿肉做羹，吃这种豆饭，开始时吃一升到二升，吃饱为止，病轻的吃三四斗可痊愈，病重的要吃七八斗。病愈时，患者感觉身体里疼痒不止。如果病根没有去除，可按上法再做羹服用，效果如神。

处方二：桃仁五十枚，打碎，研末，加水煮取四升，患者喝完应该呕吐。如呕吐，病邪也没有全部除去，过三两日还会发作。如果不呕吐，那就不是尸注。

处方三：杜衡根一两，杜衡茎一两，人参约半两，瓠瓜子十四枚，松萝六铢，赤小豆十四枚。上药捣成细末，做成散剂，早上温水服一方寸匕的

量，晚上就应该会吐出很多种东西。如果没吐尽，后面接着再服。

处方四：獭肝一个，阴干，捣碎成末，用水冲服一方寸匕的量，一天服三次。如一个獭肝服完病还未愈，则再用前法制作獭肝粉，再服。姚氏说此方效果如神。

处方五：朱砂、雄黄各一两，鬼臼、莔草各半两，巴豆四枚（去芯、皮），蜈蚣两条。上药捣碎，用蜜调和成小豆大的丸剂，服一丸病不愈，可服二丸，也可长期服用。

姚氏治疗方：烧头发取灰，将杏仁熬成紫色，上面两药各取等份，捣成脂粉，再用猪油调和为丸，每次用酒送服梧桐子大的一丸，一天三次，病可愈。

又有华佗狸骨散、龙牙散、羊脂丸等各种丹药，都记载在大方中，以及成帝得到的淮南丸，都可以治疗疰这种慢性致死性的传染病。

女子和小孩多会晕车、晕船、胸闷烦乱、头痛呕吐，有这种病的人，适合用下方预防和治疗

车前子、车下李根皮、石长生、徐长卿各数两，分成等份。捣成粗末，用制作好的方袋子装半合，将药袋系在患者衣带和头上。如果晕船，呕吐厉害，就把此方药一块带上。另外在登船的时候，刻取此船的木片，烧成灰末，用水冲服。

附方

《子母秘录》治疗尸注方：将鸡子大的头发烧成灰末，用水服下，病可痊愈。

《食医心镜》治传尸、鬼气、咳嗽、疟癖、注气等病，症见气血不通，日渐消瘦。处方：桃仁一两，去皮尖，捣碎，用水一升半浓煎，再放入米煮成粥，空腹喝下。

治卒心痛方第八

治卒心痛

桃白皮煮汁，宜空腹服之。

又方，桂末，若干姜末，二药并可单用，温酒服方寸匕，须臾，六七服，瘥。

又方，驴矢，绞取汁五六合，及热顿服，立定。

又方，东引桃枝一把，切，以酒一升，煎取半升，顿服，大效。

又方，生油半合，温服，瘥。

又方，黄连八两，以水七升，煮取一升五合，去滓，温服五合，每日三服。

又方，当户以坐，若男子病者，令妇人以一杯水以饮之；若妇人病者，令男子以一杯水以饮之，得新汲水尤佳。又，以蜜一分，水二分，饮之，益良也。

又方，败布裹盐如弹丸，烧令赤，末，以酒一盏服之。

又方，煮三沸汤一升，以盐一合搅，饮之。若无火作汤，亦可用水。

又方，闭气忍之数十度，并以手大指按心下宛宛中，取愈。

又方，白艾（成熟者）三升，以水三升，煮取一升，去滓，顿服之。若为客气所中者，当吐之虫物。

又方，苦酒一杯，鸡子一枚，着中合搅，饮之。好酒亦可用。

又方，取灶下热灰，筛去炭分，以布囊贮，令灼灼尔。便更番以熨痛上，冷，更熬热。

又方，蒸大豆，若煮之，以囊贮，更番熨痛处，冷复易之。

又方，切生姜若干姜半升，以水二升，煮取一升，去滓，顿服。

又方，灸手中央长指端三壮。

又方，好桂削去皮，捣筛，温酒服三方寸匕。不瘥者，须臾，可六七服。无桂者，末干姜，佳。

又方，横度病人口，折之以度心厌下，灸度头三壮。

又方，画地作五行字，撮中央土，以水一升，搅饮之也。

又方，吴茱萸二升，生姜四两，豉一升。酒六升，煮三升半，分三服。

又方，人参、桂心、栀子（擘）、甘草（炙）、黄芩各一两。水六升，煮取二升，分三服，奇效。

又方，桃仁七枚，去皮尖，熟，研，水合顿服，良。亦可治三十年患。

又方，附子二两（炮），干姜一两。捣，蜜丸。服四丸，如梧子大，日三。

又方，吴茱萸一两半，干姜，准上桂心一两，白术二两，人参、橘皮、椒（去闭口及子、汗）、甘草（炙）、黄芩、当归、桔梗各一两，附子一两半（炮）。捣，筛，蜜和为丸，如梧子大。日三，稍加至十丸、十五丸，酒饮下，饭前食后任意，效验。

又方，桂心八两，水四升，煮取一升，分三服。

又方，苦参三两，苦酒升半，煮取八合，分再服。亦可用水，无煮者，生亦可用。

又方，龙胆四两，酒三升，煮取一升半，顿服。

又方，吴茱萸五合，桂一两。酒二升半，煎取一升，分二服，效。

又方，吴茱萸二升，生姜四两，豉一升。酒六升，煮取二升半，分为三服。

又方，白鸡一头，治之如食法。水三升，煮取二升，去鸡煎汁，取六合，纳苦酒六合，入真珠一钱，复煎取六合，纳末麝香如大豆二枚，顿服之。

又方，桂心、当归各一两，栀子十四枚。捣为散，酒服方寸匕，日三五服。亦治久心病发作有时节者也。

又方，桂心二两，乌头一两。捣，筛，蜜和为丸。一服如梧子大三丸，渐加之。

暴得心腹痛如刺方

苦参、龙胆各二两，升麻、栀子各三两。苦酒五升，煮取二升，分二服，当大吐，乃瘥。

治心疝发作，有时激痛难忍方

真射罔、吴茱萸分等。捣末，蜜和丸如麻子。服二丸，日三服，勿吃热食。

又方，灸心鸠尾下一寸，名巨阙，及左右一寸，并百壮。又与物度颈及度脊，如之令正相对也，凡灸六处。

治久患常痛，不能饮食，头中疼重方

乌头六分，椒六分，干姜四分。捣末，蜜丸。酒饮服，如大豆四丸，稍加之。

又方，半夏五分，细辛五分，干姜二分，人参三分，附子一分。捣末，苦酒和丸，如梧子大。酒服五丸，日三服。

治心下牵急懊痛方

桂心三两，生姜三两，枳实五枚。水五升，煮取三升，分三服。亦可加术二两、胶饴半斤。

治心肺伤动冷痛方

桂心二两，猪肾二枚。水八升，煮取三升，分三服。
又方，附子二两，干姜一两。蜜丸，服四丸，如梧子大，日三服。

治心痹心痛方

蜀椒一两，熬令黄，末之，以狗心血丸之，如梧子。服五丸，日五服。

治心下坚痛，大如碗边，如旋柈，名为气分，饮水所结方

枳实七枚（炙），术三两。水一斗，煮取三升，分为三服，当稍软也。

若心下百结积，来去痛者方

吴茱萸末一升，真射罔如弹丸一枚。合捣，以鸡子白和丸，丸如小豆大。服二丸，即瘥。

治心痛多唾似有虫方

取六畜心，生切作十四脔，刀纵横各割之，以真丹一两，粉肉割中，且悉吞之，入雄黄、麝香，佳。

饥而心痛者，名曰饥疝

龙胆、附子、黄连分等。捣筛，服一钱匕，日三度服之。

附方

《药性论》主心痛，中恶或连腰脐者。盐如鸡子大。青布裹，烧赤，纳酒中，顿服，当吐恶物。

《拾遗·序》延胡索止心痛，末之，酒服。

《圣惠方》治久心痛，时发不定，多吐清水，不下饮食。以雄黄二两，好醋二升，慢火煎成膏，用干蒸饼，丸如梧桐子大。每服七丸，姜汤下。

又方，治九种心痛妨闷。用桂心一分，为末，以酒一大盏，煎至半盏，去滓，稍热服，立效。

又方，治寒疝心痛，四肢逆冷，全不饮食。用桂心二两，为散。不计时候，热酒调下一钱匕。

《外台秘要》治卒心痛。干姜为末。水饮调下一钱。

又方，治心痛。当归为末。酒服方寸匕。

又，《必效》治蛔心痛。熊胆如大豆。和水服，大效。

又方，取鳗鲡鱼，淡炙令熟。与患人食一二枚，永瘥。饱食弥佳。

《经验方》治四十年心痛不瘥。黍米淘汁，温服，随多少。

《经验后方》治心痛。姜黄一两，桂穰三两。为末，醋汤下一钱匕。

《简要济众》治九种心痛及腹胁积聚滞气。筒子干漆二两，捣碎，炒烟出，细研，醋煮面糊和丸，如梧桐子大。每服五丸至七丸，热酒下，醋汤亦得，无时服。

《姚和众》治卒心痛。郁李仁三七枚，烂嚼，以新汲水下之，饮温汤尤妙，须臾痛止，却煎薄盐汤，热呷之。

《兵部手集》治心痛不可忍，十年五年者，随手效。以小蒜酽醋煮，顿服之，取饱，不用着盐。

白话译文

治突然心痛，处方如下

处方一：桃树白皮适量，水煎，空腹服用。

处方二：桂枝末或干姜末，两药既可合用也可单用，用温酒冲服一方寸匕的量，隔一会儿服一次，服六七次，病可愈。

处方三：驴屎，绞取汁五六合，趁热一次喝完，心痛立即缓解。

处方四：向东生长的桃树枝一把，切细，用酒一升，煮到半升，待温一次喝完，效果极好。

处方五：生油半合，温服，病愈。

处方六：黄连八两，用水七升，煮到一升五合，去掉药渣，温服五合，每日服三次。

处方七：患者面对门坐下，如果是男患者，就让妇女拿一杯水给他喝下，如果是女患者，就让男人拿一杯水给她喝下，如果用新打来的井水则效果更好。另外，用蜂蜜一分，水二分，调匀喝下，效果更好。

处方八：破旧布包裹弹丸大的盐，烧红，碾成末，用酒一盏冲服。

处方九：用煮沸三次的水一升，盐一合，搅匀，喝下。如果没有火煮水，也可直接用凉水。

处方十：憋住呼吸，反复几十次，并用大拇指按心窝处，按到病愈为止。

处方十一：成熟白艾三升，用水三升，煮到一升，去掉药渣，一次服下。如果是被外来邪气所伤，则应当吐出像虫子一样的东西。

处方十二：用一杯醋，打一个鸡蛋，将蛋与醋搅匀，喝下。也可用好酒代醋。

处方十三：取炉灶中的热灰，筛去炭块，用布袋装好，趁热温熨痛处，袋冷再加热，如此反复温熨。

处方十四：将蒸好或煮好的大豆用袋子装好，趁热轮番温熨痛处，袋冷后再换热的。

处方十五：切生姜或干姜半升，用水二升，煮至一升，滤去姜渣，一次喝完。

处方十六：灸手中指指端三壮。

处方十七：上等的桂枝，削去皮，捣碎过筛，用温酒冲服三方寸匕的量。服后如症状未缓解，可过一会儿再服一次，最多可服六七次。如没有桂枝，可用干姜切成末，效果也好。

处方十八：用绳子横向量患者口的宽度，对折取口的半长，以此长度从患者心窝处向下量，灸下端三壮。

处方十九：在地上按相应方位划写木火土金水五行字样，取中央土一撮，用水一升，搅匀喝下。

处方二十：吴茱萸二升，生姜四两，豉一升，加入六升酒，煮到三升半，分三次服下。

处方二十一：人参、桂心、擘开的栀子、炙甘草、黄芩各一两，加水六升，煮到二升，分三次服下，有奇效。

处方二十二：桃仁七枚，去掉皮尖，充分研细，用水一合冲服，一次服尽，效果好。也可治疗三十年的顽疾。

处方二十三：炮附子二两，干姜一两，捣碎，用蜜调和成梧桐子大的药丸，每次服四丸，一天服三次。

处方二十四：吴茱萸一两半，干姜一两，桂心一两，白术二两，人参一两，橘皮一两，椒（去掉闭口和椒子、炒汗）一两，炙甘草一两，黄芩一两，当归一两，桔梗一两，炮附子一两半，捣碎过筛，将过筛的药末用蜜调和成梧桐子大的药丸，每天服三丸，然后逐渐加量至每天十丸、十五丸，用酒送服，饭前饭后服用都可以，疗效确切。

处方二十五：桂心八两，放水四升，煮到一升，分三次服下。

处方二十六：苦参三两，加醋一升半，煮到八合，分两次服下。也可用水代替醋，如无火煎煮，生用也可以。

处方二十七：龙胆四两，加酒三升，煮到一升半，一次服下。

处方二十八：吴茱萸五合，桂一两，上药加酒二升半，煎到一升，分两次服，有效。

处方二十九：吴茱萸二升，生姜四两，豉一升，上药加酒六升，煮到二升半，分三次服下。

处方三十：白鸡一只，按普通食用方法宰杀处理后，加水三升，煮到二升，捞出鸡，将鸡汤继续煎，煎至剩下六合，再放醋六合、珍珠一钱，再煎至六合，最后放入大豆大的麝香末二枚，一次服下。

处方三十一：桂心一两，当归一两，栀子十四枚，捣碎做成散剂，每次用酒冲服一方寸匕的量，一天服三到五次。此方也可治疗定期发作而久治不愈的心痛病。

处方三十二：桂心二两，乌头一两，捣碎过筛，将过筛后的药末用蜜调和成梧桐子大的药丸，一次服三丸，后逐渐加量服用。

治疗突发心腹刺痛方

苦参、龙胆各二两，升麻、栀子各三两，上药加醋五升，煮至二升，分两次服，服后应当剧烈呕吐，呕吐后病就好了。

治心绞痛定时发作，剧痛难忍方

处方一：真射菌（草乌头汁制成的膏剂）、吴茱萸各等份，捣碎成末，再用蜂蜜调和成麻子大的药丸，每次服二丸，一天服三次，忌热食。

处方二：灸心窝鸠尾穴下一寸处（此处叫巨阙穴），以及巨阙穴左右各一寸处，各灸一百壮。又用东西按上面的测量方法从颈量到胸椎后脊，确定好三个要灸的位点，加上前胸正相对着的三个位点，前后共灸六个位点。

治疗长期反复心痛、不能饮食、头中重痛方

处方一：乌头六分，花椒六分，干姜四分，上药捣碎成末，用蜂蜜调和成大豆大的药丸，首次用酒饮送服四丸，后面可稍微增加服用量。

处方二：半夏五分，细辛五分，干姜二分，人参三分，附子一分，上药捣碎成末，用醋调和成梧桐子大的药丸，每次用酒送服五丸，一天服三次。

治疗心下挛急烦痛方

桂心三两，生姜三两，枳实五枚，上药加水五升，煮到三升，分三次服下。也可加白术二两、胶饴半斤。

治疗心肺受伤出现冷痛方

处方一：桂心二两，猪肾二枚，加水八升，煮至三升，分三次服下。

处方二：附子二两，干姜一两，制成梧桐子大的蜜丸，每次服四丸，一天服三次。

治疗胸痹心痛方

蜀椒一两，用火熬成黄色，碾成末，用狗心血调和成梧桐子大的药丸，每次服五丸，一天服五次。

心下坚硬疼痛，硬块如碗大，边缘似转盘的圆边，这叫气分病，是由水饮结聚而成，治疗方

炙枳实七枚，白术三两，加水一斗，煮到三升，分三次服下，服后心下硬块应当会稍变软。

如心下因各种郁结积聚而症见来去疼痛的，治疗方如下

吴茱萸末一升，弹丸大的真射菌一枚，两药混合捣碎，然后用鸡蛋清调和成小豆大的药丸，服下二丸，立即病愈。

治疗心痛伴口水多、好像有虫方

取六畜的心，生切做十四片小块的肉，每块肉用刀横竖切割几下，然后用真丹粉一两，洒入肉片上的割口中，早上全部吃掉，如加入雄黄、麝香，效果更好。

饥饿则心痛发作的病证叫饥疝病，治方如下

龙胆、附子、黄连各等份，捣碎过筛成细末，每次服药末一钱匕的量，一天服三次。

附方

《药性论》治疗心痛、中恶病，有的痛连腰脐的，治方如下：取鸡蛋大的盐粒，用青布包裹好，烧红，放入酒中，一次服下，应当呕吐出不好的东西。

陈藏器《本草拾遗》序中记载延胡索可止心痛，用法是碾成末，用酒送服。

《圣惠方》治疗慢性心痛，发作不定时，伴多吐清水，饮食不下方：用雄黄二两，好醋二升，慢火煎成膏，再加入干蒸饼末调和成梧桐子大的药丸。每次服七丸，姜汤送服。

治疗九种心痛憋闷方：用桂心一分，研为末，加入酒一大盏，煎至半盏，去掉药渣，温服，立即见效。

治疗寒疝心痛、四肢逆冷、不能进食方：用桂心二两，制成散剂，若遇发病，随时用热酒调服一钱匕的量。

《外台秘要》治疗突然心痛，治方如下：干姜研成末，用水饮调服一钱的量。

另有一方治心痛如下：当归研为末，用酒冲服一方寸匕的量。

另外，《必效》治疗心酸痛方。

处方一： 取大豆大的熊胆（已禁用），用水调和服下，效果非常好。

处方二： 取鳗鲡鱼，文火烤熟，给患者吃一两条，病就永远好了，吃饱效果最好。

《经验方》治疗反复发作四十年不愈的心痛病方：黍米淘米水，温服，根据病情轻重选择服用量。

《经验后方》治疗心痛方：姜黄一两，桂心三两，上药研为末，用重一钱的勺子的醋冲服。

《简要济众》治九种心痛及腹胁积聚滞气方：竹筒子承接的干漆二两，捣碎，炒到出烟，细研，醋煮后用面糊调和成梧桐子大的药丸，每次服五至七丸，用热酒送服，热醋也可以，服用时间不定时。

《姚和众》治疗突然心痛方：郁李仁二十一枚，嚼烂，用刚打的井水服下，喝温水更好，一会儿痛就止住了，再煎淡盐水，趁热小口喝下。

《兵部手集》治疗心痛剧烈不可忍受，病程十年或五年的，立刻就有效，治方如下：用小蒜头加浓醋一起煮，煮好后一次服完，喝饱为止，不用放盐。

治卒腹痛方第九

治卒腹痛方

书舌上作风字，又画纸上作两蜈蚣相交，吞之。

又方，捣桂末，服三寸匕。苦酒、人参、上好干姜亦佳。

又方，粳米二升，以水六升，煮二七沸，饮之。

又方，食盐一大把，多饮水送之，忽当吐，即瘥。

又方，掘土作小坎，水满坎中，熟搅取汁，饮之。

又方，令人骑其腹，溺脐中。

又方，米粉一升，水二升，和饮。

又方，使病人伏卧，一人跨上，两手抄举其腹，令患者自纵重轻举抄之，令去床三尺许，便放之，如此二七度，止拈取其脊骨，皮深取痛引之，从龟尾至顶乃止。未愈，更为之。

又方，令卧枕高一尺许，拄膝使腹皮踧气入胸，令人抓其脐上三寸便愈。能干咽吞气数十遍者弥佳。此方亦治心痛，此即伏气。

治卒得诸疝，小腹及阴中相引，痛如绞，自汗出，欲死方

捣沙参末，筛，服方寸匕，立瘥。

此本在杂治中，谓之寒疝，亦名阴疝，此治不差，可服诸利丸下之，作走马汤亦佳。

治寒疝腹痛，饮食下唯不觉其流行方

椒二合，干姜四两。水四升，煮取二升，去滓，纳饴一斤，又煎取半分，再服，数数服之。

又方，半夏一升，桂八两，生姜一升。水六升，煮取二升。分为三服。

治寒疝，来去每发绞痛方

吴茱萸三两，生姜四两，豉二合。酒四升，煮取二升，分为二服。

又方，附子一枚，椒二百粒，干姜半两，半夏十枚，大枣三十枚，粳米一升。水七升，煮米熟，去滓，一服一升，令尽。

又方，肉桂一斤，吴茱萸半升。水五升，煮取一升半，分再服。

又方，牡蛎、甘草、桂各二两。水五升，煮取一升半，再服。

又方，宿乌鸡一头，治如食法，生地黄七斤，合细锉之，着甑蔽中蒸，铜器承，须取汁，清旦服，至日晡令尽，其间当下诸寒癖讫，作白粥渐食之。久疝者，下三剂。

附方

《博济方》治冷热气不和，不思饮食，或腹痛疝刺。山栀子、川乌头等份。生捣为末，以酒煳丸，如梧桐子大。每服十五丸，炒生姜汤下。如小肠气痛，炒茴香、葱、酒任下二十丸。

《经验方》治元脏气发久冷，腹痛虚泻。应急大效玉粉丹。生硫黄五两，青盐一两。以上衮细研，以蒸饼为丸，如绿豆大。每服五丸，热酒空心服，以食压之。

《子母秘录》治小腹疼，青黑，或亦不能喘。苦参一两，醋一升半，煎八合，分二服。

《圣惠方》治寒疝，小腹及阴中相引痛，自汗出。以丹参一两，杵为散。每服热酒调下二钱匕，佳。

白话译文

治疗突然腹痛方

处方一： 在患者舌头上写"风"字，又在纸上画两条相交的蜈蚣，把这个纸条吞服下。

处方二： 将桂枝捣成末，服药沫三寸匕的量。用醋、人参、上好的干姜效果也好。

处方三： 粳米二升，加水六升，煮十四沸，喝下。

处方四：食盐一大把，多喝水送服，很快就应当呕吐，立即就病愈了。

处方五：在地上挖一个小土坑，在小坑中放满水，反复搅拌，取坑中水喝下。

处方六：让人骑坐在患者肚子上，将尿尿在患者肚脐中。

处方七：米粉一升，加水二升，调匀后喝下。

处方八：患者取俯卧位，让一个人横跨患者身上，两手抱起患者腹部，嘱咐患者放松，用合适的力度将患者身体抱离床三尺左右，然后放下，这样反复做十四次。做完仅捏拉后背脊椎上的皮肤，捏的深度以捏痛为度，从龟尾捏拉到头顶为止。如未愈，则再做一遍。

处方九：要患者卧床枕一尺左右高的枕头，用膝盖顶住患者腹部，使腹部的滞气入胸，再让人抓捏患者脐上三寸处，此病便能痊愈。如能反复做数十遍吞咽动作则效果更好。此处方也治疗心痛，这就是伏气病。

治疗突然得的各种疝病，症见小腹疼痛牵扯到阴部，疼痛如刀绞，汗出欲死，治疗方

沙参捣碎为末，过筛取细末，服药末一方寸匕的量，立即痊愈。

此条本来记录在杂治篇中，称为寒疝病，也叫阴疝病，如此方治不好，可服用各种利下的药丸，服走马汤效果也好。

治疗寒疝病，症见腹痛，进食后却感觉不到食物在腹中的治疗方

处方一：花椒二合，干姜四两，加水四升，煮到二升，去掉药渣，放入饴糖一斤，再煎到一半水，分两次服，频频服用。

处方二：半夏一升，桂枝八两，生姜一升，上药加水六升，煮到二升，分三次服下。

治寒疝反复发作，每次发作都伴绞痛，治疗方

处方一：吴茱萸三两，生姜四两，豉二合，上药加酒四升，煮到二升，分两次服下。

处方二：附子一枚，花椒二百粒，干姜半两，半夏十枚，大枣三十枚，粳米一升，上药加水七升，煮到米熟，去掉药渣，一次服一升，全部喝完。

处方三：肉桂一斤，吴茱萸半升，上药加水五升，煮到一升半，分两次服下。

处方四：牡蛎、甘草、桂枝各二两，上药加水五升，煮到一升半，分两次服下。

处方五：隔夜乌鸡一只，按常规吃法宰杀，生地黄七斤，合在一块切细，切好后放到瓦甒中蒸，蒸好用铜器盛汤，从清晨开始服，到太阳落山时喝完。喝药期间应当服用下利清冷的东西，泻完后，煮点白粥，慢慢喝下。久患此寒疝病的人，需服三剂。

附方

《博济方》治疗腹冷热气不和，不思饮食，或腹中刀绞急痛方：山栀子、川乌头各等份，生捣为末，用酒调糊成梧桐子大的药丸，每次服十五丸，用炒生姜熬的姜汤送服。如果是小肠气痛，则用炒茴香、葱、酒任选一种熬汤送服二十丸。

《经验方》治疗脏腑气病，久患腹中冷痛，体虚泄泻，用应急大效玉粉丹，具体处方如下：生硫黄五两，青盐一两，将以上两药研细，用蒸饼调和成绿豆大的药丸，每次服五丸，用热酒空腹服下，服药后进食，以压住药丸。

《子母秘录》治疗小腹疼，面色青黑，甚至痛得不能喘息方：苦参一两，加醋一升半，煎到八合，分两次服下。

《圣惠方》治疗寒疝病，症见小腹和阴部相互牵涉疼痛，伴自汗，治方如下：丹参一两，用杵捣成散剂，每次用热酒送服二钱匕的量，疗效好。

治心腹俱痛方第十

治心腹俱胀痛，短气欲死，或已绝方

取栀子十四枚，豉七合。以水二升，先煮豉，取一升二合，绞去滓，纳栀子，更煎取八合，又绞去滓，服半升，不愈者，尽服之。

又方，浣小衣。饮其汁一二升，即愈。

又方，桂二两（切）。以水一升二合，煮取八合，去滓，顿服。无桂者，着干姜亦佳。

又方，乌梅二七枚，以水五升，煮一沸，纳大钱二七枚，煮得二升半，强人可顿服，赢人可分为再服，当下便愈。

又方，茱萸二两，生姜四两，豉三合。酒四升，煮取二升，分为三服，即瘥。

又方，干姜一两，巴豆二两。捣，蜜丸。一服如小豆二丸，当吐下，瘥。

治心腹相连常胀痛方

狼毒二两，附子半两。捣筛，蜜丸如梧子大。日一服一丸，二日二丸，三日后服三丸，再一丸，至六日，服三丸，自一至三以常服，即瘥。

又方，吴茱萸一合，干姜四分，附子、细辛、人参各二分。捣筛，蜜丸如梧子大。服五丸，日三服。

凡心腹痛，若非中恶、霍乱，则是皆宿结冷热所为。今此方可采以救急，瘥后，要作诸大治，以消其根源也。

附方

《梅师方》治心腹胀坚，痛闷不安，虽未吐下欲死。以盐五合，水一升，煎令消，顿服，自吐下，食出即定，不吐更服。

《孙真人方》治心腹俱痛。以布裹椒薄注上火熨，令椒汗出，良。

《十全方》心脾痛。以高良姜细锉，炒，杵末，米饮调下一钱匕，立止。

白话译文

治疗心腹同时胀痛，气短感觉快要死去或已经气绝昏死的方子

处方一： 取栀子十四枚，豉七合，用水二升，先放豉煮，煎煮到一升二合，绞汁，去掉豉渣，然后放入栀子，再煎到八合，再次绞汁去掉药渣，待温给患者服半升，病若还不好，则把剩余的药汁都喝完。

处方二： 取洗裤子的水，给患者喝下一二升，立即就能病愈。

处方三： 桂枝二两（切细），加水一升二合，煮到八合，去掉药渣，将药汤一次服完。如没有桂枝，用干姜效果也好。

处方四： 乌梅十四枚，加水五升，第一次煮沸后放入十四枚大钱，再煮，煮到剩二升半药汤，身体强壮的人可一次服尽，身体瘦弱的人可分两次服完，服完药应当腹泻，泻完便病愈。

处方五： 茱萸二两，生姜四两，豉三合，上药加酒四升，煮到二升，分三次服，立即病愈。

处方六： 干姜一两，巴豆二两，上药捣碎，用蜜调和制成小豆大的药丸。一次服二丸，服完应当会上吐下泻，病愈。

治疗心腹经常相互牵连胀痛方

处方一： 狼毒二两，附子半两，上药捣碎过筛制成药末，再将药末用蜜调和成梧桐子大的药丸。第一天一次服一丸，一天服一次；第二天服二丸；第三天服三丸；到第四天再从一天一丸开始服用，到第六天再服至一天三丸。照此规律从一丸至三丸循环服用，病即可痊愈。

处方二： 吴茱萸一合，干姜四分，附子、细辛、人参各二分，上药捣碎过筛取细末，将此药末制成梧桐子大的蜜丸。每次服五丸，每天服三次。

凡是心腹部疼痛，如果不是中恶、霍乱这两种病，那就都是由体内原先

结聚的冷热邪气引起的。现所载的这些方子可用来救急，症状缓解后，还要进行全面系统的治疗，以去除病根，病才能得到根治。

附方

《梅师方》治疗心腹胀满坚硬，闷痛难忍，但还没发展到呕吐下利垂死的程度，处方如下：用盐五合，加水一升，煎煮到盐完全溶化，给患者一次服下，自当上吐下泻，呕出胃中食物后即病愈。如不呕吐，可按前法制作盐汤再服。

《孙真人方》治疗心腹俱痛患者：用布裹椒，放小火上熨，等到椒熨出汗时使用，效果好。

《十全方》治疗心脾疼痛：用高良姜锉成细片，炒干，捣成细末，用米汤调服一钱匕药末，疼痛立即停止。

治卒心腹烦满方第十一

治卒心腹烦满，又胸胁痛欲死方

以热汤令灼灼尔，渍手足，复易。秘方。

又方，青布方寸，鹿角三分，乱发灰二钱匕。以水二升，煮令得一升五合。去滓，尽服之。

又方，锉薏苡根，浓煮取汁，服三升。

又方，取比轮钱二十枚，水五升，煮取三沸，日三服。

又方，捣香菜汁，服一二升。水煮干姜亦佳。

又方，即用前心痛栀子豉汤法，瘥。

又方，黄芩一两，杏仁二十枚，牡蛎一两。水三升，煮取一升。顿服。

治厥逆烦满常欲呕方

小草、桂、细辛、干姜、椒各二两，附子二两（炮）。捣，蜜和丸，服如桐子大四丸。

治卒吐逆方

灸乳下一寸七壮，即愈。

又方，灸两手大拇指内边爪后第一文头各一壮。

又，灸两手中央长指爪下一壮，愈。

此本杂治中，其病亦是痰壅霍乱之例，兼宜依霍乱条法治之，人卒在此上条，患者亦少，皆因他病兼之耳。或从伤寒未复，或从霍乱吐下后虚燥，或是劳损服诸补药痞满，或触寒热邪气，或食饮协毒，或服药失度，并宜各循其本源为治，不得专用此法也。

附方

《千金方》治心腹胀，短气。以草豆蔻一两，去皮为末，以木瓜生姜汤下半钱。

《斗门方》治男子女人久患气胀心闷，饮食不得，因食不调，冷热相击，致令心腹胀满方。厚朴，火上炙令干，又蘸姜汁炙，直待焦黑为度，捣筛如面。以陈米饮调下二钱匕，日三服，良。亦治反胃、止泻，甚妙。

《经验方》治食气遍身黄肿，气喘，食不得，心胸满闷。不蛀皂角（去皮子，涂好醋，炙令焦，为末）一钱匕，巴豆七枚（去油膜）。二件以淡醋及研好墨为丸，如麻子大。每服三丸，食后陈橘皮汤下，日三服，隔一日增一丸，以利为度。如常服，消酒食。

《梅师方》治腹满不能服药。煨生姜，绵裹，纳下部中，冷即易之。

《圣惠方》治肺脏壅热烦闷。新百合四两，蜜半盏，和蒸令软，时时含一枣大，咽津。

白话译文

治疗突然心腹烦满伴胸胁疼痛欲死方

处方一：用比较烫的热水浸泡手和脚，水凉后再换热的，这是秘方。

处方二：青布一方寸，鹿角三分，乱发灰二钱匕的量，上三物放到二升水中，煎煮到一升五合。去掉药渣，全部喝完。

处方三：将薏苡根锉细，加水浓煎，服三升。

处方四：取大钱二十枚，放入五升水，煮沸三次，每天服三次。

处方五：用香薷捣烂取汁，服一二升。用水煮干姜，服此姜汁效果也好。

处方六：用前面记载的治疗心痛病的栀子豉汤疗法，病可愈。

处方七：黄芩一两，杏仁二十枚，牡蛎一两，上药加水三升，煮到一升。一次服下。

治疗四肢厥冷、心胸烦满、经常想要呕吐方

远志苗、桂枝、细辛、干姜、椒各二两，炮附子二两，上药捣碎为末，再用蜜调和成梧桐子大的药丸，每次服四丸。

治疗突然呕吐气逆方

处方一：在乳房下一寸的地方灸七壮，病立即痊愈。

处方二：灸两手大拇指内侧指甲后第一横纹头各一壮，再灸两手中指指甲下各一壮，病愈。

此法原本记载在杂治篇中，其所治病证也是痰饮霍乱之类的病证，也适合根据霍乱条文中的治法施治。患者突然出现此条症状的也少，大多都是作为其他病证的兼证而出现。或因伤寒病未完全康复，或因霍乱吐下后身体虚燥，或是因患者劳损后服用各种补药导致腹中痞满，或因感受寒热邪气，或因饮食中毒，或因服药过量，都应当根据各自的病因采取相应的治疗方法，不得只用本条的对症处理之法。

附方

《千金方》治心腹胀满，短气，处方：用草豆蔻一两，去皮，研为细末，用木瓜生姜煮的汤冲服半钱匕的量。

《斗门方》治疗男女患者气胀心闷日久、不能饮食，认为其病因是饮食不调，冷热之邪相互搏击，最终导致患者心腹胀满，处方如下：取厚朴，放在火上烤干后，再蘸上姜汁继续烤，直到烤到焦黑为止，然后将焦黑的厚朴捣碎过筛，制成像面粉一样细的药末。每次用陈米汤调服下二钱匕制好的药末，每天服三次，效果好。此法也治疗反胃、腹泻，效果特别好。

《经验方》治疗食气不吃东西导致的遍身黄肿，气喘，不能进食，心胸满闷，处方如下：取没有被虫蛀的皂角，去皮子，涂好醋，烤到焦黄，制成药末，取此药末一钱匕的量和去油膜的巴豆七枚，用淡醋和研好的墨调和制成麻子大的药丸。每次服三丸，饭后用陈橘皮汤服下，每天服三次，隔一天每次用量增加一丸，以腹泻为度。如果经常服用，能消化酒食。

《梅师方》治疗腹部胀满而不能服药，处方如下：煨生姜，趁热用丝绵裹好，塞入妇女阴道中，冷后立即换热的煨生姜。

《圣惠方》治肺脏热邪壅盛，心烦胸闷，处方如下：新挖的百合四两，蜂蜜半盏，上药和在一起蒸到百合变软，经常含一块大枣大的百合，咽下口中产生的津液。

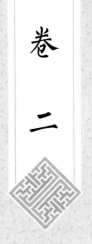

卷

二

治卒霍乱诸急方第十二

凡所以得霍乱者，多起饮食，或饮食生冷杂物，以肥腻酒鲙，而当风履湿，薄衣露坐，或夜卧失覆之所致

初得之便务令暖，以炭火布其所卧，下大热减之。又，并蒸被絮，若衣絮自苞，冷易热者。亦可烧地，令热水沃，敷薄布，席卧其上，厚覆之。亦可作灼灼尔热汤着瓮中，渍足令至膝，并铜器贮汤，以着腹上，衣藉之，冷复易。亦可以熨斗贮火着腹上。如此而不净者，便急灸之，但明案次第，莫为乱灸。须有其病，乃随病灸之。未有病，莫预灸。灸之虽未即愈，要万不复死矣，莫以灸不即愈而止。灸霍乱，艾丸若不大，壮数亦不多，本方言七壮为可，四五十无不便火下得活。服旧方，用理中丸及厚朴大豆豉通脉半夏汤。先辈所用药皆难得，今但疏良灸之法及单行数方，用之有效，不减于贵药，已死未久者，犹可灸。

余药乃可难备，而理中丸、四顺、厚朴诸汤，可不预合，每向秋月，常买自随。

卒得霍乱先腹痛者，灸脐上十四壮，名太仓，在心厌下四寸，更度之。

先洞下者，灸脐边一寸。男左女右，十四壮，甚者至三十四十壮，名大肠募，洞者宜泻。

先吐者，灸心下一寸十四壮。又，并治下痢不止。上气，灸五十壮，名巨阙，正心厌尖头下一寸是也。

先手足逆冷者，灸两足内踝上一尖骨是也，两足各七壮，不愈加数。名三阴交，在内踝尖上三寸是也。

转筋者，灸蹶心当拇指大聚筋上六七壮，名涌泉。又，灸足大指下约中一壮，神验。

66

又方，灸大指上爪甲际七壮。

转筋入腹痛者，令四人捉手足，灸脐左二寸十四壮，灸股中大筋上去阴一寸。

若哕者，灸手腕第一约理中七壮，名心主，当中指。

下利不止者，灸足大趾本节内侧寸白肉际，左右各七壮，名大都。

干呕者，灸手腕后三寸两筋间是，左右各七壮，名间使，若正厥呕绝，灸之便通。

《小品方》起死

吐且下利者，灸两乳连黑外近腹白肉际各七壮，亦可至二七壮。

若吐止而利不止者，灸脐下一夫纳中七壮。又云脐下一寸，二七壮。

若烦闷凑满者，灸心厌下三寸七壮，名胃管。

又方，以盐纳脐中上，灸二七壮。

若达脐痛急者，灸脐下三寸三七壮，名关元，良。

治霍乱神秘起死灸法

以物横度患者人中，屈之从心鸠尾飞度以下灸。先灸中央毕，更横灸左右也。又灸脊上，以物围，令正当心厌。又夹脊左右一寸，各七壮，是腹背各灸三处也。

华佗治霍乱已死，上屋唤魂，又以诸治皆至，而犹不瘥者

捧患者腹卧之，伸臂对，以绳度两头肘尖头，依绳下夹背脊大骨穴中，去脊各一寸，灸之百壮。不治者，可灸肘椎。已试数百人，皆灸毕即起坐。佗以此术传子孙，代代皆秘之。

上此前并是灸法。

治霍乱心腹胀痛，烦满短气，未得吐下方

盐二升，以水五升，煮取二升，顿服，得吐愈。

又方，生姜若干姜一二升，㕮咀，以水六升，煮三沸，顿服。若不即愈，更可作。无新药，煮滓亦得。

又方，饮好苦酒三升，小、老、羸者，可饮一二升。

又方，温酒一二升，以蜡如弹丸一枚置酒中，消乃饮，无蜡，以盐二方寸匕代，亦得。

又方，桂屑半升，以暖饮二升和之，尽服之。

又方，浓煮竹叶汤五六升，令灼已转筋处。

又方，取楠若樟木，大如掌者，削之，以水三升，煮三沸，去滓，令灼之也。

又方，服干姜屑三方寸匕。

又方，取蓼若叶，细切二升，水五升，煮三沸，顿服之。煮干苏若生苏汁，即亦佳。

又方，小蒜一升，咬咀，以水三升，煮取一升，顿服之。

又方，以暖汤渍小蒜五升许，取汁服之，亦可。

又方，以人血合丹服，如梧子大，二丸。

又方，生姜一斤，切，以水七升，煮取二升，分为三服。

又方，取卖解家机上垢，如鸡子大，温酒服之，瘥。

又方，饮竹沥少许，亦瘥。

又方，干姜二两，甘草二两，附子一两，水三升，煮取一升，纳猪胆一合相和，分为三服。

又方，芦蓬茸一大把，浓煮，饮二升，瘥。

若转筋方

烧铁令赤，以灼踵白肉际上近后，当纵铁，以随足为留停，令成疮，两足皆尔，须臾间，热入腹，不复转筋，便愈。可脱刀烧虾尾用之，即瘥。

又方，煮苦酒三沸以摩之，合少粉尤佳，以絮胎缚，从当膝下至足。

又方，烧栀子二七枚，研末服之。

又方，桂，半夏等份，末，方寸匕，水一升，和服之，瘥。

又方，生大豆屑，酒和服，方寸匕。

又方，烧蜈蚣膏，敷之，即瘥。

若转筋入肠中，如欲转者

取鸡矢白一方寸匕，水六合，煮三沸，顿服之，勿令病者知之。

又方，苦酒煮衣絮，絮中令温，从转筋处裹之。

又方，烧编荐索三撮，仍酒服之，即瘥。

又方，釜底黑末，酒服之，瘥。

若腹中已转筋者

当倒担病人头在下，勿使及地，腹中平乃止。

若两臂脚及胸胁转筋

取盐一升半，水一斗，煮令热灼灼尔，渍手足；在胸胁者，汤洗之。转筋入腹中，倒担病人，令头在下，腹中平乃止。若极者，手引阴，阴缩必死，犹在，倒担之可活耳。

若注痢不止，而转筋入腹欲死

生姜一两累，擘破，以酒升半，煮合三四沸，顿服之，瘥。

治霍乱吐下后，心腹烦满方

栀子十四枚，水三升，煮取二升，纳豉七合，煮取一升，顿服之。呕者，加橘皮二两。若烦闷，加豉一升，甘草一两，蜜一升，增水二升，分为三服。

治霍乱烦躁，卧不安稳方

葱白二十茎，大枣二十枚，水三升，煮取二升，顿服之。

治霍乱吐下后大渴，多饮则煞人方

以黄米五升，水一斗，煮之，令得三升，清澄，稍稍饮之，莫饮余物也。

崔氏云理中丸方

甘草三两，干姜、人参、白术各一两。捣下筛，蜜丸如弹丸。觉不住，更服一枚，须臾，不瘥，仍温汤一斗，以麋肉中服之，频频三五度，令瘥。亦可用酒服。

四顺汤，治吐下腹干呕，手足冷不止

干姜、甘草、人参、附子各二两，水六升，煮取三升半，分为三服。若下不止，加龙骨一两。腹痛甚，加当归二两。《胡洽》用附子一枚，桂一两。人霍乱亦不吐痢，但四肢脉沉，肉冷汗出渴者，即瘥。

厚朴汤，治烦呕腹胀

厚朴四两（炙），桂二两，枳实五枚（炙），生姜三两，以水六升，煮取二升，分为三服。

凡此汤四种，是霍乱诸患皆治之，不可不合也。霍乱若心痛尤甚者，此为挟毒，兼用中恶方治之。

附方

孙真人治霍乱。以胡椒三四十粒，以饮吞之。

《斗门方》治霍乱。用黄杉木劈开作片，一握，以水浓煎一盏，服之。

《外台秘要》治霍乱烦躁。烧乱发如鸡子大，盐汤三升，和服之。不吐，再服。

又方，治霍乱腹痛吐痢。取桃叶三升切，以水五升，煮取一升三合，分温二服。

《梅师方》治霍乱心痛利，无汗。取梨叶枝一大握，水二升，煎取一升服。

又方，治霍乱后烦躁，卧不安稳。葱白二十茎，大枣二十枚，以水三升，煎取二升，分服。

《兵部手集》救人霍乱，颇有神效。浆水稍酸味者，煎干姜屑，呷之。夏月腹肚不调，煎呷之，瘥。

孙用和治大泻霍乱不止。附子一枚，重七钱，炮，去皮脐，为末，每服四钱，水两盏，盐半钱，煎取一盏，温服立止。

《集效方》治吐泻不止，或取转，多四肢发厥，虚风，不省人事，服此，四肢渐暖，神识便省。回阳散：天南星，为末，每服三钱，入京枣三枚，水一盏半，同煎至八分，温服，未省再服。

《圣惠方》治霍乱转筋垂死。败蒲席一握，细切，浆水一盏，煮汁，温温顿服。

又方，治肝虚转筋。用赤蓼茎叶，切，三合，水一盏，酒三合，煎至四合，去滓，温分二服。

又方，治肝风虚转筋入腹。以盐半斤，水煮少时，热渍之佳。

孙尚药治脚转筋疼痛挛急者。松节一两，细锉如米粒，乳香一钱。上件药用银石器内，慢火炒令焦，只留三分性，出火毒，研细，每服一钱至二钱，热木瓜酒调下。应时筋病皆治之。

《古今录验方》治霍乱转筋。取蓼一手把，去两头，以水二升半，煮取一升半，顿服之。

白话译文

人之所以得霍乱病，多因饮食因素，或饮食生冷杂物，或恣意肥肉醇酒，而后身穿薄衣感受风湿雨露，或夜晚睡觉未覆盖衣被所致

初患病时，务必要让患者身体保持温暖，将炭火放置于患者床下，如过热则减少炭火。另外，将被絮蒸热，像衣被一样包裹患者，如被絮变冷，则另换热被絮。也可以将地烧热，浇上热水，铺上薄布席，让患者卧于其上，盖上厚被。也可烧热水放瓦罐中，浸泡双脚至膝，同时用铜器装上热水，放在患者腹上，衣服垫在铜器下，冷后换热水。如果用以上方法仍不愈，可用灸法。但需了解治疗次序，不要乱灸。必须要有病证，才能根据病证采用灸法。没有病，不要预先灸。灸后虽未立刻病愈，但重要的是它能让病情不再加重，所以不要因为灸后不立刻见效而不灸。霍乱艾丸，没有太大苦，壮数也不多。原方说灸七壮就可以，灸四五十壮也没有害处，灸后病愈。古方中用理中丸及厚朴大豆豉通脉半夏汤，前辈所用的药都很难得，现在只书写好的灸法及单味药应用数方，用此有效，不次于贵重药。已经昏死但时间不长的患者，也可用灸法。

其余的药难以仓促间预备，而理中丸、四顺汤、厚朴汤等汤，不需提前配制，每到秋季，可购买后随身携带。

突然得霍乱病，先腹痛者，治方如下：

灸脐上十四壮，此处名太仓穴，在心窝下四寸。

先泄泻者，灸脐旁一寸，男左女右，十四壮，重病者灸三四十壮，此处名大肠募。所谓洞，即泄泻。

先呕吐者，灸心下一寸十四壮，同时治疗下痢不止，气喘，灸五十壮。此处名巨阙穴，在正心窝下一寸。

先手足厥冷者，灸两足内踝上一尖骨，两足各灸七壮，如不愈再增加壮数，此处名三阴交穴，在内踝尖上三寸。

转筋者，灸足掌心，当第二跖骨间隙的中点凹陷处六七壮，此处名涌泉穴。又灸足大趾下横纹处一壮，疗效如神。还可灸大拇指尖指甲边缘处七壮。

转筋牵引腹痛者，让四个人分别抓住患者手足，灸脐左二寸十四壮，又灸大腿内侧离阴部一寸大筋处。

如果干呕无物，灸手腕第一横纹中七壮，此处名心主，相当于中指对着的部位。

下利不止者，灸足大趾节内侧赤白肉际处，左右足各灸七壮，此处名大都穴。

干呕者，灸手腕后三寸两筋中间，左右各七壮，此处名间使穴。如果干呕欲绝，四肢厥冷，灸后则气通。

《小品方》起死回生方

吐而且泄泻者，灸两乳晕外侧靠腹部白肉际各七壮，也可灸至十四壮。

如果吐止而泄泻不止者，灸脐下一寸半七壮，也有说灸肘下一寸十四壮。

如果烦闷胀满，灸心窝下三寸七壮，此处名胃管。也可用盐纳入脐中，在盐上灸十四壮。

如果绕脐急痛，灸脐下三寸二十一壮，此处名关元穴，疗效好。

治霍乱神秘起死灸法

用物横量患者人中，折半，用此物从心鸠尾穴向下量，灸下头，又横量左右各施灸法。又灸脊上，用物围量，与心窝正相对。从这一点再向脊柱左右各量一寸，各灸七壮，腹部和背部各灸三处。

华佗治霍乱病，已经昏死，上屋唤魂，使用各种治法治疗，而病仍不愈者

让患者俯卧，使其伸臂相对，用绳量两头肘尖头，按绳的长度量脊背大骨，离左右脊各一寸，灸百壮。仍不愈者，可灸肘椎。已经治过数百人，灸完患者立即能坐起。华佗以此法传给子孙后代，世代皆秘不外传。

以上都是灸法。

治霍乱心腹胀痛，烦满短气，尚未吐下方

处方一：盐二升，用水五升，煮取二升，一次服下，如果出现呕吐则病愈。

处方二：生姜或干姜一二升，切碎，用水六升，煮三沸，一次服下。如果不立即痊愈，可再煮取新药服用。如无新药，也可以煮旧药渣服用。

处方三：喝好醋三升，年幼、年老及体虚者可喝一二升。

处方四：温酒一二升，用弹丸大的蜡一枚，放酒中，溶化后喝下。如没有蜡，用盐二方寸匕的量代替也可以。

处方五：桂屑半升，用热饮二升和匀，全部服下。

处方六：浓煮竹叶汤五六升，趁热洗转筋处。

处方七：取手掌大的楠或樟木，削碎，用水三升煮三沸，去渣，趁热淋洗腹部。

处方八：服干姜末三方寸匕的量。

处方九：取蓼或蓼叶，细切二升，加水五升煮三沸，一次服下。或煮干紫苏或绞生紫苏汁，疗效也好。

处方十：小蒜一升，切碎，用水三升煮取一升，一次服下。

处方十一：用温水浸泡小蒜五升左右，取汁服下，效果也好。

处方十二：用人血调制丹药，服如梧桐子大小二丸。

处方十三：生姜一斤，切片，用水七升煮取二升，分三次服下。

处方十四：取卖蟹人家菜板上的垢泥如鸡蛋大小，温酒服下，可使病愈。

处方十五：喝竹沥少许，也可以痊愈。

处方十六：干姜二两，甘草二两，附子一两，水三升煮取一升，纳入猪胆汁一合，相混合，分三次服下。

处方十七：芦蓬茸一大把，浓煮，喝二升，可使病愈。

如已出现转筋症状，治方如下

处方一：把铁烧红，用来烫灼脚后跟白肉际，烫成疮，两脚都如此。不一会儿，热传入腹，不再转筋，病愈。可脱刀烧虾尾，用后立刻痊愈。

处方二：煮醋三沸，用醋摩擦患者腹部，醋中合入少量粉，效果更好。用棉絮绑缚，从膝盖下一直至足。

处方三：烧栀子十四枚，研磨成末，服下。

处方四：桂枝、半夏各等份，研成末，每次一方寸匕的量，用水一升调和服用，病可愈。

处方五：生大豆末，用酒和匀服用，每次一方寸匕的量。

处方六：烧蜈蚣，做成膏涂转筋处，立刻痊愈。

如果转筋入肠中，好像肠扭转者，治方如下

处方一：取鸡屎白一方寸匕的量，水六合煮三沸，一次服下。不要让患者知道。

处方二：用醋煮衣絮到温热，从转筋处包裹。

处方三：烧编席绳三撮，用酒服下，立刻病愈。

处方四：取锅底黑灰，用酒服下，病愈。

如果腹中已经转筋者

应当倒背患者，让患者头朝下悬空，不要碰到地面，腹中转筋恢复正常后停止。

如果两臂两脚及胸胁转筋

取盐一升半，水一斗煮热，浸泡手足。在胸胁转筋，用热水洗。转筋在腹中，倒背患者，让其头在下，腹中恢复正常后停止。若病重者，手牵引阴囊，阴囊收缩必死；如果没有收缩，倒背患者，还可救活。

如果泄利不止，转筋入腹欲死者

生姜一两多，切片，用酒一升半煮三四沸，一次服下，病愈。

治霍乱吐下后，心腹烦满方

栀子十四枚，水三升煮至二升，纳入豆豉七合，煮取一升，一次服下。呕者，加橘皮二两；如果烦闷，加豉一升，甘草一两，蜜一升，增添水二升，分三次服下。

治霍乱烦躁，睡卧不安方

葱白二十茎，大枣二十枚，水三升煮取二升，一次服下。

治霍乱吐泻后，口极渴，多喝水则死人方

用黄米五升，水一斗煮至三升，待澄清，少量喝下，不要喝其他汤水。

崔氏理中丸方

甘草三两，干姜、人参、白术各一两，捣碎筛末，用蜜调和成丸，如弹

丸大小，服一丸。如不见效，再服一丸。过一段时间仍不愈，用热水一斗，放入麋肉，频频喝下三五次，病愈。也可用酒服。

四顺汤，治吐泻干呕，手足厥冷

干姜、甘草、人参、附子各二两，水六升煮取三升半，分三次服下。如果泻下不止，加龙骨一两；腹痛剧烈，加当归二两。《胡洽百病方》中用附子一枚，桂枝一两，治霍乱患者不吐不痢，只是四肢沉重肉冷，汗出而渴，立刻治愈。

厚朴汤，治烦躁干呕腹胀

炙厚朴四两，桂枝二两，炙枳实五枚，生姜三两，用水六升煮取二升，分三次服下。

凡此四种汤剂，治疗各种霍乱病证，不能不预先准备。霍乱如果心痛特别严重，这是兼有毒邪，可同时使用中恶方剂治疗。

附方

孙真人治霍乱方：用胡椒三四十粒，米汤吞服。

《斗门方》治霍乱方：用黄杉木劈开做片，取一握，用水浓煎一杯，服下。

《外台秘要》治霍乱烦躁方：烧乱发如鸡蛋大小，盐汤三升，混合乱发灰服下。如服后不吐，可再服。

另有治霍乱腹痛吐痢方：取桃叶三升，切碎，以水五升煮取一升三合，分做二次温服。

《梅师方》治霍乱心痛，下利无汗方：取梨叶枝一大握，水二升煎取一升，服下。

另有治霍乱后烦躁，睡卧不安方：葱白二十茎，大枣二十枚，用水三升煎取二升，分二次服下。

《兵部手集》救人霍乱，有神效，治方：用稍微有酸味的浆水，煎干姜末，小口慢饮。夏季肠胃不舒服，也可煎服，可使病愈。

孙用和治霍乱大泻不止：附子一枚，重七钱，炮制，去皮脐，研为末，每次服四钱，用盐半钱、水两小杯煎至一小杯，温服，泄泻立刻停止。

《集验方》治吐泻不止，或发展为四肢厥冷，微微抽搐，不省人事，服此药四肢渐暖，神志清醒过来，具体方药如下。回阳散：天南星为末，每次三钱，加入京枣三枚，水一小杯煎至八分，温服。如服后神志还未清醒，再服此药。

《圣惠方》治霍乱转筋垂死方：败蒲席一握，细切，加浆水一小杯煮汁，趁温一次服下。

另有治肝虚转筋方：用赤蓼茎叶，切三合，水一小杯，加酒三合，煎至四合，去渣，分二次温服。

还有治肝风虚转筋入腹方：用盐半斤，水煮一小会儿，趁热浸泡，疗效好。

孙尚药治脚转筋疼痛挛急方：松节一两，细锉至如米粒，乳香一钱，上两味药放银器或石器中慢火炒焦，只保留三分药性，除去火毒，研磨成细末，每次服一钱至二钱，用热木瓜酒调服。各种时令的筋病都可治疗。

《古今录验方》治霍乱转筋方：取蓼一把，去两头，用水两升半煮取一升半，一次服下。

治伤寒时气温病方第十三

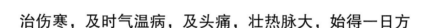

治伤寒，及时气温病，及头痛，壮热脉大，始得一日方

取旨兑根、叶合捣三升许，和之真丹一两，水一升，合煮，绞取汁，顿服之，得吐便瘥。若重，一升尽服，厚覆取汗，瘥。

又方，小蒜一升，捣取汁三合，顿服之。不过，再作，便瘥。

又方，乌梅二七枚，盐五合，以水三升，煮取一升，去滓，顿服之。

又方，取生梓木，削去黑皮，细切里白一升，以水二升五合煎，去滓，一服八合，三服，瘥。

又方，取术丸子二七枚，以水五升，按之令熟，去滓，尽服汁，当吐下，愈。

又方，鸡子一枚，着冷水半升，搅与和，乃复煮，三升水极令沸，以向所和水，投汤中，急搅，令相得，适寒温，顿服，取汗。

又方，以真丹涂身，令遍，面向火坐，令汗出，瘥。

又方，取生襄荷根叶合捣，绞取汁，服三四升。

又方，取干艾三斤，以水一斗，煮取一升，去滓，顿服取汗。

又方，盐一升食之，以汤送之，腹中当绞吐，便覆取汗，便瘥。

又方，取比轮钱一百五十七枚，以水一斗，煮取七升，服汁尽之，须臾，复以五升水，更煮令得一升，以水二升投中合，令得三升，出钱饮汁，当吐毒出也。

又方，取猪膏如弹丸者，温服之，日三服，三日九服。

又方，乌梅三十枚，去核，以豉一升，苦酒三升，煮取一升半，去滓，顿服。

又，伤寒有数种，人不能别，令一药尽治之者，若初觉头痛，肉热，脉洪起一二日，便作葱豉汤。用葱白一虎口，豉一升，以水三升，煮取一升，顿服取汗。不汗，复更作，加葛根二两，升麻三两，五升水，煎取二升，分再服，必得汗，若不汗，更加麻黄二两。

又，用葱汤研米二合，水一升，煮之，少时下盐、豉，后纳葱白，四物令火煎取三升，分服取汗也。

又方，豉一升，小男溺三升，煎取一升，分为再服，取汗。

又方，葛根四两，水一斗，煎取三升，乃纳豉一升，煎取升半，一服。捣生葛汁，服一二升，亦为佳也。

若汗出不歇已三四日，胸中恶，欲令吐者

豉三升，水七升，煮取二升半，去滓，纳蜜一两，又煮三沸，顿服，安卧，当得吐。不瘥，更服取瘥。秘法，传于子孙也。

又方，生地黄三斤，细切，水一斗，煮取三升，分三服。亦可服藜芦吐散及苦参龙胆散。

若已五六日以上者

可多作青竹沥，少煎，令减，为数数饮之，厚覆取汗。

又方，大黄、黄连、黄檗、栀子各半两，水八升，煮六七沸，纳豉一升，葱白七茎，煮取三升，分服，宜老少。

又方，苦参二两，黄芩二两，生地黄半斤，水八升，煮取一升，分再服，或吐下毒，则愈。

若已六七日，热极，心下烦闷，狂言见鬼，欲起走

用干苿萸三升，水二升，煮取一升后，去滓，寒温服之，得汗便愈。此方恐不失，必可用也，秘之。

又方，大蚓一升，破去，以人溺煮，令熟，去滓服之。直生绞汁及水煎之并善。又，绞粪汁，饮数合至一二升，谓之黄龙汤，陈久者佳。

又方，取白犬，从背破取血，破之多多为佳，当及热，以敷胸上，冷乃去。此治垂死者活。无白犬，诸纯色者亦可用之。

又方，取桐皮，削去上黑者，细擘之，长断令四寸一束，以酒五合，以水一升，煮取一升，去滓，顿服之，当吐下青黄汁数升，即瘥。

又方，鸡子三枚，芒硝方寸匕，酒三合，合搅，散消尽，服之。

又方，黄连三两，黄檗、黄芩各二两，栀子十四枚，水六升，煎取二升，分再服，治烦呕不得眠。

治时气行，垂死破棺千金煮汤

苦参一两，㕮咀，以酒二升半，旧方用苦参酒煮。令得一升半，去滓，适寒温，尽服之，当间苦寒吐毒如溶胶，便愈。

又方，大钱百文，水一斗，煮取八升，纳麝香，当门子，李子大，末，稍稍与饮至尽，或汗，或吐之。

治温毒发斑，大疫难救黑膏

生地黄半斤，切碎，好豉一升，猪脂二斤，合煎五六沸，令至三分减一，绞去滓。末，雄黄，麝香如大豆者，纳中搅和，尽服之，毒从皮中出，即愈。

又方，用生虾蟆，正尔破腹去肠，乃捣吞食之。得五月五日干者，烧末，亦佳矣。

黑奴丸

《胡洽》《小品》同，一名水解丸。又一方加小麦黑勃一两，名为麦奴丸。支同此注。

麻黄二两，大黄二两，黄芩一两，芒硝一两，釜底墨一两，灶突墨二两，梁上尘二两。捣，蜜丸如弹丸。新汲水五合，末一丸，顿服之。若渴，但与水，须臾寒，寒了汗出便解。日移五赤不觉，更服一丸。此治五六日，胸中大热，口噤，名为坏病，不可医治，用此黑奴丸。

又方，大青四两，甘草、胶各二两，豉八合。以水一斗，煮二物，取三升半，去滓，纳豉煮三沸，去滓，乃纳胶，分作四服，尽，又合此。治得至七八日，发汗不解及吐下大热，甚佳。

又方，大黄三两，甘草二两，麻黄二两，杏仁三十枚，芒硝五合，黄芩一两，巴豆二十粒（熬）。捣，蜜丸和，如大豆，服三丸，当利毒。利不止，米饮止之。家人视病者，亦可先服取利，则不相染易也。此丸亦可预合置。

麻黄解肌，一二日便服之

麻黄、甘草、升麻、芍药、石膏各一两，杏仁三十枚，贝齿三枚。末之，以水三升，煮取一升，顿服，覆取汗出，即愈。便食豉粥，补虚即宜也。

又方,麻黄二两,芩、桂各一两,生姜三两。以水六升,煮取二升,分为四服。

亦可服葛根解肌汤。葛根四两,芍药二两,麻黄、大青、甘草、黄芩、石膏、桂各一两,大枣四枚。以水五升,煮取二升半,去滓,分为三服,微取汗。

二日以上,至七八日不解者,可服小柴胡汤

柴胡八两,人参、甘草、黄芩各三两,生姜八两(无者干姜三两),半夏五两(汤洗之),大枣十二枚。水九升,煮取二升半,分为三服。微覆取汗半日,须臾便瘥。若不好,更作一剂。

若有热实,得汗不解,腹满痛,烦躁,欲谬语者,可服大柴胡汤。方

柴胡半斤,大黄二两,黄芩三两,芍药二两,枳实十枚,半夏五两(洗之),生姜五两,大枣十二枚。水一斗,煮取四升,当分为四服,当微利也。

此四方最第一急须者,若幸可得药,便可不营之,保无死忧。诸小治为防以穷极耳。

若病失治,及治不瘥,十日以上,皆名坏病,唯应服大小鳖甲汤。此方药分两乃少,而种数多,非备急家所办,故不载。凡伤寒发汗,皆不可使流离过多,一服得微汗,汗洁便止。未止,粉之,勿当风。

初得伤寒,便身重腰背痛,烦闷不已,脉浮,面赤,斑斑如锦文,喉咽痛,或下痢,或狂言欲走,此名中阳毒,五日可治,过此死,宜用此方

雄黄、甘草、升麻、当归、椒、桂各一分。水五升,煮取二升半,分三服,温覆取汗。服后不汗,更作一剂。

若身重背强,蛰蛰如被打,腹中痛,心下强,短气呕逆,唇青面黑,四肢冷,脉沉细而紧数,此名中阴毒,五日可治,过此死,用此方

甘草、升麻各二分,当归、椒各一分,鳖甲一两。以水五升,煮取二升半,分三服,温覆取汗。汗不出,汤煮更作也。

阴毒伤，口鼻冷者

干姜、桂各一分。末，温酒三合，服之，当大热，瘥。凡阴阳二毒，不但初得便尔，或一二日变作者，皆以今药治之，得此病多死。

治热病不解，而下痢困笃欲死者，服此大青汤。方

大青四两，甘草三两，胶二两，豉八合，赤石脂三两。以水一斗，煮取三升，分三服，尽更作，日夜两剂，愈。

又方，但以水五升，豉一升，栀子十四枚，韭白一把。煮取三升半，分为三服。

又方，龙骨半斤，捣碎，以水一斗，煮取五升，使极冷，稍稍饮，其间或得汗，即愈矣。

又方，黄连、当归各二两，干姜一两，赤石脂二两。蜜丸如梧子，服二十丸，日三夜再。

又方，黄连二两，熟艾如鸭卵大。以水二斗，煮取一升，顿服，立止。

天行诸痢悉主之

黄连三两，黄檗、当归、龙骨各二两。以水六升，煮取二升，去滓，入蜜七合，又火煎取一升半，分为三服，效。

天行毒病，挟热腹痛，下痢

升麻、甘草、黄连、当归、芍药、桂心、黄檗各半两。以水三升，煮取一升，服之，当良。

天行四五日，大下热痢

黄连、黄檗各三两，龙骨三两，艾如鸡子大。以水六升，煮取二升，分为二服。忌食猪肉、冷水。

若下脓血不止者

赤石脂一斤，干姜一两，粳米一升，水七升，煮米熟，去滓，服七合，日三。

又方，赤石脂一斤，干姜二两。水五升，煮取三升，分二服。若绞脐痛，加当归一两，芍药二两，加水一升也。

若大便坚闭，令利者

大黄四两，厚朴二两，枳实四枚。以水四升，煮取一升二合，分再服，得通者，止之。

若十余日不大便者，服承气丸

大黄、杏仁各二两，枳实一两，芒硝一合。捣，蜜和丸如弹丸，和汤六七合服之，未通更服。

若下痢不能食者

黄连一升，乌梅二十枚（炙燥）。并得捣末，蜡如棋子大，蜜一升，合于微火上，令可丸，丸如梧子大，一服二丸，日三。

若小腹满，不得小便方

细末雌黄，蜜和丸，取如枣核大，纳溺孔中令入半寸，亦以竹管注阴，令痛朔之，通。

又方，末滑石三两，葶苈子一合。水二升，煮取七合，服。

又方，捣生葱，敷小腹上，叁易之。

治胸胁痞满，心塞，气急，喘急方

人参、术各一两，枳实二两，干姜一两。捣，蜜和丸，一服一枚。若嗽，加栝蒌二两。吐，加牡蛎二两。日夜服五六丸，不愈更服。

毒病攻喉咽肿痛方

切当陆，炙令热，以布藉喉，以熨布上，冷复易。

又方，取真蔄茹爪甲大，纳口中，以牙小嚼汁，以渍喉，当微觉异为佳也。

毒病后攻目方

煮蜂窠以洗之，日六七度，佳。

又方，冷水渍青布以掩之。

若生翳者

烧豉二七粒，末，纳管鼻中以吹之。

治伤寒呕不止方

甘草一两，升麻半两，生姜三两，橘皮二两。水三升，煮取二升，顿服之，愈。

又方，干姜六分，附子四分。末，以苦酒，丸如梧子大，一服三丸，日三服。

治伤寒哕不止方

甘草三两，橘皮一升。水五升，煮取三升，分服，日三取，瘥。

又方，熟洗半夏，末，服之，一钱一服。

又方，赤苏一把，水三升，煮取二升，稍稍饮。

又方，干姜六分，附子四分，末，苦酒，丸如梧子大。服三丸，日三服。

比岁有病时行，仍发疮，头面及身，须臾周匝，状如火疮，皆戴白浆，随决随生，不即治，剧者多死。治得瘥后，疮瘢紫黑，弥岁方灭。此恶毒之气。世人云，永徽四年，此疮从西东流，遍于海中，煮葵菜，以蒜齑啖之，即止。初患急食之，少饭下菜亦得，以建武中于南阳击虏所得，仍呼为虏疮，诸医参详作治，用之有效。方

取好蜜通身上摩，亦可以蜜煎升麻，并数数食。

又方，以水浓煮升麻，绵沾洗之，苦酒渍弥好，但痛难忍。

其余治犹依伤寒法，但每多作毒意防之，用地黄黑膏亦好。

治时行病发黄方

茵陈六两，大黄二两，栀子十二枚。以水一斗，先煮茵陈，取五升，去滓，纳二物。又煮取三升，分四服。亦可兼取黄疸中杂治法，瘥。

比岁又有虏黄病，初唯觉四体沉沉不快，须臾见眼中黄，渐至面黄及举身皆黄，急令溺白纸，纸即如柏染者，此热毒已入内，急治之。若初觉，便

作瓜蒂赤豆散，吹鼻中，鼻中黄汁出数升者，多瘥。若已深，应看其舌下两边，有白脉弥弥处，芦刀割破之，紫血出数升，亦歇。然此须惯解割者，不解割，忽伤乱舌下青脉，紫血出不止，便煞人。方可烧纺轮铁，以灼此脉，令焦，兼瓜蒂杂巴豆，捣为丸服之。大小便亦去黄汁，破灼以后，禁诸杂食。

又云：有依黄坐黄，复须分别之方，切竹煮饮之，如饮。

又方，捣生瓜根，绞取汁，饮一升至二三升。

又方，醋酒浸鸡子一宿，吞其白数枚。

又方，竹叶（切）五升，小麦七升，石膏三两（末，绵裹之）。以水一斗五升，煮取七升，一服一升，尽吃即瘥也。

又方，生葛根汁二升，好豉一升，栀子三七枚，茵陈（切）一升。水五升，煮取三升，去滓，纳葛汁，分为五服。

又方，金色脚鸡，雌鸡血，在治如食法，熟食肉饮汁令尽，不过再作。亦可下少盐豉，佳。

治毒攻手足肿，疼痛欲断方

用虎杖根，锉，煮，适寒温，以渍足，令踝上有赤许水，止之。

又方，以稻穰灰汁渍足。

又方，酒煮苦参以渍足，瘥。

又方，盐豉及羊尿一升，捣令熟，以渍之。

又方，细锉黄檗五斤，以水三斗，煮，渍之。亦治攻阴肿痛。

又方，作坎令深三赤，少容两足，烧坎令热，以酒灌坎中，着屐踞坎中，雍勿令泄。

又方，煮羊桃汁渍之，杂少盐豉，尤好。

又方，煮马矢若羊矢汁，渍。

又方，猪膏和羊矢涂之，亦佳。

又方，以牛肉裹肿处，肿消痛止。

又方，捣常思草，绞取汁，以渍足。

又方，猪蹄一具，合葱煮，去滓，纳少盐，以渍之。

毒病下部生疮者

烧盐以深导之，不过三。

又方，生漆涂之，绵导之。

又方，大丸艾灸下部，此谓穷无药。

又方，取蚓三升，以水五升，得二升半，尽服之。

又方，煮桃皮，煎如饴，以绵合导之。

又方，水中苻菜，捣，绵裹导之，日五易，瘥。

又方，榉皮、槲皮合煮汁，如黏糖以导之。又浓煮桃皮饮之，最良。

又方，捣蛇莓汁，服三合，日三。水渍乌梅令浓，并纳崖蜜，数数饮。

若病人齿无色，舌上白，或喜睡眠，愦愦不知痛痒处，或下痢，急治下部。不晓此者，但攻其上，不以下为意。下部生虫，虫食其肛，肛烂见五脏便死。治之方

取鸡子白，纳漆合搅，还纳壳中，仰头吞之，当吐虫，则愈。

又方，烧马蹄作灰，细末，猪脂和，涂绵以导下部，日数度，瘥。

又方，桃仁十五枚，苦酒二升，盐一合，煮取六合，服之。

又方，烧艾于管中熏之，令烟入下部中，少雄黄杂妙。此方是溪温，故尔兼取彼治法。

又有病䘌下不止者

乌头二两，女萎、云实各一两，桂二分。蜜丸如桐子。水服五丸，一日三服。

治下部卒痛，如鸟啄之方

赤小豆、大豆各一升。合捣，两囊贮，蒸之令熟，更互坐，即愈。

此本在杂治中，亦是伤寒毒气所攻故。凡治伤寒方甚多，其有诸麻黄、葛根、桂枝、柴胡、青龙、白虎、四顺、四逆二十余方。并是至要者，而药难尽备，且诊候须明悉，别所在撰大方中，今唯载前四方，尤是急须者耳。其黄膏、赤散，在辟病条中，预合，初觉患便服之。伤寒、时行、温疫，三名同一种耳，而源本小异，其冬月伤于寒，或疾行力作，汗出得风冷，至夏发，名为伤寒。其冬月不甚寒，多暖气及西风使人骨节缓堕受病，至春发，名为时行。其年岁中有病气兼挟鬼毒相注，名为温病。如此诊候并相似，又贵胜雅言，总名伤寒，世俗因号为时行，道术符刻言五温亦复殊，大归终止，是共途也。然自有阳明、少阴、阴毒、阳毒为异耳。少阴病例不发热，而腹满下痢，最难治也。

附方

《必效方》治天行一二日者。麻黄一大两，去节，以水四升，煮去沫，取二升，去滓，着米一匙及豉，为稀粥，取强一升，先作熟汤，浴淋头，百余碗，然后服粥，厚覆取汗，于夜最佳。

《梅师方》治伤寒汗出不解，已三四日，胸中闷吐。豉一升，盐一合，水四升，煎取一升半，分服当吐。

《圣惠方》治伤寒四日已呕吐，更宜吐。以苦参末，酒下二钱，得吐，瘥。

又方，治时气热毒，心神烦燥。用蓝淀半大匙，以新汲水一盏服。

又方，治时气，头痛不止。用朴硝三两，捣罗为散，生油调涂顶上。

又方，治时气烦渴。用生藕汁一中盏，入生蜜一合，令匀，分二服。

《胜金方》治时疾热病，狂言心燥。苦参不限多少，炒黄色为末，每服二钱，水一盏，煎至八分，温服。连煎三服，有汗无汗皆瘥。

《博济方》治阴阳二毒伤寒，黑龙丹。舶上硫黄一两，以柳木槌研，三两日，巴豆一两，和壳记个数，用二升铛子一口，先安硫黄铺铛底，次安巴豆，又以硫黄盖之，酽醋半升，以来浇之，盏子盖合，令紧密，更以湿纸周回固济缝，勿令透气，缝纸干，更以醋湿之，文武火熬，常着人守之，候里面巴豆作声数已半为度，急将铛子离火，便入臼中，急捣令细，再以少米醋并蒸饼少许，再捣，令冷，可丸如鸡头大。若是阴毒，用椒四十九粒，葱白二茎，水一盏，煎至六分，服一丸。阳毒用豆豉四十九粒，葱白二茎，水一盏，同煎，吞一丸，不得嚼破。

《孙用和方》治阳毒入胃，下血频，疼痛不可忍。郁金五个大者，牛黄一皂荚子。别细研，二味同为散，每服用醋浆水一盏，同煎三沸，温服。

《孙兆口诀》治阴毒伤寒，手足逆冷，脉息沉细，头疼腰重，兼治阴毒咳逆等疾方。川乌头、干姜等份。为粗散，炒令转色，放冷，再捣为细散。每一钱，水一盏，盐一撮，煎取半盏，温服。

又方，治阴胜隔阳伤寒，其人必燥热而不欲饮水者是也，宜服霹雳散。附子一枚，烧为灰，存性为末，蜜水调下，为一服而愈。此逼散寒气，然后热气上行，而汗出，乃愈。

《圣惠方》治阴毒伤寒，四肢逆冷，宜熨。以吴茱萸一升，酒和匀，湿绢袋二只贮，蒸令极热，熨脚心，候气通畅，匀暖即停熨，累验。

唐崔元亮疗时疾发黄，心狂烦热，闷不认人者。取大栝蒌一枚黄者，以新汲水九合浸，淘取汁，下蜜半大合，朴硝八分，合搅，令消尽，分再服，瘥。

《外台秘要》治天行病四五日，结胸满痛，壮热，身体热。苦参一两，锉，以醋二升，煮取一升二合，尽饮之，当吐，即愈。天行毒病非苦参、醋药不解，及温覆取汗，愈。

又方，救急治天行后呕逆不下食，食入即出。取羊肝如食法，作生淡食，不过三度，即止。

又方，以鸡卵一枚，煮三五沸出，以水浸之，外熟内热，则吞之，良。

《圣惠方》治时气呕逆不下食。用半夏半两（汤浸洗七遍，去滑），生姜一两。同锉碎，以水一大盏，煎至六分，去滓，分二服，不计时候，温服。

《深师方》治伤寒病呃不止。半夏熟洗，干，末之，生姜，汤服一钱匕。

《简要济众》治伤寒咳噫不止及哕逆不定。丁香一两，干柿蒂一两（焙干）。捣末，人参煎汤下一钱，无时服。

《外台秘要》治天行毒病，衄鼻是热毒，血下数升者。好墨末之，鸡子白，丸如梧子。用生地黄汁，下一二十丸，如人行五里，再服。

又，疗伤寒已八九日至十余日，大烦渴，热胜而三焦有疮蜃者，多下，或张口吐舌，呵吁目烂，口鼻生疮，吟语不识人，除热毒止痢方。龙骨半斤，碎，以水一斗，煮取四升，沉之井底，令冷，服五合，渐渐进之，恣意饮，尤宜老少。

《梅师方》治热病后下痢，脓血不止，不能食。白龙骨，末，米饮调方寸匕服。

《食疗》治伤寒热毒下血。羚羊角，末，服之即瘥。又疗疝气。

《圣惠方》治伤寒狐惑，毒蚀下部，肛外如蜃，痛痒不止。雄黄半两，先用瓶子一个，口大者，纳入灰，上如装香火，将雄黄烧之，候烟出，当病处熏之。

又方，主伤寒下部生蜃疮。用乌梅肉三两，炒令燥，杵为末，炼蜜丸，如梧桐子大，以石榴根皮煎汤，食前下十丸。

《外台秘要方》崔氏疗伤寒手足疼，欲脱。取羊矢煮汁以灌之，瘥止。亦疗时疾、阴囊及茎热肿。亦可煮黄檗等洗之。

《梅师方》治伤寒发豌豆疮，未成脓。研芒硝，用猪胆和涂上，效。

《经验后方》治时疾，发豌豆疮及赤疮子，未透，心烦狂燥，气喘妄语，或见鬼神。龙脑一钱，细研，旋滴猪心血，和丸，如鸡头肉大，每服一丸，紫草汤下，少时心神便定，得睡，疮复发透，依常将息取安。

《药性论》云：虎杖治大热烦燥，止渴，利小便，压一切热毒。暑月和甘草煎，色如琥珀可爱堪著，尝之甘美，瓶置井中，令冷彻如水，白瓷器及银器中贮，似茶啜之，时人呼为冷饮子。又且尊于茗，能破女子经候不通，捣以酒浸，常服。有孕人勿服，破血。

白话译文

治疗伤寒，以及时令温病，以及症见头痛、高热、脉洪大，病新发一日，可使用以下治方

处方一：取旨兑根、叶一块捣烂，得三升左右，和入真丹一两，水一升合煮，绞取汁，一次服下，如出现呕吐则病愈。如果病重，一升全部服下，用厚被覆盖，让患者出汗，病愈。

处方二：小蒜一升，捣取汁三合，一次服下。如不愈，再做新药服用，病愈。

处方三：乌梅十四枚，盐五合，加水三升煮取一升，去渣，一次服下。

处方四：取生梓木，削去黑皮，取里白皮细切，得一升，用水二升五合煎，去渣，一次服八合，服三次，可使病愈。

处方五：取术丸子十四枚，用水五升，一起煎，煮熟，去渣，将汁全部服下，应当出现吐泻，可使病愈。

处方六：鸡蛋一枚，打开倒入半升冷水中，搅匀。另外煮三升水，大沸之时，将搅匀的鸡蛋水倒入沸水中，快速搅拌，当寒温适中时，一次服下，发汗。

处方七：用真丹涂遍全身，面向火坐，让患者出汗，可使病愈。

处方八：取生襄荷根和叶一块捣烂，绞取汁，服三四升。

处方九：取干艾三斤，用水一斗煮取一升，去渣，一次服下，发汗。

处方十：盐一升，用热水送服，应当腹中绞痛呕吐，此时用被覆盖，令患者发汗，可使病愈。

处方十一：取比轮钱一百五十七枚，用水一斗煮取七升，一次全部喝下。一会儿，再加五升水煮钱，煮取一升，再加水二升，共得三升，将钱取出，喝下汤汁，可使毒物吐出。

处方十二：取猪油如弹丸大小，温服下，一日服三次，三日共服用九次。

处方十三：乌梅三十枚，去核，加豆豉一升，醋三升，煮取一升半，去渣，一次服下。

另外，伤寒有多种，人们仓促之间难以区别，用一种汤药可以治疗诸种伤寒。如果刚觉头痛，身热，脉洪大，患病一二日，可作葱豉汤：用葱白一握，豆豉一升，用水三升煮取一升，一次服下，发汗。如不出汗，再做一汤，加葛根二两，升麻三两，五升水煎取二升，分二次服下，一定可出汗。如不出汗，可再加麻黄二两。另外还可用葱汤：磨米二合，加水一升稍煮片刻，下盐、豆豉后，放入葱白，此四物用火煎服三升，分二次服下，发汗。

处方十四：豆豉一升，男童子尿三升，煎取一升，分两次服下，发汗。

处方十五：葛根四两，加水一斗，煎取三升，然后放入豆豉一升，煎到一升半，一次服下。捣生葛根汁，服一二升，疗效也较好。

如果汗出不止已三四日，胸中恶心，需要患者呕吐，可使用下方

处方一：豆豉三升，加水七升，煮取二升半，去渣，放蜜一两，再煮三沸，一次全部服下，平卧，应当能呕吐。如不愈，再次服用，直到病愈。此为秘方，可传于子孙。

处方二：生地黄三斤，细切，加水一斗煮取三升，分三次服。也可服黎芦吐散及苦参龙胆散。

如果已患病五六日以上者，可使用以下治方

处方一：多制作一些青竹沥，稍微煎熬，频频喝下，厚覆衣被发汗。

处方二：大黄、黄连、黄檗、栀子各半两，水八升煮六七沸，纳入豆豉一升，葱白七茎，煮取三升，分二次服用，老少患者皆为适宜。

处方三：苦参二两，黄芩二两，生地黄半斤，以水八升，煮取一升，分二次服。或吐或下，将毒邪排出则病愈。

如果已患病六七日，身发大热，心下烦闷，口中狂言，如见鬼状，甚至想要起身逃跑者，可使用以下治方

处方一：干茱萸三升，水二升煮取一升，去渣，当冷热适中时服下，得汗则病愈。此方有效，日后肯定有用得上的时候，应予珍藏。

处方二：大蚯蚓一升，破开，用人尿煮熟，去渣，服下。用活蚯蚓绞汁

及水煎，疗效也好。另外可绞粪汁，饮数合至一二升，称之为黄龙汤，陈久者效果好。

处方三：取白狗，从背部切开取血，切口大较好，趁热敷患者胸上，冷则换下。此方治疗垂死患者，可以痊愈。如没有白狗，其他毛色单一的狗也可使用。

处方四：取桐皮，削去上面黑皮，劈细，切四寸长，用酒五合，加水一升，煮取一升，去渣，一次服下，应当吐下青黄色汁液数升，病立刻可愈。

处方五：鸡蛋三枚，芒硝一方寸匕的量，加酒三合搅匀，一次服下。

处方六：黄连三两，黄檗、黄芩各二两，栀子十四枚，加水六升煎取二升，分二次服，治疗烦呕不能睡眠。

治患时气病病危将死患者，予破棺千金煮汤，组方如下

苦参一两，切碎，用酒二升半，古方用醋煮，煮取一升半，去渣，当寒热适中时，全部服下，应当吐出状如溶胶的毒物，则病愈。

另有一方：大钱一百文，水一斗煮取八升，取正宗的麝香如李子大小，研为末，冲入上汤中，少量喝下直至服尽，或出汗，或呕吐，则病愈。

治疗温病发斑以及难以救治的大疫病的黑膏

生地黄半斤，切碎，好豆豉一升，猪油二斤，合煎五六沸，煎至三分之一，绞去渣。雄黄、麝香如大豆大小，研为末后，纳入猪油中搅和匀，全部服下，毒从皮肤中排出，病可立刻痊愈。

另外，也可用活蛤蟆，剖腹去肠，捣碎吞服。用五月五日的干蛤蟆，烧末，疗效也好。

黑奴丸

《胡洽百病方》《小品》两书中记载的黑奴丸相同，又叫水解丸。另有一方加小麦黑壳一两，名叫麦奴丸。支太医方与此相同。组方如下：

麻黄二两，大黄二两，黄芩一两，芒硝一两，锅底灰一两，灶中灰二两，梁上灰尘二两，捣末，用蜜调成弹丸大小的药丸。用新打的井水五合，取一丸研末冲服，一次服完。如服后口渴，只给水喝，不一会儿就感觉身冷，身冷过后汗出痊愈。如果二三小时后病仍不愈，再服一丸。患病五六日，胸中大热，口噤不开，称之为坏病，难以医治，可用此黑奴丸治疗。

患病至七八日，发汗后而病不缓解，呕吐泻下并身发大热，可用下方治

疗，疗效很好：大青四两，甘草、阿胶各二两，豆豉八合，用水一斗煮大青、甘草，取三升半，去渣，纳豆豉后煮三沸，去渣，再纳入阿胶溶化，分四次服下，喝完后再做一剂再服。

另有一方：大黄三两，甘草二两，麻黄二两，杏仁三十枚，芒硝五合，黄芩一两，巴豆二十枚，熬好捣末，用蜜调和制成大豆大小的药丸，服三丸，应当泻下毒物而使病愈。如果泻下不止，喝米汤止泻。患者家属探视患者，也可预先服此丸泻下，这样就不容易相互传染。此丸也可以预先制作为成药存放。

患病一二日就服下麻黄解肌汤，治方如下

处方一：麻黄解肌汤，麻黄、甘草、升麻、芍药、石膏各一两，杏仁三十枚，贝齿三枚（研末），用水三升煮取一升，一次服下，衣被覆盖发汗，汗出则病愈。然后喝豉粥，补虚即可。

处方二：麻黄二两，黄芩、桂各一两，生姜三两，用水六升煮取二升，分四次服下。

处方三：葛根解肌汤，葛根四两，芍药二两，麻黄、大青、甘草、黄芩、石膏、桂枝各一两，大枣四枚，用水五升煮取二升半，去渣，分三次服，微微出汗。

二日以上，至七八日不缓解者，可服小柴胡汤

小柴胡汤：柴胡八两，人参、甘草、黄芩各三两，生姜八两，无生姜可用干姜三两，半夏五两，热水洗半夏，大枣十二枚，水九升煮取二升半，分三次服，微微覆盖发汗，半日左右病愈。如果不愈，再做一剂服下。

如果有身热腑实，发汗不缓解，又有腹部胀满疼痛，烦躁，胡言乱语，可服大柴胡汤

大柴胡汤方：柴胡半斤，大黄二两，黄芩三两，芍药二两，枳实十枚，半夏五两（洗），生姜五两，大枣十二枚，水一斗煮取四升，分四次服下，应出现轻微泄泻。

这四个方剂是最为急需的，如果有幸得药服下，就可不用操劳，保证没有病死的忧虑。各种小方治疗用以防止病情加剧。

如果患病治疗不当，以及治后不愈，病程十日以上，都称之为坏病，只应服大、小鳖甲汤。此方药物药量少而种数多，不是备急时所能置办，所以

不载录。凡伤寒病发汗，都不能让患者发汗过多。一服后微汗出，汗净就停止服药。汗出不止，用粉敷身上，不要受风。

初得伤寒病，就身重腰背痛，烦闷不止，脉浮，面红有斑纹，咽喉痛，或下痢，或胡言乱跑，此病叫中阳毒，患病五日内可治，超过五日则死，应该用此方

雄黄、甘草、升麻、当归、椒、桂枝各一分，水五升煮取二升半，分三次服，覆盖温暖发汗。服药后汗不出，再做一剂服下。

如果身重背强直，蛰痛如被打，腹中痛，气短呕呃，唇青面黑，四肢冷，脉沉细而紧数，此病叫中阴毒，五日内可治，超过五日死，用此方

甘草、升麻各二分，当归、椒各一分，鳖甲一两，用水五升煮取二升半，分三次服，覆盖温暖发汗。汗不出，再煮一剂服下。

阴毒病口鼻发冷的患者

取干姜、桂枝各一分，为末，温酒三合服下，应当身大热，病愈。凡阴、阳二毒，不但初得病就应这样治疗，传变一二日，也都用此药治疗，患此病者死亡较多。

治热病不缓解，下痢剧烈欲死的患者，服下方

处方一：大青汤方，大青四两，甘草三两，胶二两，豆豉八合，赤石脂三两，用水一斗煮取三升。分三次服，服尽再作，一天一宿服二剂，病愈。

处方二：只用水五升，豆豉一升，栀子十四枚，韭白一把，煮取三升半，分三次服。

处方三：龙骨半斤，捣碎，用水一斗煮取五升，放凉，少量服下，服药期间得汗出则病愈。

处方四：黄连、当归各二两，干姜一两，赤石脂二两，用蜜调和成梧桐子大小的药丸，一次服二十丸，白天三次，夜晚两次。

处方五：黄连二两，熟艾如鸭蛋大小，用水二斗煮取一升，一次服下，立刻病愈。

主治各种传染流行的痢疾方

黄连三两，黄檗、当归、龙骨各二两，用水六升煮取二升，去渣，加入蜜七合，又用火煎取一升半，分三次服，有效。

治疗传染流行的毒病，症见身热腹痛、下痢，治方如下

升麻、甘草、黄连、当归、芍药、桂心、黄檗各半两，用水三升煮取一升，服下，疗效好。

已被传染四五日，大下热痢，治方如下

黄连、黄檗各三两，龙骨三两，艾如鸡蛋大小，用水六升煮取二升，分二次服。忌食猪肉、冷水。

如果下痢脓血不止，治方如下

处方一： 赤石脂一斤，干姜一两，粳米一升，水七升煮米熟为度，去渣，一次服七合，每日三次。

处方二： 赤石脂一斤，干姜二两，水五升煮取三升，分二次服。如果绕脐疼痛，加当归一两，芍药二两，加水一升。

如果大便坚硬不出，想要让患者泻下，治方如下

大黄四两，厚朴二两，枳实四枚，用水四升煮取一升二合，分二次服，大便通利后停药。

如果十余日不大便，服承气丸，组方如下

大黄、杏仁各二两，枳实一两，芒硝一合，捣碎，用蜜调和成弹丸大小的药丸，用热水六七合服一丸，不通再服。

如果下痢不能饮食，治方如下

黄连一升，乌梅二十枚，炙干，合捣末，取蜡如棋子大小，蜜一升，合在微火上煎化，调和成梧桐子大小的药丸，一次服二丸，每日三次。

如果小腹满，不能小便，治方如下

处方一： 雌黄细末，用蜜调和成枣核大小的药丸，纳入尿道中半寸，也可用竹管注入阴道中，使之通畅。

处方二：滑石末三两，葶苈子一合，水二升煮取七合，服下。

处方三：捣生葱，敷小腹上，换三次。

治胸胁痞满，心塞气急喘急方

人参、白术各一两，枳实二两，干姜一两，捣末，蜜和丸，一次服一丸。如果咳嗽，加瓜蒌二两；呕吐，加牡蛎二两。一昼夜服五六丸，不愈，再服。

毒病上攻咽喉肿痛治方

处方一：商陆切碎，炙热，用布垫衬在喉咙处，以炙热的商陆在衬布上熨，冷再换。

处方二：取真蔄茹指甲大，纳入口中，用牙细嚼取汁，润泽喉咙，微觉有变化最好。

得毒病后伤害到眼睛的治方

处方一：煮蜂窠，洗眼，每日六七次，疗效好。

处方二：冷水浸泡青布，用布盖眼。

如果眼上生翳

烧豆豉十四粒，为末，用管纳入鼻中吹。

治伤寒呕吐不止方

处方一：甘草一两，升麻半两，生姜三两，橘皮二两，水三升煮取二升，一次服下，病愈。

处方二：干姜六分，附子四分，为末，用醋和丸如梧桐子大小，一次服三丸，每日三次。

治伤寒呕哕不止方

处方一：甘草三两，橘皮一升，水五升煮取三升，分三次服，每日三次，病愈。

处方二：反复洗半夏，为末，一次服一钱。

处方三：紫苏一把，水三升煮取二升，少量喝下。

处方四：干姜六分，附子四分，为末，用醋调和成梧桐子大小的药丸，每次服三丸，每日三次。

每年都有流行病，表现都是生疮，头面及全身很快就生遍，状如火疮，疮顶有白浆，挑破又生，不抓紧治疗，病重者死亡较多。治愈后，疮瘢紫黑，一年以后才消掉，这是恶毒邪气。世人说：永徽四年，此疮从西方传入，遍布国内，煮葵菜，用蒜齑吃下，病愈。初患病赶紧吃此方药，少吃饭只吃菜也可。因为此病是建武中于南阳抗击敌人所得，所以称为虏疮。各医师研究治疗，疗效明显的药方有

处方一：取好蜜全身擦涂，也可蜜煎升麻，频频吃下。

处方二：用水浓煮升麻，棉布沾水洗身上。用醋浸泡更好，只是疼痛难忍。

其余治疗仍按伤寒治法，但多作毒邪为病而小心提防，用地黄黑膏也好。

治流行病发黄方

茵陈六两，大黄二两，栀子十二枚，用水一斗，先煮茵陈取五升，去渣，纳入大黄、栀子，又煮至三升，分四次服。也可兼用黄疸中杂治法，病愈。

每年又有虏黄病，开始时只觉四肢沉重不适，不久眼中发黄，渐至面黄及全身都黄，让患者尿白纸上，纸如黄檗染过，这是热毒已经入里，必须抓紧治疗。如果刚一发现，立刻做瓜蒂赤豆散吹鼻中，鼻中出黄汁数升者，大多病愈。如果病已深重，应该看患者舌下两边有白脉处，用芦刀割破，出紫血数升，也能泄热。但必须请经常割的人来割，不经常割，容易伤舌下青脉，血出不止，导致死人。方可烧纺锤铁，灼焦此脉，兼用瓜蒂和巴豆，捣为丸，服下，大小便也去黄汁。割破灼焦后，禁各种杂食。

又说有与发黄患者同坐而复发黄病的情况，需分别治疗，治方如下：

处方一：切竹，煮水，像喝茶一样饮服。

处方二：捣生瓜根，绞取汁，饮一升至二三升。

处方三：醋、酒浸泡鸡蛋一宿，吞鸡蛋清数枚。

处方四：竹叶切五升，小麦七升，石膏三两，为末，用绵裹，用水一斗五升煮取七升，一次服一升，全部服尽则病愈。

处方五：生葛根汁二升，好豆豉一升，栀子二十一枚，茵陈切一升，水五升煮取三升，去渣，纳入葛根汁，分五次服下。

处方六：金色脚鸡，雌鸡血，按烹调法加工制作，鸡熟吃鸡肉，并把汤喝完，不愈再做。也可少放盐、豆豉，疗效好。

治毒气攻作导致手足肿，疼痛欲断方

处方一：虎杖根锉碎，水煮，待冷热适中浸泡手足，水没过踝上一尺左右。

处方二：用稻穰灰汁浸泡脚。

处方三：煮苦参，用汁浸泡脚，病愈。

处方四：盐、豆豉及羊尿一升，捣熟，浸泡手足。

处方五：黄檗细末五斤，用水三斗煮，浸泡手足。也治阴囊阴道肿痛。

处方六：挖坑深三尺，正好能放入两脚，烧坑热，用酒灌坑中，穿木屐站坑中，堵住坑口，不让热气跑掉。

处方七：煮羊桃汁浸泡手足，加少量盐、豆豉疗效更好。

处方八：煮马粪或羊屎汁，浸泡脚。

处方九：猪油和羊屎涂手足，疗效也好。

处方十：将牛肉裹在肿处，消肿后即止痛。

处方十一：捣常思草，绞取汁，用汁浸泡脚。

处方十二：猪蹄一只，合葱煮，去渣，加入少量盐，浸泡手足。

患毒病，下阴部生疮，治方如下

处方一：将盐烧热，纳入阴道中，不过三次即愈。

处方二：将生漆涂生疮处，绵裹药，纳入阴道中。

处方三：大圆艾灸下阴部，此称穷无药。

处方四：取蚯蚓三升，用水五升煮至二升半，全部服下。

处方五：煮桃皮，煎如饴糖，用绵合后纳入阴道中。

处方六：水中荇菜，捣烂，用绵裹着纳入阴道，每日换五次，病愈。

处方七：榉树皮、檞树皮合煮汁，黏如饴糖，纳入阴道。又浓煮桃皮服下，最好。

处方八：捣蛇莓汁，服三合，每日三次。水泡乌梅浓汁，加入崖蜜，频频喝下。

如果患者牙齿无色，舌上白，嗜睡昏愦，不知痛痒处，或下痢，应赶紧治疗下阴部。不通晓这个道理，只治上部病证，不留意下面，下阴部生虫，虫食肛门，肛门蚀烂可见五脏则死。治疗方

处方一：取鸡蛋清，加入少量漆合搅均匀，放回蛋壳中，仰头吞下，应当吐出虫，则病愈。

处方二：烧马蹄成灰，细末，猪油和，涂在绵上纳入阴道，每日数次，病愈。

处方三：桃仁十五枚，醋二升，盐一合，煮取六合，服下。

处方四：在管中烧艾，用烟熏入下阴部，少加雄黄更好。此方原是治疗溪温病，在此借用其治法。

又有患因感染蜃虫下利不止的

可用乌头二两，女萎、云实各一两，桂枝二分，用蜜调和成梧桐子大的药丸，用水送服五丸，一日服三次。

治下阴部突然疼痛，如像鸟啄样，治疗方

赤小豆、大豆各一升，合捣末，用两个口袋装，蒸熟，轮换坐，立刻病愈。

此方原在杂治中，也是伤寒毒气所致，所以治伤寒的方剂特别多。有麻黄、葛根、桂枝、柴胡、青龙、白虎、四顺、四逆等二十余方，都是非常重要的，然而药难全备，并且诊断必须明确。在所撰写的大方中，现在只载录前四个方剂，尤其是急需的。黄膏、赤散，在辟病条中，预先合制，刚发现患病就服用。伤寒、时行、温疫，三个病名属同一种类，而致病根源有小差异。其中冬季感受寒邪，或急行用力，汗出受风寒，至夏季发病，名为伤寒。其中冬季不冷，暖气及西风多，让人骨节松缓懈惰而感病邪，至春季发病，名为时行。一年之中有疠气，与鬼毒邪气合并传染，名为温病。如此三病诊断证候都很相似，又以伤寒之名较为正规，所以都称之为伤寒。世俗称之为时行，道术符刻称之为五温，也是名称差别大而实质相同，属同一类。然而自有阳明、少阴、阴毒、阳毒之差异。少阴病不发热，而腹满下痢，最为难治。

附方

《必效方》治疗患流行传染病一二日的患者，麻黄一大两，去节，用水四升煮，去沫，取二升，去渣，放一匙米，加豆豉做成稀粥，取一升。先做热水淋浴头部百余碗，然后吃粥，厚被覆盖发汗，夜晚采用此法最佳。

《梅师方》治患伤寒汗出不解，已经三四日，胸中憋闷呕吐，治方如下：豆豉一升，盐一合，水四升煎取一升半，分二次服，即应吐出而愈。

《圣惠方》治患伤寒四日已经呕吐，此时更应该催吐，可用苦参末，以酒冲服二钱匕的量，能呕吐则病愈。

另外，治疗时气热毒，心神烦躁，用蓝淀半大匙，新打井水一小杯服下。

治时气头痛不止，用朴硝三两，捣筛为散，生油调和，涂头顶上。

治时气烦渴，用生藕汁一中杯，加入生蜜一合，搅均匀，分二次服下。

《胜金方》治时气热病，伴心躁狂言，治方如下：苦参不限多少，炒黄色，研为末，每次二钱，加水一小杯煎至八分，温服，连煎三剂，有汗无汗都痊愈。

《博济方》治阴、阳二毒和伤寒病，采用黑龙丹，组方如下：进口好硫黄一两，用柳木槌研三两日，巴豆一两，连壳统计个数，用二升大的铛子一口，先在铛底放硫黄子，然后放巴豆，再用硫黄覆盖，浇上半升左右浓醋，用杯子盖在铛上令严密无缝，再用湿纸塞四周缝隙，不让透气，每逢纸干，再用醋湿润，急慢火熬，派人看守。听里面巴豆炸响声已过半数为度，急将铛子撤离火，放入臼中，赶紧捣为细末，再加少量米醋及少许蒸饼，再捣，调和成鸡头大小的药丸。如果是阴毒，用椒四十九粒，葱白二根，水一小杯煎至六分，用此汤送服一丸。阳毒，用豆豉四十九粒，葱白二根，水一小杯煎，用此汤吞服一丸，不能嚼破。

《孙用和》治阳毒入胃，大便下血，疼痛不可忍方：大郁金五个，牛黄一皂荚子大小，分别磨细，和为散，每剂药用酸浆水一小杯煎三沸，温服。

《孙兆口诀》治阴毒伤寒，手足厥冷，脉沉细，头疼腰重，兼治阴毒咳嗽呕逆等病方：川乌头、干姜等份，为粗末，炒变色，放冷，再捣为细末。每次一钱，水一小杯，盐一小撮，煎取半杯，温服。

另有治阴盛隔阳的伤寒病，患者燥热，而不想喝水，就是此病特征。宜服霹雳散：附子一枚，烧成灰，存药性，研为末，蜜水调服，一服而愈。用此药逼散寒气，然后热气上行而汗出，病愈。

《圣惠方》治阴毒伤寒，四肢厥冷，宜熨，用吴茱萸一升，酒和匀，湿绢袋二只装药，蒸极热，熨脚心，等气通畅匀暖就停止熨，多次见效。

唐代崔元亮治时疾发黄、心狂烦闷热不识人，取发黄大瓜蒌一枚，用新打井水九合浸泡，取汁，加蜜半大合，朴硝八分，合搅消溶，分二次服，病愈。

《外台秘要》治患流行病四五日，结胸满痛，身体大热方：苦参一两，锉末，用醋二升煮取一升二合，全部喝下，应当吐出，则病愈。流行毒病，只能用苦参和醋治疗，再暖覆发汗，痊愈。

另有救急治患流行病后，呕逆饮食不下，食入即吐方：取羊肝按平常烹饪法加工，生吃不放盐，不过三次，病愈。还可用鸡蛋一个，煮三五沸，然后拿出放冷水中，外熟内热，吞服，疗效好。

《圣惠方》治时气呕逆，饮食不下，用半夏半两，热水浸洗七遍去滑，生姜一两，同锉碎，用水一大杯煎至六分，去渣，分二次服，不计时间温服。

《深师方》治伤寒病干呕不止方：半夏反复洗，晒干，为末，用生姜汤送服一钱匕的量。

《简要济众》治伤寒咳嗽嗳气不止及呕哕不定方：丁香一两，干柿蒂一两，焙干，捣末，人参汤送服一钱，不定时服。

《外台秘要》治天行毒病衄血，衄血是热毒所致，如出血数升的，可用下方：好墨为末，用鸡蛋清调和成梧桐子大的药丸，用生地黄汁送服一二十丸，到大约人走五里的时间再服。

又有治患伤寒已经八九日至十余日，大烦渴热盛而三焦有蜃疮的患者。此病多下痢，或张口吐舌喘息，目烂口鼻生疮，呻吟不识人，可用除热毒止痢方：龙骨半斤，打碎，用水一斗煮取四升，沉井底放冷，服五合，渐渐增加用量，随意饮，尤其适合老人儿童。

《梅师方》治热病后下痢脓血不止、不能进食方：白龙骨末，米汤调服一方寸匕的量。

《食疗》治伤寒病证见热毒下血方：羚羊角末，服下就病愈。此方又治疝气。

《圣惠方》治伤寒、狐惑病，证见毒蚀下部、肛外如虫咬、痛痒不止方：雄黄半两，先装入一个大口瓶子，在火上将雄黄烧出烟，熏患病部位。

另有治伤寒下部生蜃疮，用乌梅肉三两，炒干，捣为末，炼蜜调和制成梧桐子大小的药丸，用石榴根皮煎汤，饭前送服十丸。

《外台秘要》崔氏疗伤寒病手足疼痛欲脱方：取羊屎煮汁灌服，病愈停服。也治时疾、阴囊及阴茎热肿，也可煮黄檗等药洗患处。

《梅师方》治伤寒发豌豆疮，未成脓方：研芒硝为末，用猪胆汁调和涂患处，有效。

《经验后方》治时疾，发豌豆疮及赤疮子，疮未透发，心烦狂躁，气促，胡言乱语，有时说看见鬼神。治方如下：龙脑一钱，研细末，滴猪心血，调和制成鸡头大小的药丸，每次服一丸，紫草汤送服。不久就心神安定，能够熟睡，疮再发透，按常规方法调养恢复。

《药性论》说：虎杖治大热烦躁，止渴，利小便，治一切热毒。夏天和甘草煎，汤色如琥珀，很可爱好看，味道也甜美，用瓶子装后，放置井中，让其冷彻如冰，然后倒入白瓷器及银器中贮存，像茶一样啜饮，人们称之为冷饮子，比茶还要尊贵。虎杖能治女子月经不通，用法为捣碎，用酒浸泡，经常服用。有孕之人不要服用，因服后可破血。

治时气病起诸劳复方第十四

凡得毒病愈后，百日之内，禁食猪、犬、羊肉，并伤血及肥鱼久腻、干鱼，则必大下痢，下则不可复救。又禁食面食、胡蒜、韭薤、生菜、虾鲻辈，食此多致复发，则难治，又令到他年数发也。

治笃病新起早劳及食饮多，致欲死方

烧鳖甲，服方寸匕。

又方，以水服胡粉少许。

又方，粉三升，以暖水和服之，厚覆取汗。

又方，干苏一把，水五升，煮取二升，尽服之。无干者，生亦可用，加生姜四两，豉一升。

又方，鼠矢，两头尖者二七枚，豉五合，以水三升，煎半，顿服之，可服，温覆取汗，愈。有麻子仁纳一升，加水一升，弥良。亦可纳枳实，葱白一虎口也。

又方，取伏鸡子壳碎之，熬令黄黑，细末，热汤服一合，温覆取汗。

又方，大黄、麻黄各二两，栀子仁十四枚，豉一升。水五升，煮取三升，分再服，当小汗及下痢。

又方，浓煮甘皮服之，芦根亦佳。

觉多而发复方：烧饭筛末，服方寸匕，良。

治交接劳复，阴卵肿，或缩入腹，腹中绞痛，或便绝方

烧妇人月经衣，服方寸匕。

又方，取豚子一枚，撞之三十六，放于户中，逐使喘极，乃刺胁下取血一升，酒一升，合和饮之。若卒无者，但服血，慎勿使冷。应用獭豚。

又方，取所交接妇人衣，覆男子上，一食久，活之。

又方，取獭豚胫及血，和酒饮之，瘥。

又方，刮青竹茹二升，以水三升，煮令五六沸，然后绞去滓，以竹茹汤温服之。此方亦通治劳复。

又方，矾石一分，硝三分。末，以大麦粥清，可方寸匕，三服，热毒随大小便出。

又方，取蓼子一大把，水挼取汁，饮一升。干者，浓取汁服之。葱头捣，以苦酒和服，亦佳。

又方，蚯蚓数升，绞取汁服之，良。

若瘥后，病男接女，病女接男，安者阴易，病者发复，复者亦必死。

卒阴易病，男女温病瘥后，虽数十日，血脉未和，尚有热毒，与之交接者，即得病，曰阴易，杀人甚于时行，宜急治之。令人身体重，小腹急，热上肿胸，头重不能举，眼中生眵，膝胫拘急欲死方

取妇人裈亲阴上者，割取烧末，服方寸匕，日三，小便即利，而阴微肿者，此当愈。得童女裈亦良。若女病亦可用男裈。

又方，鼠矢两头尖者二七枚，蓝一把。水五升，煮取二升，尽服之，温覆取汗。

又方，蚯蚓二十四枚，水一斗，煮取三升，一服，仍取汗，并良。

又方，末干姜四两，汤和顿服，温覆取汗，得解止。

又方，男初觉，便灸阴三七壮，若已尽，甚至百壮即愈，眼无妨，阴道疮复常。

两男两女，并不自相易，则易之为名，阴阳交换之谓也。

凡欲病人不复，取女人手足爪二十枚，又取女中下裳带一尺烧灰，以酒若米饮服之。

大病瘥后，小劳便鼻衄方

左顾牡蛎十分，石膏五分。捣末，酒服方寸匕，日三四，亦可蜜丸服，如梧子大，服之。

大病瘥后多虚汗，及眼中流汗方

杜仲、牡蛎分等。暮卧水服，五匕则停，不止更作。

又方，甘草二两，石膏二两。捣末，以浆服方寸匕，日二服，瘥。

又方，龙骨、牡蛎、麻黄根。末，杂粉以粉身，良。

又，瘥复虚烦不得眠，眼中疼疼，懊憹

豉七合，乌梅十四枚。水四升，先煮梅，取二升半，纳豉，取一升半，分再服。无乌梅，用栀子十四枚亦得。

又方，黄连四两，芍药二两，黄芩一两，胶三小挺，水六升，煮取三升，分三服。亦可纳乳子黄二枚。

又方，千里流水一石，扬之万度，二斗半，半夏二两，洗之，秫米一斗，茯苓四两，合煮得五升，分五服。

附方

《梅师方》治伤寒瘥后，交接发动，困欲死，眼不开，不能语方。栀子三十枚，水三升，煎取一升，服。

白话译文

　　凡是得毒病愈后，一百日之内禁食猪、狗、羊肉、动物血以及肥鱼、干鱼等久吃会滋腻的食物，如若不然，则必然导致严重的泻痢，一旦发生则难以救治。又禁食面食、胡蒜、韭薤、生菜、虾、鳝等，吃这些食物多会导致病情复发，病发后则难以救治，并会让患者数年后多次发病。

治重病新起、过早劳累及饮食过多而导致病情复发欲死方

处方一： 烧鳖甲研成末，服一方寸匕的量。

处方二： 用水服少量胡粉。

处方三： 粉三升，用温水调和服下，盖厚被发汗。

处方四：干紫苏一把，加水五升煮取二升，全部服下。无干紫苏，也可用生紫苏，再加生姜四两，豆豉一升。

处方五：两头尖的鼠屎十四枚，豆豉五合，用水三升煎至一升半，一次服下，服后温覆发汗，病愈。有麻子仁，加一升，再加一升水，更好。也可加枳实、葱白一大把。

处方六：取孵出小鸡的鸡蛋壳，捣碎，炒至黄黑色，捣为细末，用热水送服一合，温覆发汗。

处方七：大黄、麻黄各二两，栀子仁十四枚，豆豉一升，水五升煮取三升，分二次服下。应当出微汗及下痢。

处方八：浓煮柑皮，服下。也可用芦根。

饮食过多而致复发方：炒饭捣碎过筛取末，每次服一方寸匕的量，疗效好。

治性交后房劳导致病情复发，症见阴囊肿，或缩入腹内，腹中绞痛，有时甚至昏厥方

处方一：烧妇女月经布，服此灰一方寸匕的量。

处方二：取猪崽一只，撞击三十六下，将其放在院中，追赶它，让它大喘息，然后刺猪胁下取血一升，加酒一升，和匀喝下。如果仓促之间没有猪崽，可服大猪或其他动物血。注意不要用冷血，应该用公猪。

处方三：取与患者性交过的妇女衣服，覆盖在男子身上，一顿饭的时间即可病愈。

处方四：取公猪腿及血，和酒喝下，就会病愈。

处方五：刮青竹茹二升，用水三升煮五六沸，然后去渣，温服竹茹汤。这个方子通治各种劳复病。

处方六：矾石一分，芒硝三分，研为末，用大麦粥汤服约一方寸匕，服三次，热毒随大小便排出。

处方七：取蓼子一大把，揉烂取汁，喝一升。干蓼子，浓煮取汁，服下。葱头捣烂，用醋调和服用，疗效也好。

处方八：蚯蚓数升，绞取汁，服用效果好。

若病愈后，男患者与女人交合，女患者与男人交合，原先没病的一方容易患阴易病，原先病愈的一方容易复发，复发的患者必死。

突然患阴易病，是因为男女原先患有温病，虽愈后数十日，血脉未调和，尚残留热毒，与此人交合者会立刻患病，称之为阴易病。阴易病对人的危害高于时行病，应该积极治疗。阴易病症见身体沉重，小腹拘急，热上冲胸，头重不能抬举，眼中多眵，腿膝挛急，病重垂死的，治方如下

处方一：割取挨近阴部的妇人裤，烧成末，每次服一方寸匕的量，每日三次，小便立即通畅，阴部微微肿者，用此方应当能痊愈。用童女裤也可以。如果是女患者，也可用男人裤。

处方二：两头尖的鼠屎十四枚，蓼蓝一把，水五升煮取二升，全部服下，温覆发汗。

处方三：蚯蚓二十四条，水一斗煮取三升，一次服下，服后温覆发汗，疗效好。

处方四：干姜末四两，用热水调和，一次服下，温覆发汗，直到病情缓解为止。

处方五：男人初觉患病，赶紧灸阴部二十一壮，如灸完仍未愈，可灸至百壮即愈。眼病无妨，阴道疮也可平复如常。

如两个人都是男的或都是女的，那么相互之间是不会传染的，之所以用易病来命名，就是指男女阴阳交换的意思。

要使患者不复发，可取女人手、脚指甲二十枚，又取女人裤带一尺，烧成灰，用酒或米汤服下。

大病愈后，稍微劳动就鼻中出血方

左壳牡蛎十分，石膏五分，捣成末，用酒送服一方寸匕的量，每日三四次。也可用蜜调和成梧桐子大小的药丸服用。

大病愈后，多出虚汗及盗汗，治方如下

处方一：杜仲、牡蛎等份研末，晚上睡觉前服五方寸匕的量，汗出可止，不止再按前法制作药粉服用。

处方二：甘草二两，石膏二两，捣成末，每次用浆水服一方寸匕的量，每日二次，病愈。

处方三：龙骨、牡蛎、麻黄根，共同研为粉末，用此杂粉撒涂身上，疗效好。

另外，病愈后症见劳累复发，虚烦不能睡卧，眼中酸疼，心中懊恼烦闷，治方如下

处方一：豆豉七合，乌梅十四枚，用水四升，先煮乌梅取二升半，纳入豆豉煮取一升半，分二次服。无乌梅，用栀子十四枚也可以。

处方二：黄连四两，芍药二两，黄芩一两，胶三小根，加水六升，煮取三升，分三次服。也可加鸡子黄二枚。

处方三：流经千里以上的江河之水一石，搅和、扬动上万遍后，取二斗半，半夏二两，洗净，高粱米一斗，茯苓四两，共同煮得五升，分五次服。

附方

《梅师方》治伤寒病痊愈后因男女交合而复发，致人困倦欲死，眼睛睁不开，不能说话，方如下：栀子三十枚，加水三升煎取一升，服下。

治瘴气疫疠温毒诸方第十五

避瘟疫药干散

大麻仁、柏子仁、干姜、细辛各一两，附子半两（炮）。捣，筛，正旦以井华水，举家各服方寸匕。疫极，则三服，日一服。

老君神明白散

白术一两，附子三两，乌头四两，桔梗二两半，细辛一两。捣，筛，正旦服一钱匕，一家合药，则一里无病。此带行，所遇病气皆消。若他人有得病者，便温酒服之方寸匕，亦得。病已四五日，以水三升，煮散服一升，覆取汗出也。

赤散方

牡丹五分，皂荚五分（炙之），细辛、干姜、附子各三分，肉桂二分，真珠四分，踯躅四分。捣，筛为散，初觉头强邑邑，便以少许纳鼻中吸之，取吐，温酒服方寸匕，覆眠得汗，即瘥。晨夜行及视病，亦宜少许，以纳粉，粉身佳。牛马疫，以一匕着舌下，溺灌，日三四度，甚妙也。

度瘴散，辟山瘴恶气。若有黑雾郁勃及西南温风，皆为疫疠之候。方

麻黄、椒各五分，乌头三分，细辛、术、防风、桔梗、桂、干姜各一分。捣，筛，平旦酒服一钱匕，辟毒诸恶气，冒雾行，尤宜服之。

太乙流金方

雄黄三两,雌黄二两,矾石、鬼箭各一两半,羖羊角二两。捣为散,三角绛囊贮一两,带心前并挂门户上。月旦青布裹一刀圭,中庭烧,温病人亦烧熏之,即瘥。

辟天行疫疠

雄黄、丹砂、巴豆、矾石、附子、干姜分等。捣,蜜丸,平旦向日吞之一丸,如胡麻大,九日止,令无病。

常用辟温病散方

真珠、肉桂各一分,贝母三分(熬之),鸡子白(熬令黄黑)三分。捣,筛,岁旦服方寸匕。若岁中多病,可月月朔望服之,有病即愈。病人服者,当可大效。

虎头杀鬼方

虎头骨五两,朱砂、雄黄、雌黄各一两半,鬼臼、皂荚、芜荑各一两。捣,筛,以蜡蜜和如弹丸,绛囊贮,系臂,男左女右,家中悬屋四角。月朔望夜半,中庭烧一丸。一方有菖蒲、藜芦,无虎头、鬼臼、皂荚,作散带之。

赵泉黄膏方

大黄、附子、细辛、干姜、椒、桂各一两,巴豆八十枚(去心皮)。捣细,苦酒渍之宿,腊月猪膏二斤,煎三上三下,绞去滓,蜜器贮之,初觉勃色,便热,如梧子大一丸,不瘥,又服。亦可火炙以摩身体数百遍,佳。并治贼风走游皮肤,并良。可预合之,便服即愈也。

单行方术

西南社中柏东南枝,取曝干,末,服方寸匕,立瘥。

又方,正月上寅日,捣女青屑。三角绛囊贮,系户上帐前,大吉。

又方,马蹄木,捣屑二两,绛囊带之,男左女右。

又方,正月朔旦及七月,吞麻子、小豆各二七枚。又,各二七枚,投井中,又,以附子二枚,小豆七枚,令女子投井中。

又方，冬至日，取雄赤鸡作腊，至立春煮食尽，勿分他人。二月一日，取东行桑根，大如指，悬门户上，又人人带之。

又方，埋鹊于圈前。

断温病令不相染

着断发，仍使长七寸，盗着病人卧席下。

又方，以绳度所住户中壁，屈绳结之。

又方，密以艾灸病人床四角，各一壮，不得令知之，佳也。

又方，取小豆，新布囊贮之，置井中三日出，举家男服十枚，女服二十枚。

又方，桃木中虫矢，末，服方寸匕。

又方，鲍鱼头，烧三指撮，小豆七枚，合末服之，女用豆二七枚。

又方，熬豉杂土酒渍，常将服之。

又方，以鲫鱼密致卧下，勿令知之。

又方，柏子仁、细辛、糯米，干姜三分，附子一分。末，酒服方寸匕，日服三，服十日。

又方，用麦蘖，服糯米、干姜，又云麻子仁，可作三种服之。

附方

《外台秘要》辟瘟方。取上等朱砂一两，细研，白蜜和丸，如麻子大，常以太岁日平旦，一家大小，勿食诸物，面向东立，各吞三七丸，永无疾疫。

白话译文

避瘟疫药干散

大麻仁、柏子仁、干姜、细辛各一两，炮附子半两，上药捣碎过筛为细末，正月初一用清晨新打的井水，让全家人各服一方寸匕的量，疫气严重则服三次，每日一次。

老君神明白散

白术一两，附子三两，乌头四两，桔梗二两半，细辛一两，上药捣碎过筛为末，正月初一服一钱匕的量。一家制作此药，邻里都不患病。带此药行路，所遇病气都可消除。如果他人有得病的，便用温酒让其服一方寸匕的量。得病已经四五日，用水三升煮此散，服一升，盖被子使汗出。

赤散方

牡丹五分，炙皂荚五分，细辛、干姜、附子各三分，肉桂二分，珍珠四分，踯躅四分，捣碎过筛制成散剂。起初感觉头项强痛，就用少量散吸入鼻孔中，以催吐，吐后用温酒服一方寸匕的量，盖好被子睡觉捂汗，汗出即愈。夜晚或清晨赶路，或探视患者，也可用少量此散涂身上，效果好。牛、马疫病，取一钱匕药散放舌下，用尿灌下，每日三四次，特别有效。

度瘴散，用于祛除山瘴恶气。如果有黑雾郁集升起，及西南方向吹来的温风，这都是疫疠的征兆，治方如下

麻黄、椒各五分，乌头三分，细辛、白术、防风、桔梗、桂枝、干姜各一分，捣碎过筛为散，清晨用酒送服一钱匕的量，可预防各种毒恶邪气。冒雾外出，尤其适宜服用。

太乙流金方

雄黄三两，雌黄二两，矾石、鬼箭各一两半，黑色公羊角二两，捣为散，三角红袋装一两，带在心前并挂在门上。每月初一用青布裹一刀圭此散在院中焚烧，温病患者也可烧熏，很快病愈。

预防天行疫疠方

雄黄、丹砂、巴豆、矾石、附子、干姜各等份，捣碎用蜜调和为丸，清晨面向太阳吞服如胡麻大一丸，连服九天，可保无病。

常用预防温病散方

珍珠、肉桂各一分，熬贝母三分，熬至黄黑的鸡蛋清三分，捣碎过筛为散，每年正月初一服一方寸匕的量。如果年内多病，可于每月初一、十五日服下，有病即愈。患者服用，非常有效。

虎头杀鬼方

虎头骨五两，朱砂、雄黄、雌黄各一两半，鬼臼、皂荚、芜荑各一两，捣筛为末，用蜡蜜调和成弹丸大小的药丸，以红袋贮装，系臂上，男左女右，家中悬挂房屋四角，每月初一、十五半夜院内烧一丸。另记载一方有菖蒲、藜芦，无虎头、鬼臼、皂荚，制成散剂携带。

赵泉黄膏方

大黄、附子、细辛、干姜、椒、桂枝各一两，去皮芯的巴豆八十枚，捣成细末，用醋浸泡一晚，加腊月的猪油二斤，煎三遍，绞去渣，密器中贮存。初觉变色，即取梧桐子大小一丸加热后服用，如不愈，再服。也可用火灸后摩擦身体数百遍，疗效好。同时治疗邪风游走皮肤，疗效也好。可预先配制，服药后即愈。

单行方术

方术一：取西南方向祭神院中的柏树上面向东南方的树枝，晒干，研为末，服一方寸匕的量，病立刻痊愈。

方术二：正月初三日，捣女青为末，三角红袋装，系门上帐前，大吉。

方术三：马蹄木捣碎成末，取二两，红袋装着随身携带，男的带在左边，女的带在右边。

方术四：正月初一及七月初一，吞服麻子、小豆各十四枚。又各用十四枚投到井中，又用附子二枚，小豆七枚，让女人投到井中。

方术五：冬至日取红公鸡作腊鸡，到立春时煮熟吃完，不要给别人吃。二月一日，取向东生长的手指大的桑根，悬在门户上，同时每个人都佩带。

方术六：埋喜鹊于厕所前。

阻断温病，令不传染方

处方一：将长七寸的断发，偷偷放在患者床席下。

处方二：用绳量取所住房中墙的长度，然后将绳折起系成结。

处方三：悄悄用艾灸患者床四个角各一壮，不能让患者知道，效果好。

处方四：取小豆，用新布袋装，放到井中三日，全家男的服十枚，女的服二十枚。

处方五：取桃木中的虫屎末，服一方寸匕的量。

处方六：烧鲍鱼头三指撮，小豆七枚，共同研为末，服下，女人用豆十四枚。

处方七：将熬豆豉用土酒浸泡，经常服食。

处方八：悄悄将鲫鱼放患者床下，不让患者知道。

处方九：柏子仁、细辛、稷米、干姜三分，附子一分，研为末，用酒送服一方寸匕的量，每日三次，服十日。

处方十：用麦芽与稷米、干姜同服。又说用麻子仁，可取上药中的三种药制作服用。

附方

《外台秘要》辟瘟方：取上等朱砂一两，研细，用白蜜调和成麻子大小的药丸，常在太岁日的清晨，一家大小不要吃别的东西，面向东方站着，各自吞服二十一丸，就永远不会感染疫病了。

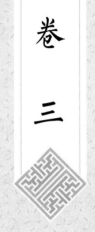

卷

三

治寒热诸疟方第十六

治疟病方

鼠妇、豆豉二七枚。合捣令相和，未发时服二丸，欲发时服一丸。

又方，青蒿一握，以水二升渍，绞取汁，尽服之。

又方，用独父蒜，于白炭上烧之，末。服方匕。

又方，五月五日蒜一片（去皮，中破之，刀割），合容巴豆一枚（去心皮，纳蒜中，令合），以竹挟，以火炙之，取可热，捣为三丸。未发前服一丸，不止，复与一丸。

又方，取蜘蛛一枚，芦管中密塞管中，以缩颈，过发时，乃解去也。

又方，日始出时，东向日再拜，毕，正长跪，向日叉手，当闭气，以书墨注其管两耳中，各七注，又丹书舌上，言子日死。毕，复再拜，还去勿顾，安卧勿食，过发时断，即瘥。

又方，多煮豉汤，饮数升，令得大吐，便瘥。

又方，取蜘蛛一枚，着饭中，合丸吞之。

又方，临发时，捣大附子下筛，以苦酒和之，涂背上。

又方，鼠妇虫子四枚，各一以饴糖裹之，丸服便断，即瘥。

又方，常山（捣下筛成末）三两，真丹一两。白蜜和，捣百杵，丸如梧子。先发服三丸，中服三丸，临卧服三丸，无不断者，常用，效。

又方，大开口，度上下唇，以绳度心头，灸此度下头百壮，又灸脊中央五十壮，过发时，灸二十壮。

又方，破一大豆（去皮），书一片作"日"字，一片作"月"字，左手持"日"，右手持"月"，吞之立愈。向日服之，勿令人知也。

又方，皂荚三两（去皮，炙），巴豆二两（去心皮）。捣，丸如大豆大，一服一枚。

又方，巴豆一枚（去心皮），射罔如巴豆大，枣一枚（去皮）。合捣成丸。先发各服一丸，如梧子大也。

又方，常山、知母、甘草、麻黄等份。捣，蜜和丸如大豆。服三丸，比发时令过毕。

又方，常山三两，甘草半两。水、酒各半升，合煮取半升。先发时一服，比发令三服尽。

又方，常山三两（锉）。以酒三升，渍二三日，平旦作三合服。欲呕之，临发又服二合，便断。旧酒亦佳，急亦可煮。

又方，常山三两，秫米三百粒。以水六升，煮取三升，分之服，至发时令尽。

又方，若发作无常，心下烦热，取常山二两，甘草一两半。合以水六升，煮取二升，分再服，当快吐，仍断，勿饮食。

老疟久不断者

常山三两，鳖甲一两（炙），升麻一两，附子一两，乌贼骨一两。以酒六升，渍之，小令近火，一宿成，服一合，比发可数作。

又方，藜芦、皂荚各一两（炙），巴豆二十五枚。并捣，熬令黄，依法捣，蜜丸如小豆。空心服一丸，未发时一丸，临发时又一丸，勿饮食。

又方，牛膝茎叶一把（切）。以酒三升服，令微有酒气，不即断，更作，不过三服而止。

又方，末龙骨方寸匕。先发一时，以酒一升半，煮三沸，及热尽服，温覆取汗，便即效。

又方，常山三两，甘草半两，知母一两。捣，蜜丸。至先发时，服如梧子大十丸，次服减七丸八丸，后五六丸，即瘥。

又方，先发二时，以炭火床下，令脊脚极暖，被覆，过时乃止。此治先寒后热者。

又方，先炙鳖甲，捣末方寸匕。至时令三服尽，用火炙，无不断。

又方，常山三两。捣，筛，鸡子白和之丸，空腹三十丸，去发食久三十丸，发时三十丸，或吐或否也，从服药至过发时，勿饮食。

治温疟不下食

知母、鳖甲（炙）、常山各二两，地骨皮三两（切），竹叶一升（切），石膏四两。以水七升，煮二升五合，分温三服。忌蒜、热面、猪、鱼。

治瘴疟

常山、黄连、豉（熬）各三两，附子二两（炮）。捣，筛，蜜丸。空腹服四丸，欲发三丸，饮下之，服药后至过发时，勿吃食。

若兼诸痢者

黄连、犀角各三两，牡蛎、香豉各二两（并熬），龙骨四两。捣，筛，蜜丸。服四十丸，日再服，饮下。

无时节发者

常山二两，甘草一两半，豉五合（绵裹）。以水六升，煮取三升。再服，快吐。

无问年月，可治三十年者

常山、黄连各三两。酒一斗，宿渍之，晓以瓦釜，煮取六升。一服八合，比发时令得三服。热当吐，冷当利，服之无不瘥者，半料合服得。

劳疟积久，众治不瘥者

生长大牛膝一大虎口。以水六升，煮取二升。空腹一服，欲发一服。

禳一切疟

是日抱雄鸡，一时令作大声，无不瘥。
又方，未发，头向南卧，五心及额舌七处，闭气书"鬼"字。

咒法

发日执一石于水滨，一气咒云：智智圆圆，行路非难，捉取疟鬼，送与河官，急急如律令。投于水，不得回顾。

治一切疟，乌梅丸方

甘草二两，乌梅肉（熬）、人参、桂心、肉苁蓉、知母、牡丹各二两，常山、升麻、桃仁（去皮尖，熬）、乌豆皮（熬膜取皮）各三两。桃仁研，欲丸入之，捣筛，蜜丸，苏屠臼捣一万杵。发日，五更酒下三十丸，平旦四十丸，欲发四十丸，不发日空腹四十丸，晚三十丸，无不瘥。徐服后十余日，吃肥肉发之也。

见疟

白驴蹄二分（熬），大黄四分，绿豆三分（末），砒霜二分，光明砂半分，雄黄一分。捣，蜜丸如梧子。发日平旦冷水服二丸。七日内忌油。

附方

《外台秘要》治疟不瘥。干姜、高良姜等份。为末，每服一钱，水一中盏，煎至七分服。

《圣惠方》治久患劳疟、瘴等方。用鳖甲三两，涂酥，炙令黄，去裙为末。临发时温酒调下二钱匕。

治疟。用桃仁一百个，去皮尖，于乳钵中细研成膏，不得犯生水，候成膏，入黄丹三钱，丸如梧子大。每服三丸，当发日，面北用温酒吞下，如不饮酒，井花水亦得。五月五日午时合，忌鸡犬妇人见。

又方，用小蒜，不拘多少，研极烂，和黄丹少许，以聚为度，丸如鸡头大，候干。每服一丸，新汲水下，面东服，至妙。

白话译文

治疗疟疾病方

处方一： 鼠妇、豆豉，各十四枚，共同捣为细末，搅和为丸。当疟疾未发作时，服二丸；将要再次发作时，再服一丸。

处方二： 青蒿一把，用水二升浸泡，绞取汁液，全部服下。

处方三： 取独头蒜，在白炭上烧焦，研成末，每次服一方寸匕的量。

处方四： 于五月初五日，取大蒜一瓣，去皮，从中剖开，并用刀在蒜两片上挖一个小坑，再取一枚巴豆，去净芯、皮后置于蒜瓣小坑内，再将两片蒜合上，用竹片夹牢，在火上烤，待熟热后取下，捣烂做成三个药丸。未发作时服一丸，若仍然发作，再服一丸。

处方五：取蜘蛛一只，塞入芦苇的茎管中密封好，再将此苇管缠绕于患者的颈部，等过了发作的时间后，就可解除掉。

处方六：太阳刚刚出来时，面向东方朝着太阳叩拜二次，拜后正面长久下跪，向着太阳举手行礼，并屏住呼吸，以写字用的墨汁注入两耳内各七注，在舌上写上红字"子日死"。然后再次叩拜，完成后回家时千万不要回头看，上床安卧，不要饮食，过了发作的时间还没发作，病就痊愈了。

处方七：多取豆豉煮汤，饮服数升，使患者大吐，即可痊愈。

处方八：取蜘蛛一只，裹在饭里做成丸子，吞服。

处方九：临发作时，取一大个附子捣碎过筛，做成细末，用醋调和细末，涂于背上。

处方十：用鼠妇虫体四枚，每个都用饴糖包裹住为丸，服后即可痊愈。

处方十一：将常山捣碎过筛制成细末，取三两，真丹一两，用白蜜调和，捣上百杵，制成梧桐子大的药丸。发作前服三丸，发作时服三丸，临睡时服三丸。没有不能治愈的，常用有效。

处方十二：让患者尽量把嘴张大，用绳测量张口后上下唇的长度，再以此段长度从心头处向下量，在绳末端处灸百壮，再灸脊中央五十壮，发作后灸二十壮。

处方十三：取一粒大豆去皮，剖为两片，在一片上写"日"字，在另一片上写"月"字，用左手持"日"字，右手持"月"字，吞服，立即痊愈。注意要向着太阳吞服，不要让别人知晓。

处方十四：取皂荚三两（去皮，炙），巴豆二两（去芯、皮），捣成粉末，制成大豆一样大小的药丸，每次服一丸。

处方十五：巴豆一枚，去芯和皮，再取巴豆大的射菌和大枣一枚（去皮），共同捣成细末，制成梧桐子大的药丸，每次发作前服一丸。

处方十六：取常山、知母、甘草、麻黄各等份，捣为细末，用蜂蜜调和制成大豆大的药丸，每次服三丸，每当发作过后再服药。

处方十七：常山三两，甘草半两，水、酒各半升，共同煎煮得半升，分为四次服尽，发作前服一次，等到发作时再服三次。

处方十八：常山三两，锉细，以酒三升浸泡二三日。早晨服三合，服后欲吐，临发作时，再服二合，就可使疟疾不再发作。陈酒也好。如情况紧急，不用浸泡，直接煎煮也可以。

处方十九：常山三两，秫米三百粒，用水六升煎煮得三升，分次服用，到发作时全部服完。

处方二十：如果发作次数无常，心下烦热，可取常山二两，甘草一两半，用水六升煎煮取二升，分为二次服。很快即可呕吐，吐后即不再发作，切勿进饮食。

治疗老疟经久不愈方

处方一：常山三两，炙鳖甲一两，升麻一两，附子一两，乌贼骨一两，用六升酒浸泡，并稍稍近火加温，过一宿即成。每次服一合，正值发作时，可连服数合。

处方二：炙藜芦、炙皂荚各一两，巴豆二十五枚，共同捣为细末，炒至颜色发黄。依法制成小豆大的蜜丸，空腹时服一丸，未发作时服一丸，临发作时再服一丸，勿进饮食。

处方三：牛膝茎叶一把，切碎，用酒三升浸泡后服用，使患者微带酒气，如未立即病愈，可再次服用，服不过三次即可痊愈。

处方四：取龙骨末一方寸匕的量，发作前用酒一升半煎煮三沸，趁热一次服尽，盖棉被发汗，可立即取效。

处方五：常山三两，甘草半两，知母一两，捣成粉末，用蜜调和，制成梧桐子大的药丸。发作前先服十丸，再服减至七丸、八丸，以后五六丸，即可痊愈。

处方六：于发作前两个时辰，将炭火置于床下，使患者的脊背和脚暖至极热，用棉被盖好，发作过后就停止。这种方法治疗先寒后热者有效。

处方七：先将鳖甲炙熟，捣为细末，取一方寸匕的量，发作时分三次服尽，并用火烤，没有不能治愈的。

处方八：常山三两，捣碎过筛制成细末，用鸡蛋清调和制成药丸，空腹服三十丸。发作前进食一段时间后服三十丸，发作时服三十丸。服药后或吐或不吐，从服药起至发作后勿进饮食。

治疗温疟吃不进东西方

知母、炙鳖甲、常山各二两，地骨皮三两切细，竹叶一升切细，石膏四两，用水七升煎煮得二升五合，分为三次温服。忌食大蒜、热面、猪、鱼等。

治疗瘴疟方

常山、黄连、炒豆豉各三两，炮附子二两，捣碎过筛，制成细末，再用蜂蜜调和成药丸。空腹服四丸，将要发作时服三丸，以水冲服下。服药后至发作后，勿进饮食。

患疟疾并兼有各种痢疾的治疗方

黄连、犀角各三两，牡蛎、香豆豉各二两（共炒），龙骨四两，共同捣碎过筛，制成细末，用蜂蜜调和制成药丸，每服四十丸，每天服二次，用水冲服。

治疗疟疾发作不定时方

常山二两，甘草一两半，豆豉五合（用绵包裹），用六升水煎煮取三升，分为二次服，服后很快呕吐而取效。

不论患疟疾年月有多长，可治患病三十年以上的方子

常山、黄连各三两，用一斗酒浸泡一宿，至次日早晨，用瓦锅煎煮得六升，每次服八合，至发作时服完三次。服后身体发热则应当会呕吐，如果发冷则会有下利。服药后没有不能治愈的，药量减半合服，即能取效。

治疗多年劳疟，久治不愈方

取正在生长的大牛膝一大握，用六升水煎煮得二升，空腹服一次，将要发作时再服一次。

治疗各种疟疾方

处方一：于发病当日，怀抱一只大公鸡，并使公鸡大声鸣叫一阵，均可治愈。

处方二：未发作时，头向南而卧，于五心及额头、舌上等七处，屏住呼吸写上"鬼"字。

咒法

于发作当日，手拿一块石头站在河水边，一口气发咒语说："智智圆圆，行路非难，捉取疟鬼，送与河官。"就像念咒语一样快速诵念，然后将石头投入水中，马上往回走，不得回头看。

治疗各种疟病，乌梅丸方

甘草二两，炒乌梅肉二两，人参、桂心、肉苁蓉、知母、牡丹皮各二两，常山、升麻各三两，炒桃仁（去皮、尖）三两，乌豆皮炒膜取皮三两。桃仁研细，如果要作丸服用，就将上述药在苏屠臼内捣一万杵，待捣碎过筛后，取细末，用蜂蜜调和制成蜜丸。发作当日五更时分，用酒冲服三十丸，早晨服四十丸，将要发作时服四十丸，不发作时白天空腹服四十丸，晚上服三十丸，没有不能治愈的。一位姓徐的患者服药十多天后，因吃肥肉而导致疾病复发。

凡是碰到疟疾

可取炒白驴蹄二分，大黄四分，绿豆三分共捣为末，再加砒霜二分，光明砂半分，雄黄一分，共同捣匀调和制成梧桐子大的蜜丸。发作当日早晨，用凉开水服下二丸，七日内忌食油腻之物。

附方

《外台秘要》治长期不愈的疟疾方：将干姜、高良姜各等份研成细末，每次取一钱，加水一中盏，煎煮至七分，服下。

《圣惠方》治疗长期患劳疟、瘴疟等病方：用鳖甲三两，外涂酥油，在火上烤到发黄，去掉鳖裙边后捣成细末。临发作时，用温酒调服二钱匕的量。

治疟疾方。

处方一：用桃仁一百个，去皮、尖，置于乳钵中研细调成膏，不得混入生冷水，待成膏后加入黄丹三钱，做成梧桐子大的药丸，每次服三丸。发作当天面朝北，用温酒送服下。如不饮酒，用井华水也可以。应于五月初五日午时调制，不要使鸡、犬、妇女见到操作的过程。

处方二：取小蒜，不拘量多少，研至极烂，和入少许黄丹，以小蒜泥凝聚为度，制成鸡头大的丸子，待干后，每次服一丸，用新打的井水服下，面朝东而服疗效最好。

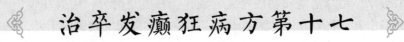

治卒发癫狂病方第十七

治卒癫疾方

灸阴茎上宛宛中三壮，得小便通，则愈。

又方，灸阴茎上三壮，囊下缝二七壮。

又方，灸两乳头三壮，又灸足大趾本聚毛中七壮，灸足小趾本节七壮。

又方，取莨菪一升，捣三千杵，取白犬倒悬之，以杖犬，令血出，承取以和莨菪末，服如麻子大一丸，三服取瘥。

又方，莨菪子三升。酒五升渍之，出曝干，渍尽酒止。捣服一钱匕，日三。勿多，益狂。

又《小品》癫狂莨菪散。莨菪子三升。末之，酒一升，渍多日，出，捣之，以向汁和绞去滓，汤上煎，令可丸。服如小豆三丸，日三。口面当觉急，头中有虫行者，额及手足应有赤色处，如此必是瘥候。若未见，服取尽矣。

又方，末房葵，温酒服一刀圭至二三，身润又小不仁为候。

又方，自缢死者绳，烧，三指撮，服之。

凡癫疾，发则仆地，吐涎沫无知，强掠起如狂，反遗粪者难治。

治卒发狂方

烧虾蟆，捣末，服方寸匕，日三服之，酒服。

又方，卧其人着地，以冷水淋其面，为终日淋之。

治卒狂言鬼语方

针其足大拇指爪甲下入少许，即止。

又方，以甑带急合缚两手，火灸左右胁，握肘头文俱起，七壮，须臾，鬼语自道姓名，乞去，徐徐诘问，乃解手耳。

凡狂发则欲走，或自高贵称神圣，皆应备诸火灸，乃得永瘥耳。

若或悲泣呻吟者，此为邪魅非狂，自依邪方治之。《近效方》以生蚕纸作灰，酒水任下，瘥。疗风癫也。

附方

《斗门方》治癫痫：用艾于阴囊下谷道正门当中间，随年数灸之。

《千金方》治风癫百病：麻仁四升，水六升，猛火煮，令牙生，去滓，煎取七合，旦空心服，或发或不发，或多言语，勿怪之。但人摩手足须定，凡进三剂愈。

又方，治狂邪发无时，披头大叫，欲杀人，不避水火：苦参，以蜜丸如梧子大。每服十丸，薄荷汤下。

《外台秘要》治风痫，引胁牵痛，发作则吐，耳如蝉鸣。天门冬去心皮，曝干，捣，筛。酒服方寸匕。若人久服，亦能长生。

《广利方》治心热风痫。烂龙角，浓研汁，食上服二合，日再服。

《经验后方》治大人小儿久患风痫，缠喉暇嗽，遍身风疹，急中涎潮。此等药不大吐逆，只出涎水，小儿服一字，瓜蒂不限多少，细碾为末，壮年一字，十五以下，老怯半字，早晨井华水下，一食顷含沙糖一块，良久涎如水出，年深涎尽，有一块如涎布水上如鉴矣。涎尽食粥一两日，如吐多困甚，即咽麝香汤一盏，即止矣。麝细研，温水调下。昔天平尚书觉昏眩，即服之，取涎有效。

《明皇杂录》云：开元中有名医纪朋者，观人颜色谈笑，知病深浅，不待诊脉。帝闻之，召于掖庭中，看一宫人，每日辰则笑歌啼号若狂疾，而足不能履地，朋视之曰：此必因食饱而大促力，顿仆于地而然。乃饮以云母汤，令熟寐，觉而失所苦，问之乃言：因太华公主载诞宫中，大陈歌吹，某乃主讴，惧其声不能清且长，吃豚蹄羹，饱而当筵歌大曲，曲罢觉胸中甚热，戏于砌台上，高而坠下，久而方惺，病狂，足不能及地。

白话译文

治疗突发癫痫病方

处方一：在阴茎上尿道口处灸三壮，小便通下就可痊愈。

处方二：在阴茎上灸三壮，阴囊下合缝处灸十四壮。

处方三：于两乳头处各灸三壮，并于大脚趾根部长毛处中间灸七壮，小足趾根节处灸七壮。

处方四：取葶苈一升，捣三千杵，另取白狗一只倒挂起来，用木棍敲打，使血流出，用容器盛狗血，再加入葶苈末，搅和调匀，做成麻子大的药丸，每次服一丸，每天服三次，直到痊愈为止。

处方五：莨菪子三升，加入五升酒浸泡，捞出曝晒干，然后再浸泡于酒内，直到酒完全浸干为止，捣为细末，每次服一钱匕的量，每天三次。千万不要过量服用，如果多服就会更加发狂。

处方六：莨菪子三升，捣为细末，用酒一升浸泡几天，然后捞出，再捣，与浸泡过的酒液相合绞去渣，再于水上煎煮，浓缩至可做成药丸，药丸做成小豆大，每次服三丸，每日三服。服药后，口与面部都有发紧的感觉，头中央像有虫子在爬行，额头和手脚皮肤出现红色，如果是这样，就是即将痊愈的症候。如没有见到这些情况出现，再继续将药全部服完。本方就是《小品方》记载的癫狂莨菪散。

处方七：取防葵捣为细末，用温酒冲服一至二三刀圭的量。身体微有汗且稍麻木的感觉，是将要痊愈的症候。

处方八：取人上吊自杀而死时用过的绳索，烧为灰，取三手指一撮服下。

大凡癫痫病患者，发作时即倒地，口吐涎沫，无知觉，身体僵硬，又突然跳起发狂，如出现大便失禁，这病就难治了。

治疗突然发狂方

处方一：取蛤蟆烧透，捣成末，每次服一方寸匕的量，每天三次，用酒冲服。

处方二：让患者平卧着地，用冷水淋到脸上，从早一直淋到晚。

治疗突发狂言乱语方

处方一：用针刺患者的足大趾甲下，刺入少许就停止。

处方二：迅速用绑蒸锅的布带绑住患者双手，用火灸左右双胁，就肘尖头直对应的位置，各灸七壮。一会儿后，鬼就说出自己姓名，请求离去，慢慢盘问，随即将绑住的双手松开。

凡是狂病一发作就想要出走，或者认为自己很高贵并称自己是神圣，都应准备各种火灸，才能使得永不再犯。

如果患者悲泣呻吟，这是邪魅，并非狂病。自己可按照治邪病的方子来治疗。《近效方》取已生蚕的纸烧作灰，用酒或水冲服下，就可痊愈。也可以治疗风癫病。

附方

《斗门方》治癫痫：用艾条置于阴囊下和肛门的中间位置火灸，灸的壮数根据年龄大小增减。

《千金方》治疗风癫等多种疾病。

处方一：取麻仁四升，加水六升，用猛火煎煮至麻仁开花，去渣，再浓煎至七合，早晨空腹服。不论发狂或不发，或多言狂语，都没有什么可奇怪的，服药后只需用手摩敷患者的手脚心，就可平静下来，服三剂后，即可痊愈。

处方二：治疗狂邪发作不规律，披头散发大喊大叫，想要杀人，不怕水火，可取苦参捣为细末，用蜂蜜调和制成梧桐子大的药丸，每次服十丸，以薄荷汤送服。

《外台秘要》治疗风痫引两胁牵痛，发作时则吐，耳叫如蝉鸣：天门冬，去芯、皮，曝晒干，捣碎过筛，制成细末，用酒冲服一方寸匕的量。如果长期服用，可使人益寿延年。

《广利方》治疗胸中蓄热的风痫病：用烂龙角研取浓汁，饭前服二合，每天服二次。

《经验后方》治疗大人、小儿长期患风痫病，症见耳下红肿，咳嗽，遍身风疹，突然口吐涎水多如潮水等：服用此药后不会引起明显的呕吐，只会吐出少量涎水，小儿服一字的量。瓜蒂不管多少，细碾成粉末。壮年人服一字的量，十五岁以下及老弱者，服半字的量。早晨用井华水冲服，过一会儿口含砂糖一块，再过好一会儿涎水即从口流出。患病年久者，涎水流尽时会

125

在涎水布上留下一块很深的印迹。待涎水流尽后，喝稀粥一二天。如果吐出的涎水较多，就容易困倦，咽服麝香汤一盏，就能止住。麝香细研为末，用温水调服下。以往，天平尚书头觉昏眩，即服这个方子，等涎水流尽就痊愈了。

《明皇杂录》记载：开元时期，有一位名叫纪朋的名医，观察人的面色和谈笑，不用诊脉，即能知晓病情的深浅。皇帝听说后，将纪朋召至内庭中看一位宫人，每日太阳偏西即大笑、唱歌，或啼哭、号叫，就像是患了癫狂症，但脚不能着地。纪朋看后说："这种病肯定是因为进食过饱后大量运动，突然倒地所引起的。"可以饮服云母汤，使其熟睡，睡醒后即可从痛苦中解脱。经询问后说，因太华公主过生日，宫中大摆歌舞、吹唱。这位宫人正担任主唱的角色，因担心自己的声音不够嘹亮，所以经常以猪蹄羹吃得大饱。这次吃饱后在宴席上唱了一段长曲后，就感觉胸中很热，当在砌起的歌台上表演时，从高处坠落，过了很长一段时间后才苏醒，醒后就像得了癫狂病，脚不能着地。

治卒得惊邪恍惚方第十八

治人心下虚悸方

麻黄、半夏等份。捣，蜜丸。服如大豆三丸，日三，稍增之。半夏，汤洗去滑，干。

治惊忧怖迫逐，或惊恐失财，或激愤惆怅，致志气错越，心行违僻不得安定者

龙骨、远志、茯神、防风、牡蛎各二两，甘草七两，大枣七枚。以水八升，煮取二升，分再服，日日作之，取瘥。

又方，茯苓、干地黄各四两，人参、桂各三两，甘草二两，麦门冬一升（去心），半夏六两（洗滑），生姜一斤。以水一斗，又杀乌鸡，取血及肝心，煮三升，分四服，日三夜一。其间少食无爽，作三剂，瘥。

又方，白雄鸡一头（治如食），真珠四两（切），薤白四两。以水三升，煮取二升，宿勿食，旦悉食鸡等及饮汁尽。

又有镇心、定志诸丸，在大方中。

治卒中邪鬼，恍惚振噤方

灸鼻下人中及两手足大指爪甲本，令艾丸在穴上各七壮。不止，至十四壮，愈。此事本在杂治中。

治女人与邪物交通，独言独笑，悲思恍惚者

末雄黄一两，以松脂二两溶和，虎爪搅，令如弹丸，夜纳火笼中烧之，令女人侵坐其上，被急自蒙，唯出头耳。一尔未瘥，不过三剂，过自断也。

127

又方，雄黄一两，人参一两，防风一两，五味子一升。捣，筛。清旦以井水服方寸匕，三服瘥。

师往以针五枚，纳头髻中，狂病者则以器贮水，三赤新布覆之，横大刀于上，悉乃矜庄，呼见其人，其人必欲起走，慎勿听，因取一喷之，一呵视，三通乃熟，拭去水，指弹额上近发际，问欲愈乎。其人必不肯答，如此二七弹乃答。欲因杖针刺鼻下人中近孔内侧空停针，两耳根前宛宛动中停针，又刺鼻直上入发际一寸，横针又刺鼻直上入，乃具诘问，怜怜醒悟，则乃止矣。

若男女喜梦与鬼通致恍惚者

锯截鹿角屑，酒服三指撮，日三。

附方

张仲景主心下悸，半夏、麻黄丸二物等份。末，蜜丸如小豆。每服三丸，日三。

《简要济众方》每心脏不安，惊悸善忘，上膈风热，化痰。白石英一两，朱砂一两。同研为散，每服半钱，食后，夜卧金银汤调下。

心中客热，膀胱间连胁下气妨，常旦忧愁不乐，兼心忪者。取莎草根二大斤，切，熬令香，以生绢袋贮之，于三大斗无灰清酒中浸之，春三月浸一日，即堪服，冬十月后即七日，近暖处乃佳。每空腹服一盏，日夜三四服之，常令酒气相续，以知为度。若不饮酒，即取莎草根十两，加桂心五两，芜荑三两，和捣为散，以蜜和为丸，捣一千杵，丸如梧子大。每空腹以酒及姜蜜汤饮汁等下二十丸，日再服，渐加至三十丸，以瘥为度。

白话译文

治疗心下虚、惊悸方

麻黄、半夏各等份，捣为细末后，用蜂蜜调和制成大豆大的药丸，每次服三丸，每天服三次，服量也可稍增。所用的半夏，先用热水洗净滑腻，晾干后再用。

如果是因为受惊、忧虑、恐怖、被追逐，或因害怕失去财产，或因激愤惆怅，而引起的心气错乱浮越，想法和行动相互违背，不得安定的，治疗有以下处方

处方一： 龙骨、远志、茯神、防风、牡蛎各二两，甘草七两，大枣七枚，用八升水煎煮得二升，分为二次服，每日一剂，至痊愈为止。

处方二： 茯苓、干地黄各四两，人参、桂枝各三两，甘草二两，麦门冬一升去芯，半夏六两洗净滑腻，生姜一斤，用一斗水，另杀乌鸡取血及肝、心，共同煎煮得三升，分为四次服，白天服三次，夜间服一次。服药期间应该尽量少进饮食，不要违背这个原则，服三剂后即可痊愈。

处方三： 白公鸡一只，按普通烹制方法制作，另取珍珠四两打碎，薤白四两，用三升水煎煮得二升。一晚上不要进食，至天亮时，将鸡和汤等全部吃掉。

还有镇心定志的各种丸剂，列于大方中。

治疗突然如中鬼邪、恍惚振噤方

灸鼻下人中穴，以及双手足大指甲根处，可取艾卷位于穴位上各灸七壮。若病还不愈，可加至十四壮，可愈。本方原在杂治篇章中。

治疗女人与鬼邪性交，自言自语，无故发笑，悲伤思念，精神恍惚方

处方一： 雄黄末一两，与松脂二两融合，用虎爪搅拌调匀后，做成弹丸大的药丸。夜间放于火笼内燃烧，再让女人坐在火笼上睡觉，被火烧急了即会自己用东西蒙蔽起来，只将头露出。如果一次未愈，可再做，不超过三剂，过后病就痊愈了。

处方二： 雄黄一两，人参一两，防风一两，五味子一升，共同捣碎过筛，制成细末，清晨以井水冲服一方寸匕的量，服三次即可痊愈。

师傅以前用五枚针刺入头发髻中治病，如治疗患狂病的人，就用容器贮水，并用三尺新布覆盖容器上，再拿一把大刀横放在上面。大家严肃庄敬地大声呼叫患者的名字，患者肯定起身要走，千万不要让其跑掉。取一口水朝患者面部喷洒，对她大喝一声，看着她，这样反复三次就差不多了。然后擦干水，用手指弹其额头近发际处，并问"想要痊愈吗"，患者肯定不回答，如此边弹边问，共计十四遍，患者就会答话。接着用针刺鼻下人中穴，靠近

鼻孔内侧停针，两耳根前稍微凹陷搏动的地方停针，并刺鼻子正上方进入发际一寸，横针再从鼻正上方刺入。然后再询问患者，即会慢慢醒悟，则可痊愈。

治疗男女经常与鬼梦交并导致精神恍惚方

锯一段鹿角，锉为屑末，用酒冲服三指撮，每天三次。

附方

张仲景主治心下悸所用半夏麻黄丸：半夏、麻黄各等份，捣为细末，用蜂蜜调和制成小豆大的药丸，每次服三丸，每天服三次。

《简要济众方》治疗每当心中不安，惊悸健忘，膈上风热化痰：取白石英一两，朱砂一两，共同研细为散，每次服半钱。饭后和睡前用金银汤调和服下。

胸中虚热往来不定，膀胱至胁下气滞，常见白天忧愁不乐，兼心慌，治方如下：取莎草根二大斤，切碎，炒至香气散出，用生绢袋贮藏，放在三大斗没加石灰的清酒内浸泡，如果是在春天三月时，浸泡一日就可服，如在冬天十月后就需浸泡七日，置于温暖处效果好。每于空腹时服一盏，每日夜服三四次。应该使患者每日酒气不断，以不醉清醒为度。如果患者不喝酒，即取莎草根十两，加桂心五两，芜荑三两，共同捣上一千杵，捣成细末做成散剂，然后用蜂蜜调和制成梧桐子大的药丸。每次在空腹时用酒、姜汤、蜜汤等送服二十丸，每天服二次，用量逐渐增加至三十丸，至痊愈时为止。

治卒中风诸急方第十九

治卒中急风，闷乱欲死方

灸两足大指下横文中，随年壮。

又别有续命汤。

若毒急不得行者

内筋急者，灸内踝；外筋急者，灸外踝上，二十壮。若有肿痹，虚者取白蔹二分，附子一分。捣，服半刀圭，每日可三服。

若眼上睛垂者

灸目两眦后，三壮。

若不识人者

灸季胁头各七壮。此胁小肋屈头也。

不能语者

灸第二槌或第五槌上五十壮。又别有不得语方，在后篇中矣。

又方，豉、茱萸各一升。水五升，煮取二升。稍稍服。

若眼反口噤，腹中切痛者

灸阴囊下第一横理十四壮。又别有服膏之方。

若狂走欲斫刺人，或欲自杀，骂詈不息，称鬼语者

灸两口吻头赤肉际，各一壮。又灸两肘屈中五壮。又灸背脾中间三壮。三日报灸三。仓公秘法，又应灸阴囊下缝三十壮。又别有狂邪方。

若发狂者

取车毂中脂如鸡子，热温淳苦酒，以投脂，甚搅令消，服之令尽。

若心烦恍惚，腹中痛满，或时绝而复苏者

取釜下土五升，捣，筛，以冷水八升和之，取汁尽服之。口已噤者，强开，以竹筒灌之，使得下，人便愈，甚妙。

若身体角弓反张，四肢不随，烦乱欲死者

清酒五升，鸡白矢一升。捣，筛，合和扬之千遍，乃饮之，大人服一升，日三，少五合，瘥。

若头身无不痛，颠倒烦满欲死者

取头垢如大豆大，服之。并囊贮大豆，蒸熟，逐痛处熨之，作两囊，更番为佳。若无豆，亦可蒸鼠壤土熨。

若但腹中切痛者

取盐半斤，熬令尽，着口中，饮热汤二升，得便吐，愈。
又方，附子六分，生姜三两（切）。以水二升，煮取一升。分为再服。

若手足不随，方

取青布烧作烟，就小口器中熏痛处。
又方，豉三升，水九升，煮取三升，分三服。又，取豉一升，微熬，囊贮，渍三升酒中三宿，温服，微令醉为佳。

若身中有掣痛，不仁不随处者

取干艾叶一斜许，丸之，纳瓦甑下，塞余孔，唯留一目。以痛处着甑目下，烧艾以熏之，一时间愈矣。
又方，取朽木削之，以水煮令浓，热灼灼尔，以渍痛处，效。

若口噤不开者

取大豆五升，熬令黄黑，以酒五升渍取汁。以物强发口而灌之，毕，取汗。

又方，独活四两，桂二两。以酒水二升，煮取一升半。分为三服，开口与之。温卧，火炙，令取汗。

若身直，不得屈伸反复者

取槐皮（黄白者）切之，以酒共水六升，煮取二升，去滓，适寒温，稍稍服之。

又方，刮枳树皮，取一升，以酒一升，渍一宿，服五合至一升，酒尽更作，瘥。

若口㖞僻者

衔奏灸口吻口横纹间，觉火热便去艾，即愈。勿尽艾，尽艾则太过。若口左僻，灸右吻；右僻，灸左吻，又灸手中指节上一丸，㖞右灸左也。又有灸口㖞法，在此后也。

又方，取空青末，着口中，入咽即愈。姚同。

又方，取蜘蛛子摩其偏急颊车上，候视正则止。亦可向火摩之。

又方，牡蛎、矾石、附子、灶中黄土分等。捣末，以三岁雄鸡冠血和敷急上，持水着边，视欲还正，便急洗去药，不着更涂上，便愈。

又方，鳖甲、乌头涂之，欲正，即揭去之。

若四肢逆冷，吐清汁，宛转啼呼者

取桂一两，㕮咀，以水三升，煮取二升，去滓，适寒温，尽服。

若关节疼痛

蒲黄八两，附子一两（炮）。合末之。服一钱匕，日三，稍增至方寸匕。

若骨节疼，烦不得屈伸，近之则痛，短气得汗出，或欲肿者

附子二两，桂四两，术三两，甘草二两。水六升，煮取三升，分三服，汗出愈也。

若中暴风，白汗出如水者

石膏、甘草各等份。捣，酒服方寸匕。日移一丈，辄一服也。

若中缓风，四肢不收者

豉三升。水九升，煮取三升。分为三服，日二作之。亦可酒渍煮饮之。

若卒中风痱，身体不自收，不能语，迷昧不知人者

陈元狸骨膏至要，在备急药方中。

附方（头风头痛附）

《经验方》治急中风，目瞑牙噤，无门下药者，用此末子，以中指点末，揩齿三二十，揩大牙左右，其口自开，始得下药，名开关散。天南星（捣为末）、白龙脑二件各等份。研，自五月五日午时合，患者只一字至半钱。

《简要济众》治中风口噤不开，涎潮吐方。用皂角一挺，去皮，涂猪脂，炙令黄色，为末。每服一钱匕，非时温酒服。如气实脉大，调二钱匕；如牙关不开，用白梅揩齿，口开即灌药，以吐出风涎，瘥。

治中风不省人事，牙关紧急者。藜芦一两（去芦头，浓煎），防风（汤浴过，焙干，碎切，炒微褐色）。捣为末。每服半钱，温水调下，以吐出风涎为效。如人行二里，未吐，再服。

又，治胆风毒气虚实不调，昏沉睡多。酸枣仁一两（生用），金挺蜡茶二两（以生姜汁涂炙，令微焦）。捣，罗为散。每服二钱，水七分，煎六分，无时温服。

《孙尚药》治卒中风，昏昏若醉，形体昏闷，四肢不收，或倒，或不倒，或口角似斜，微有涎出，斯须不治，便为大病，故伤人也。此证风涎潮于上膈，痹气不通，宜用急救稀涎散。猪牙皂角四挺（须是肥实不蛀，削去黑皮），晋矾一两（光明通莹者）。二味同捣，罗为细末，再研为散。如有患者，可服半钱，重者三字匕，温水调灌下。不大呕吐，只是微微涎稀令出，或一升二升，当时惺惺，次缓而调治，不可便大段治，恐过伤人命。累经效，不能尽述。

《梅师方》疗瘫缓风，手足弹曳，口眼㖞斜，语言謇涩，履步不正，神验乌龙丹。川乌头（去皮脐了）、五灵脂各五两。上为末，入龙脑、麝香，

研令细匀，滴水丸如弹子大。每服一丸，先以生姜汁研化，次暖酒调服之，一日两服，空心晚食前服。治一人，只三十丸，服得五七丸，便觉抬得手，移得步，十丸可以自梳头。

《圣惠方》治一切风疾，若能久服，轻身明目，黑髭驻颜。用南烛树，春夏取枝叶，秋冬取根皮，拣择细锉，五升。水五斗，慢火煎取二斗，去滓，别于净锅中，慢火煎如稀饧，以瓷瓶贮。温酒下一匙，日三服。

又方，治风立有奇效。用木天蓼一斤，去皮，细锉，以生绢袋贮，好酒二斗浸之，春夏一七日，秋冬二七日后开。每空心、日午、初夜合温饮一盏，老、幼临时加减。若长服，日只每朝一盏。

又方，治中风口㖞。巴豆七枚，去皮烂研。㖞左涂右手心，㖞右涂左手心。仍以暖水一盏，安向手心，须臾即便正，洗去药，并频抽掣中指。

又方，治风头旋。用蝉壳二两，微炒为末。非时温酒下一钱匕。

《千金方》治中风，面目相引偏僻，牙车急，舌不可转。桂心，以酒煮取汁，故布蘸搨病上，正即止。左㖞搨右，右㖞搨左，常用大效。

又方，治三年中风不效者。松叶一斤（细切之），以酒一斗，煮取三升。顿服，取汗出，立瘥。

又方，主卒中风，头面肿。杵杏仁如膏，敷之。

又方，治头面风，眼睭鼻塞，眼暗冷泪。杏仁三升，为末，水煮四五沸。洗头冷汗尽，三度，瘥。

《外台秘要》治卒中风口㖞。皂角五两，去皮，为末，三年大醋和，右㖞涂左，左㖞涂右，干乃敷之，瘥。

又，治偏风及一切风。桑枝（锉）一大升，用今年新嫩枝，以水一大斗，煎取二大升，夏用井中沉，恐酢坏。每日服一盏，空心服，尽又煎服，终身不患偏风。若预防风，能服一大升，佳。

又，主风身体如虫行。盐一斗，水一石，煎减半，澄清。温洗三五度。治一切风。

葛氏方治中风寒瘟，直口噤不知人。鸡矢白一升，熬令黄，极热，以酒三升，和搅去滓，服。

《千金翼方》治热风汗出心闷。水和云母服之。不过，再服，立瘥。

《箧中方》治风头及脑掣痛不可禁者，摩膏主之。取牛蒡茎叶，捣取浓汁二升，合无灰酒一升，盐花一匙头，熳火煎令稠，成膏，以摩痛处，风毒散自止。亦主时行头痛。摩时须极力令作热，乃速效。冬月无叶，用根代之亦可。

《经验后方》治中风及壅滞。以旋复花（洗尘令净）捣末，炼蜜丸如梧子大。夜卧以茶汤下五丸至七丸十丸。

又方，解风热，疏积热风壅，消食，化气，导血，大解壅滞。大黄四两，牵牛子四两（半生半熟）。为末，炼蜜为丸，如梧子大。每服茶下一十丸。如要微动，吃十五丸。冬月宜服，并不搜搅人。

《集验方》治风热心躁，口干狂言，浑身壮热及中诸毒。龙脑甘露丸。寒水石半斤（烧半日，净地坑内，盆合四面，湿土壅起，候经宿取出），入甘草（末）、天竺黄各二两，龙脑二分，糯米膏丸，弹子大，蜜水磨下。

《食医心镜》主中风，心肺风热，手足不随，及风痹不任，筋脉五缓，恍惚烦躁。熊肉一斤，切，如常法调和作腌腊。空腹食之。

又，主风挛拘急偏枯，血气不通利。雁肪四两，炼，滤过。每日空心暖酒一杯，肪一匙头，饮之。

同经曰：治历节诸风，骨节疼痛，昼夜不可忍者。没药半两研，虎脑骨三两，涂酥，炙黄色，先捣罗为散，与没药同研令细。温酒调二钱，日三服，大佳。

《圣惠方》治历节风，百节疼痛不可忍。用虎头骨一具，涂酥，炙黄，槌碎，绢袋贮，用清酒二斗，浸五宿。随性多少，暖饮之，妙。

《外台秘要方》疗历节诸风，百节酸痛不可忍。松脂三十斤（炼五十遍，不能五十遍，亦可二十遍）。用以炼酥三升，温和松脂三升，熟搅令极稠，旦空腹以酒服方寸匕，日三，数食面粥为佳，慎血腥、生冷、酢物、果子一百日，瘥。

又方，松节酒。主历节风，四肢疼痛如解落。松节二十斤，酒五斗，渍二七日。服一合，日五六服。

《斗门方》治白虎风所患不以，积年久治无效，痛不可忍者。用脑、麝、枫柳皮，不限多少，细锉焙干，浸酒。常服，以醉为度，即瘥。今之寄生枫树上者，方堪用，其叶亦可制砒霜粉，尤妙矣。

《经验后方》治白虎风，走注疼痛，两膝热肿。虎胫骨（涂酥，炙）、黑附子（炮裂，去皮脐）各一两。为末。每服温酒调下二钱匕，日再服。

《外台秘要》治疬疡风及三年。酢磨乌贼鱼骨，先布磨，肉赤即敷之。

又，治疬疡风。酢磨硫黄敷之，止。

《圣惠方》治疬疡风。用羊蹄菜根，于生铁上以好醋磨，旋旋刮取，涂于患上。未瘥，更入硫黄少许，同磨，涂之。

《集验方》治颈项及面上白驳浸淫渐长，有似癣，但无疮，可治。鳗鲡鱼脂敷之，先拭剥上刮，使燥痛，后以鱼脂敷之，一度便愈，甚者不过三度。

《圣惠方》治白驳。用蛇蜕，烧末醋调，敷上，佳。

又方，治中风烦热，皮肤瘙痒。用醍醐四两，每服酒调下半匙。

《集验方》治风气客于皮肤，瘙痒不已。蜂房（炙过）、蝉蜕等份。为末。酒调一钱匕，日三二服。

又方，蝉蜕、薄荷等份。为末。酒调一钱匕，日三服。

《北梦琐言》云：有一朝士见梁奉御，诊之曰，风疾已深，请速归去。朝士复见郴州马医赵鄂者，复诊之，言疾危，与梁所说同矣，曰，只有一法，请官人试吃消梨，不限多少，咀龁不及，绞汁而饮。到家旬日，唯吃消梨，顿爽矣。

《千金方》治头风头痛。大豆三升，炒令无声，先以贮一斗二升瓶一只，贮九升清酒，乘豆热即投于酒中，蜜泥封之七日，温服。

《孙真人方》治头风痛。以豉汤洗头，避风即瘥。

《千金翼》治头风。捣葶苈子，以汤淋取汁，洗头上。

又，主头风。沐头，吴茱萸二升，水五升，煮取三升，以绵染拭发根。

《圣惠方》治头风痛，每欲天阴雨，风先发者。用桂心一两，为末，以酒调如膏，用敷顶上并额角。

陈藏器《拾遗·序》云：头疼欲死，鼻内吹硝石末，愈。

《日华子》云治头痛。水调决明子，贴太阳穴。

又方，决明子作枕，胜黑豆，治头风，明目也。

《外台秘要》治头疼欲裂。当归二两，酒一升，煮取六合，饮至再服。

《孙兆口诀》云治头痛。附子（炮）、石膏（煅）等份。为末，入脑、麝少许。茶酒下半钱。

《斗门方》治卒头痛。白僵蚕碾为末，去丝，以熟水下二钱匕，立瘥。

又方，治偏头疼。用京芎，细锉，酒浸服之，佳。

《博济方》治偏头疼，至灵散。雄黄、细辛等份。研令细，每用一字以下，左边疼吹入右鼻，右边疼吹入左鼻，立效。

《经验后方》治偏头疼，绝妙。荜茇，为末，令患者口中含温水，左边疼，令左鼻吸一字；右边疼，令右鼻吸一字，效。

《集验方》治偏正头疼。谷精草一两，为末，用白面调，摊纸花子上，贴疼处，干又换。

偏头疼方。用生萝卜汁一蚬壳，仰卧，注鼻。左痛注左，右痛注右，左右俱注，亦得神效。

《外台秘要》头风白屑如麸糠方。竖截楮木作枕，六十日一易新者。

白话译文

治疗突然中了毒厉之气引起的急风，症见气闷烦乱欲死方

灸双足大趾横纹中间，根据年龄多少确定所灸壮数。另有续命汤可治本病。

如果是突然中毒不能行走

内侧筋紧的，灸内踝上；外侧筋紧的，灸外踝上，各二十壮。如果是肿胀痹痛而且虚的，取白蔹二分，附子一分，捣为细末，每次服半刀圭的量，每天可以服三次。

如果眼睛上睑下垂

可在双眼角后灸三壮。

如果神志不清的

可在季胁头各灸七壮。季胁为胁下小肋骨，是弯曲的骨头。

治疗不能说话方

处方一：在第二椎或第五椎上灸五十壮。另有治不能言语的方子列在后篇中。

处方二：豆豉、茱萸各一升，用五升水煎煮得二升，慢慢服下。

如果眼翻口噤，腹内剧痛的

在阴囊下第一横纹处灸十四壮。另外还有口服膏方。

如果发狂乱跑欲砍刺他人，或想要自杀，骂语不断，说自己是鬼的，治疗方如下

在两嘴角红白肉交界处各灸一壮，另灸双肘屈中处五壮，并灸背肩胛中间三壮，每天灸三次，这个方法是仓公的秘法。还可在阴囊下缝处灸三十壮。另有治疗狂邪的药方。

如果患者发狂

可取车轴中的油脂如鸡蛋大一块，另取温热的味厚的醋加入油脂中搅拌均匀，直至完全融化，一次服尽。

如果心烦恍惚，腹中疼痛胀满，有时昏厥而又苏醒的

取灶心土五升，捣碎过筛，研成细末，用八升冷水和匀，取汁服尽。如果口闭不开，可以用物撑开以竹筒灌入，使患者喝下，患者就能痊愈，极为有效。

如果身体出现角弓反张，四肢不遂，烦乱欲死，治方如下

清酒五升，鸡白粪一升捣碎过筛，混合搅匀后翻扬千遍，口服。大人每次服一升，每天三次；小儿每次服五合，服后即愈。

如果头部、身体无处不痛，神魂颠倒，心烦满闷，难受得快要死了一样，治方如下

取大豆粒大的头垢一块，服下。并用布袋装入大豆，蒸熟后往疼痛的地方熨敷，可用两条布袋替换熨敷，疗效更好。如果没有大豆，也可以取松软的鼠壤土蒸热，熨敷。

如果只是腹内剧痛，治方如下

处方一： 取半斤食盐，加水熬化后，放在口中含服下，然后再喝热开水二升，使患者呕吐，就可痊愈。

处方二： 附子六分，生姜三两切细，加二升水煎煮得一升，分为二次服。

如果手足不遂，治方如下

处方一：取一块青布燃烧冒烟，放到小口容器内熏痛处。

处方二：豆豉三升，加水九升，煎煮得三升，分为三次服。还可取豆豉一升，微炒后装入布袋内，浸泡于三升酒内三个晚上，加温服用，使患者微醉效果最好。

如果身体感觉挚痛，麻痹不遂，治方如下

处方一：取干艾叶一斗左右，搓成丸，装入一瓦罐内，将瓦罐的其他孔洞全部堵死，只留一孔，对准疼痛处，点燃艾叶，取烟熏痛处，片刻就可痊愈。

处方二：取枯朽的树木削成屑，用水煎煮成很浓的汤液，以热气腾腾的热汤浸洗痛处，有效。

如果口噤不开，治方如下

处方一：取五升大豆，炒至黄黑色，用五升酒浸泡取汁，用东西强行撑开口，将药汁灌下，服后盖被发汗。

处方二：独活四两，桂枝二两，用酒水二升煎煮得一升半，分为三次服，撑开口灌下。趁温卧床，并用火烤，使患者发汗。

如果身体强直不能翻转，治方如下

处方一：取黄白色的槐树皮切碎，用酒和水共六升煎煮得二升，去渣，待温度合适时慢慢服下。

处方二：刮取枳树皮一升，用一升酒浸泡一夜，每次服五合至一升。酒服尽后再重新制作，直至痊愈为止。

如果口角歪斜，治方如下

处方一：让患者口衔一片简牍，灸两嘴角口横纹间，待感觉火热便去除艾条，即可痊愈。不要使艾条烧尽，烧尽则灸得太过。如果口向左歪，就灸右口角；向右歪，就灸左口角。并可于手中指节上灸一壮，向右歪灸左手指。还有其他灸治口角歪斜的方法记载在后面。

处方二：取空青末，置于口中，入咽即可病愈。《姚氏方》与本方相同。

处方三：取蜘蛛卵，置于偏歪的脸面一侧的颊车穴上摩敷，待其恢复正

常时即停止。也可靠近火处摩敷。

　　处方四：牡蛎、矾石、附子、灶心土各等份，共同捣为细末，用三岁雄鸡鸡冠的血和匀敷于患处。敷后急忙到水边观察，看到口面已恢复正常即迅速洗净药。如果没有恢复，可再涂药，即可痊愈。

　　处方五：鳖甲、乌头，研成末涂到患处，将要恢复正常时，就揭去药。

如果四肢逆冷，呕吐清水，婉转哭叫，治方如下

　　取桂枝一两，切碎，用三升水煎煮得二升，去渣，待温度合适时，一次服尽。

如果关节疼痛，治方如下

　　蒲黄八两，炮附子一两，共同捣为细末。每服一钱匕的量，每天服三服，可逐渐增加至每次服一方寸匕的量。

如果骨节疼痛烦闷，不能屈伸，触痛，气短汗出，或马上要肿起，治方如下

　　附子二两，桂枝四两，白术三两，甘草二两，用六升水煎煮得三升，分为三次服，服后出汗就可以痊愈。

如果得了突然而严重的中风，身体汗出如水，治方如下

　　石膏、甘草各等份，捣为细末，以酒冲服方寸匕的量。每隔日头偏移一丈这样长的时间，服一次药。

如果得了发病较缓的中风，症见四肢松软不收，治方如下

　　豆豉三升，用九升水煎煮得三升，分为三次服，每天服二次。也可用酒浸泡后煎煮服用。

如果突然中风瘫痪，身体不能自由收缩，不能说话，神志不清不认识人，治方如下

　　可用陈元狸骨膏，这膏最重要。这个方子记载在备急药方中。

附方（附头风、头痛方）

　　《经验方》治突然中风，目瞑牙噤，无法服药的，用本方药末，以中指

蘸末，抹牙齿二三十下，抹左右磨牙，患者的嘴巴会自然张开，便可以服下药了，因此本药方名叫开关散，具体组方如下：天南星捣为细末，白龙脑研成细末，二者各等份，在五月初五午时，二药相合，患者只服一字至半钱。

《简要济众》治疗中风口噤不开，呕吐大量涎水方：取皂角一根，去皮，表面涂上猪油，用火炙为黄色，然后捣为细末，每服一钱匕的量，不论时候以温酒冲服。如为气实脉洪大之证，可调服二钱匕的量。如牙关不开，可用白梅擦抹牙齿，口开后即可灌服药末，服药后吐出风涎即可病愈。

治疗中风不省人事，牙关紧闭：藜芦一两，去芦头，煎煮取浓汁；另取防风，用热水浸泡过，焙干，切碎，炒到微褐色。上面两味药共同捣为细末。每次服半钱，用温开水调服，服药后吐出风涎则有效。如果服药后过了人行走二里路的时间，患者仍未呕吐，就再服一次。

治疗风毒之气入胆，导致虚实不调，昏沉嗜睡方：酸枣仁一两生用，金挺蜡茶二两，表面用生姜汁涂浸，用火炙为微焦，上面两样东西共同捣碎过筛，制成散剂。每次服二钱，用七分水煎煮得六分，不分时候温服。

《孙尚药方》治疗突然中风，昏昏沉沉像喝醉酒一样，神昏体闷，四肢不收，或倒地或不倒地，或口角好像歪斜，微流涎水，如不及时治疗，即会转为重病，损害身体。本证是风涎涌到膈上，造成气滞不通，应该用急救稀涎散：猪牙皂角四根，必须肥实未被虫蛀的，削去黑皮；晋矾石一两，须用光明通莹的。上面二味药共同捣细过罗，筛制成细末，再细研成散剂。如果有患这种病的，可服半钱，重者可服三字匕的量，用温开水调和后灌下。服药后不会有大的呕吐，只是轻微吐出稀涎水，或一升或二升。吐后即微微苏醒，然后再慢慢调治。切不可急于下大药方治疗，唯恐对人造成伤损。对此病症屡用有效，在这里没法详尽叙述。

《梅师方》治疗中缓风偏瘫，手足不遂，口眼歪斜，语言艰涩，行走不正，用神验乌龙丹：川乌头去皮、脐，与五灵脂各五两，二味共同捣为细末，再加入龙脑、麝香，研至极细、均匀，滴水制成弹子大的药丸，每次服一丸。服时，先用生姜汁将药丸研化，再用温酒调服下，每天服二次，早晨空腹和晚饭前服。治疗一人只需三十丸，当已服下五至七丸时，患者就可感觉手能抬起，脚能移动；服十丸时，自己可以梳理头发。

《圣惠方》治疗各种风疾，如果能坚持长期服用，可身体清爽，眼睛明亮，乌发美颜。

处方一：用南天烛树，于春、夏季取枝、叶，秋、冬季取根皮，挑选干净的，锉细五升，用五斗水以慢火煎煮得二斗，去渣，再倒入另一个干净的锅内，慢火浓煎到像稀饴糖，装到瓷瓶内。每次用温酒冲服一汤匙，每天服三次。

　　处方二： 治疗风疾，服后迅速见神效。用木天蓼一斤，去皮锉细，装入生绢袋内，将药袋浸泡于二斗好酒中。春、夏季浸泡七天，秋、冬季浸泡十四天，然后开启取出。每次在空腹、中午、刚入夜时，加温服一盏。老年或幼儿可适当加减。如果长期服用，每天只需在早晨服一盏。

　　处方三： 治疗中风口歪，巴豆七枚，去皮，研至极烂。如果口角向左歪，涂右手心；如向右歪，涂左手心。同时，取一盏热水置于手心下，片刻后口歪即可纠正。然后洗去药末，并连续不断屈伸中指。

　　处方四： 治疗风邪入脑或挟痰水逆上所致眩晕方，用蝉蜕二两，微炒后捣为细末。不分时候以温酒调服一钱匕的量。

　　《千金方》治中风，面目牵扯偏歪，牙床发紧，舌不能转动：桂心，用酒煎煮取汁，用旧布蘸药汁敷于患处，敷后偏歪即可纠正。向左歪，敷右面；向右歪，敷左面。经多次使用，有特效。

　　治疗中风三年不愈方：松树叶一斤，切细，用一斗酒煎煮得三升，一次服尽。服后取汗，即可病愈。

　　主治突然中风，伴头面浮肿：取杏仁，用杵捣烂成膏状，敷于患处。

　　治疗头面风，眼睛抽动，鼻塞，眼发暗，流冷泪：杏仁三升，捣为细末，用水煎煮四五沸，用此药液洗头，使冷汗出尽，三次即可病愈。

　　《外台秘要》治疗突发中风口歪方：皂角五两，去皮，捣为细末，用三年的老陈醋和匀，右歪涂左面，左歪涂右面，干后再涂敷，即可痊愈。

　　又有治疗中风偏瘫及各种风疾方：桑树枝锉碎，一大升，须用当年的新嫩枝，用一大斗水煎煮得二大升。夏季时，为防药液酸坏，可将药液倒入容器中，沉入井底。每天空腹服一盏，服完再煎，可终身不再患中风偏瘫，如果预防风疾，可服一大升，有良好的效果。

　　还有主治风疾，感觉体表有像虫子一样的东西在爬行的药方：食盐一斗，水一石，煎煮至水剩一半，取澄清液洗三五次，可治疗各种风疾。

　　《葛氏方》治疗感染风寒瘟毒后，牙关紧闭不认得人方：鸡屎白一升，炒至黄色，趁最热时，放入三升酒中搅和均匀，去渣后服用。

　　《千金翼方》治疗风邪挟热外袭所致的热风，症见出汗胸闷方：取云母末，用水调和后服下。不超过二次，就可痊愈。

　　《箧中方》治疗风邪袭头以及头部抽掣疼痛不止的病证，采用膏药摩敷：取牛蒡茎、叶，捣烂取浓汁二升，与一升无添加石灰的好酒混合，再加入细盐粒一匙头，用灶膛火煎煮成稠膏，取膏摩敷疼痛处，待风毒散尽，即可痊愈。本方亦可治疗时行头痛，摩敷时必须尽力使患处发热，可迅速取效。冬季牛蒡无茎、叶，用根代替，也同样有效。

《经验后方》治疗中风及气血壅滞方：将旋覆花清洗干净、捣成细末，用炼蜜调和制成梧桐子大的药丸，夜晚睡前用茶水送服下五丸至七丸、十丸。

另有清解风热，疏风清热，消积化滞，消食理气，活血行血，大大解除气血壅滞的药方：取大黄四两，半生半熟的牵牛子四两，共同捣为细末，用炼蜜调和制成梧桐子大的药丸，每次用茶水调服十丸。如果腹泻的感觉不大，可服十五丸。宜在冬季里服，对患者没有太难受的副作用。

《集验方》治疗风热导致心烦意躁，口干狂言，全身高热以及中各种毒的龙脑甘露丸：寒水石半斤，在火上烧半天，再在一块干净的地面上挖一个坑，将寒水石放到坑中，用盆罩住石头，让四面不透气，并用湿土填埋，在盆上面垒起土堆，经过一夜后取出。再加入甘草末、天竺黄各二两，冰片二分，用糯米制成弹子大的膏丸，每次用蜂蜜水研磨后服下。

《食医心镜》主治中风，心肺风热证，症见手足不遂及风痹不仁，筋脉五缓，恍惚烦躁方：熊肉一斤，切细，按普通食法调和腌制成腊肉，每次空腹食用。

另有主治风挛拘急，半身不遂，血气不通畅方：大雁的脂肪四两，煎煮熬炼后过滤取油。每日空腹时以热酒一盏，放入大雁油一匙头，共同服下。

《同经》记载治疗各种历节风，症见骨节疼痛，昼夜疼痛难忍：没药半两，研为细末；虎脑骨（已禁用）三两，表面涂酥油在火上烤为黄色，先捣碎，再过筛制成散剂，与没药共同研至极细。每次用温酒调服二钱，每日三次，有特效。

《圣惠方》治疗历节风，全身关节疼痛难忍：用虎头骨（已禁用）一具，表面涂抹酥油，在火上烤为黄色，捶碎，装入绢袋内，用二斗清酒浸泡五宿。根据个人酒量，加热后适量饮服，有良效。

《外台秘要方》治疗各种历节风，全身关节酸痛难忍。

处方一：松脂三十斤，煎炼五十遍，如无法煎炼五十遍，二十遍也可。再取酥油三升煎炼熟，乘温与松脂三升混合，长时间搅拌至极稠。清晨空腹用酒冲服一方寸匕的量，每天三次，服药期间以食面粥为好。慎吃血腥生冷食物及酸性食物、水果等，一百日后可愈。

处方二：用松节酒，主治历节风，四肢犹如被肢解般疼痛。松节二十斤，用五斗酒浸泡十四天，每次服一合。每天服五至六次。

《斗门方》治疗患白虎风不好，经年累月久治无效，疼痛难忍：取冰片、麝香、枫柳皮，不拘多少，锉细后焙干，用酒浸泡，经常服用，以喝醉为度，即可痊愈。现今必须取枫树寄生，才可使用，它的叶子可制砒霜粉，效果特别好。

《经验后方》治疗白虎风，症见游走性疼痛，双膝热肿：取虎胫骨（已禁用）表面涂抹酥油，在火上烤为黑色。附子炮裂，去皮、脐，二者各一两，共同捣为细末，每次用温酒调服二钱匕的量，每天服二次。

《外台秘要》治疗汗斑三年不愈：用醋磨乌贼骨，先用布将患处的皮肤磨红，再将药醋敷上。

另有治疗汗斑方：用醋磨硫黄，敷于患处，就可治愈。

《圣惠方》治疗汗斑：用羊蹄菜根，置于一块生铁上，用好醋研磨，慢慢刮取磨汁，涂于患处。如未愈，可再加入少量硫黄一同研磨，涂于患处。

《集验方》治疗颈项及面部生白癜，逐渐蔓延扩大，有时似癣，但不形成疮，可以治愈，治方如下：取鳗鲡鱼油脂敷患处。先将患处拭干，并以一物轻刮，使有燥痛感，然后以鱼脂敷上，一次即可治愈，严重者不超过三次。

《圣惠方》治疗白癜：取蛇蜕烧为末，用醋调匀，敷于患处，有良效。

另有治疗中风邪后烦热不适，皮肤瘙痒方：用醍醐四两，每次用酒调服半匙。

《集验方》治疗风邪外侵皮肤，瘙痒不止。

处方一：取蜂房用火炙过，与蝉蜕各等份，捣为细末，用酒调服一钱匕的量，每日服二三次。

处方二：取蝉蜕、薄荷等份，共同捣为细末，用酒调服一钱匕的量，每天服三次。

《北梦琐言》记载：有一位朝士与梁奉御医生见面，梁医生诊断后说，您中风疾已经很严重了，赶紧回家吧。这位朝士又去见郿州的兽医赵鄂，重新诊治，赵医生亦说病已危重，与梁医生所说大致相同。并告知只有一个治疗方法：请您自己试着吃些消梨，量不管多少，用嘴嚼服恐怕来不及，可以绞汁饮服。朝士回到家中十日，只吃消梨，很快就身体爽快而痊愈了。

《千金方》治疗头风头痛：大豆三升，在火上炒至不再发出噼啪声，再取一只能装一斗二升的瓶子，贮入九升清酒，趁豆热时即刻投入酒内，用蜜泥封存七天后，温服。

《孙真人方》治疗头风头痛：用豆豉煎汤洗头，避免再着风，即愈。

《千金翼方》治疗头痛。

处方一：取葶苈子捣为细末，用热水淋取汁，待温洗头。

处方二：吴茱萸二升，用五升水煎煮得三升，洗好头后，用棉布蘸染吴茱萸汤，擦拭头发根。

《圣惠方》治疗头风头痛，每当将要天阴下雨时发作：用桂心一两，捣为细末，以酒调匀如膏状，敷于头顶及额角。

陈藏器《本草拾遗》在序中记载：治疗头疼欲死，可取硝石捣为细末，吹入鼻中，即可病愈。

《日华子本草》记载治疗头痛方。

处方一：取决明子（捣为细末），用水调匀，敷于太阳穴。

处方二：取决明子做枕头，可治疗头风，能明目，胜过黑豆。

《外台秘要》治疗头疼欲裂方：当归二两，用一升酒煎煮得六合，分为二次服。

《孙兆口诀》记载治疗头痛：炮附子、煅石膏等份，捣为细末，加入少量冰片、麝香，用茶酒调服半钱。

《斗门方》治疗突发头痛：取白僵蚕研为细末，去掉丝，用温开水调服二钱匕的量，即刻痊愈。

另有治疗偏头痛方：取川芎锉细，用酒浸泡后服，有良效。

《博济方》治偏头痛，用至灵散：雄黄、细辛等份，研至极细，每次取一字以内量，左边疼吹入右鼻，右边疼吹入左鼻，立刻起效。

《经验后方》治疗偏头痛，有绝妙之效：取荜茇捣为细末，让患者口内含温水，左边疼，使左鼻吸入药末一字，右边疼，使右鼻吸入药末一字，有效。

《集验方》治疗偏、正头痛：谷精草一两，捣为细末，用白面加水调匀，摊于绵纸上，贴于疼痛处，干后更换。

治疗偏头痛方：取鲜萝卜汁一蚬壳，让患者仰卧注入鼻中，左边疼注左鼻，右边疼注右鼻，左右双鼻都注也有神奇的疗效。

《外台秘要》治疗头风，头上白屑如麸糠方：取楮木一段，竖裁后作为枕头，枕用六十天后，换用新的木头。

治卒风喑不得语方第二十

治卒不得语方

以苦酒煮瓜子，薄颈一周，以衣苞，一日一夕乃解，即瘥。

又方，煮大豆，煎其汁令如饴，含之。亦但浓煮，饮之。

又方，煮豉汁，稍服之一日，可美酒半升中搅，分为三服。

又方，用新好桂，削去皮，捣，筛。三指撮，着舌下咽之。

又方，锉谷枝叶，酒煮热灰中，沫出，随多少饮之。

治卒失声，声噎不出方

橘皮五两，水三升，煮取一升。去滓，顿服，倾合服之。

又方，浓煮苦竹叶，服之，瘥。

又方，捣蘘荷根，酒和，绞饮其汁。此本在杂治中。

又方，通草、干姜、附子、茯神各一两，防风、桂、石膏各二两，麻黄一两半，白术半两，杏仁三十枚。十物捣筛，为末，蜜丸，如大豆大。一服七丸，渐增加之。凡此皆中风。又有竹沥诸汤甚多，此用药虽少，而是将治所患，一剂不瘥，更应服之。

又方，针大槌旁一寸五分，又刺其下，停针之。

又方，矾石、桂，末，绵裹如枣，纳舌下，有唾出之。

又方，烧马勒衔铁令赤，纳一升苦酒中，破一鸡子，合和饮之。

若卒中冷，声嘶哑者

甘草一两，桂二两，五味子二两，杏仁三十枚，生姜八两（切）。以水七升，煮取二升，为二服，服之。

附方

《经验后方》治中风不语。独活一两（锉）。酒二升，煎一升，大豆五合，炒有声，将药酒热投，盖良久。温服三合，未瘥，再服。

又方，治中风不语，喉中如拽锯声，口中涎沫。取藜芦一分，天南星一个（去浮皮，却脐子上陷一个坑子，纳入陈醋一橡斗子，四面用火逼，令黄色）。同一处捣，再研极细，用生蜜为丸，如赤豆大。每服三丸，温酒下。

《圣惠方》治中风，以大声咽喉不利。以襄荷根二两，研，绞取汁，酒一大盏相和，令匀，不计时候，温服半盏。

白话译文

治疗突然不能言语方

处方一：用醋煎煮瓜子，用布包裹，敷于颈部一周，一昼夜后解去，即可痊愈。

处方二：取大豆煎煮，使汤汁浓缩至像饴糖一样，含服。也可煮浓汁直接服用。

处方三：煎煮豆豉汁，慢慢服用一天。也可兑入半升美酒搅匀，分三次服用。

处方四：用新采收的上等桂枝，削去皮，捣碎过筛制成细末，每次取三指撮置于舌下含服。

处方五：取谷枝叶，锉碎，用酒煎熟，待泡沫溢出后，随多少饮服。

治疗突然失音，声音一点都发不出方

处方一：橘皮五两，用三升水煎煮得一升，去渣，一次服尽。

处方二：取苦竹叶，煎煮至浓汁服用，服后即可病愈。

处方三：取襄荷根捣碎，用酒掺和，绞取药汁服用。本方原列于"杂治"篇章中。

处方四：通草、干姜、附子、茯神各一两，防风、桂枝、石膏各二两，麻黄一两半，白术半两，杏仁三十枚。将上面十味药捣为细末，用蜂蜜调和制成如大豆大的药丸。首次服七丸，以后逐渐增加。凡是这种病症都是由中风引起的，还有以竹沥为主药的多种汤剂也可治疗本病，本方用药虽少，但

却是针对患者所患的病证。如果服用一剂后仍未痊愈，可继续服用。

处方五：针灸大椎旁一寸五分外，又针灸此穴的下方，停针。

处方六：矾石、桂枝捣为细末，用棉布裹成大枣大小，置于舌下，如有唾液即吐出。

处方七：取马嚼铁烧至通红，然后置于一升醋内，再打入一个鸡蛋，搅匀后服用。

如果突然着凉，声音嘶哑治方

甘草一两，桂枝二两，五味子二两，杏仁三十枚，生姜八两，切碎，用七升水煎煮得二升，分二次服用。

附方

《经验后方》治疗中风不能言语：独活一两，锉碎，用二升酒煎煮得一升，另取大豆五合，炒至噼啪作响，将药酒加热后倒入炒大豆的锅内，用锅盖盖好焖煮一段时间，然后温热服三合，未愈再服。

另有治疗中风不能言语，喉咙发出像拉锯一样的声音，口中有涎沫方：取藜芦一分，天南星一个（去浮皮，于顶部凹陷的茎痕处刻挖一个小坑，装入一橡斗子陈醋，沿四周用火烤至黄色），放在一起捣碎研至极细，用生蜂蜜调和制成红豆大小的药丸，配合温酒服下，每次服三丸。

《圣惠方》治中风，大声说话导致咽喉不利方：取鲜蘘荷根二两，研碎绞取汁液，再掺入一大盏酒搅和均匀，随时随地温服半盏。

治风毒脚弱痹满上气方第二十一

脚气之病，先起岭南，稍来江东，得之无渐，或微觉疼痹，或两胫小满，或行起忽弱，或小腹不仁，或时冷时热，皆其候也。不即治，转上入腹，便发气，则杀人。治之多用汤、酒、摩膏，种数既多，不但一剂，今只取单效用，兼灸法

取好豉一升，三蒸三曝干，以好酒三斗渍之，三宿可饮。随人多少。欲预防，不必待时，便与酒煮豉服之。脚弱其得小愈，及更营诸方服之，并及灸之。

次服独活酒方

独活五两，附子五两（生用，切）。以酒一斗，渍经三宿，服从一合始，以微痹为度。

又方，白矾石二斤（亦可用钟乳末），附子三两，豉三升。酒三斗，渍四五日，稍饮之。若此有气，加苏子二升也。

又方，好硫黄三两（末之），牛乳五升。先煮乳，水五升，仍纳硫黄，煎取三升，一服三合。亦可直以乳煎硫黄，不用水也。卒无牛乳，羊乳亦得。

又方法，先煎牛乳三升，令减半，以五合辄服硫黄末一两，服毕，厚盖取汗，勿令得风，中间更一服，暮又一服。若已得汗，不复更取，但好将息，将护之。若未瘥愈，后数日中亦可更作。若长将，亦可煎为丸。北人服此治脚多效，但须极好硫黄耳，可预备之。

若胫已满，捏之没指者

但勒饮乌犊牛溺二三升，使小便利，息渐渐消。当以铜器，尿取新者为佳。无乌牛，纯黄者，亦可用之。

又方，取牵牛子，捣，蜜丸如小豆大五丸。取令小便利。亦可正尔吞之。其子黑色，正似球子核形，市人亦卖之。

又方，三白根，捣碎，酒饮之。

又方，酒若水煮大豆，饮其汁。又，食小豆亦佳。又，生研胡麻，酒和服之，瘥。

又方，大豆三升，水一斗，煮取九升，纳清酒九升，又煎取九升，稍稍饮之。小便利，则肿歇也。

其有风引、白鸡、竹沥、独活诸汤，及八风、石斛、狗脊诸散，并别在大方中。金芽酒最为治之要，今载其方

蜀椒、茵芋、金牙、细辛、莽草、干地黄、防风、附子、地肤、蒴藋、升麻各四两，人参三两，羌活一斤，牛膝五两。十四物，切，以酒四斗，渍七日，饮二三合，稍加之。亦治口不能言、脚屈，至良。

又有侧子酒，亦效。

若田舍贫家，此药可酿，菝葜及松节、松叶皆善

菝葜（净洗，锉之）一斛，以水三斛，煮取九斗，以渍曲，及煮去滓，取一斛渍饭，酿之如酒法，熟即取饮，多少任意。可顿作三五斛。若用松节叶，亦依准此法，其汁不厌浓也。患脚屈，积年不能行，腰嵴挛痹，及腹内紧结者，服之不过三五剂，皆平复如无。酿水边商陆亦佳。

其灸法孔穴亦甚多，恐人不能悉皆知处，今止疏要者，必先从上始，若直灸脚，气上不泄则危矣

先灸大椎。在项上大节高起者，灸其上面一穴耳。若气，可先灸百会五十壮，穴在头顶凹中也。

肩井各一百壮。在两肩小近头凹处，指捏之，安令正得中穴耳。

次灸膻中五十壮。在胸前两边对乳胸厌骨解间，指按觉气慃慃尔是也。一云正胸中一穴也。

次灸巨阙。在心厌尖尖四下一寸，以赤度之。凡灸以上部五穴，亦足治其气。若能灸百会、风府、胃管及五脏腧，则益佳，视病之宽急耳。诸穴出《灸经》，不可具载之。

次乃灸风市百壮。在两髀外，可平倚垂手直掩髀上，当中指头大筋上捻之，自觉好也。

次灸三里二百壮。以患者手横掩，下并四指，名曰一夫指，至膝头骨下，指中节是其穴，附胫骨外边捻之，凹凹然也。

次灸上廉一百壮。又灸三里下一夫。

次灸下廉一百壮。又在上廉下一夫。

次灸绝骨二百壮。在外踝上三寸余，指端取踝骨上际，屈指头四寸便是，与下廉颇相对，分间二穴也。此下一十八穴，并是要穴，余伏兔、犊鼻穴，凡灸此壮数，不必顿毕，三日中报灸合尽。

又方，孔公孽二斤，石斛五两，酒二斗，浸。服之。

附方

《斗门方》治卒风毒，肿气急痛。以柳白皮一斤，锉，以酒煮令热，帛裹熨肿上，冷再煮，易之，甚妙也。

《圣惠方》治走注风毒疼痛。用小芥子末，和鸡子白调敷之。

《经验后方》治风毒、骨髓疼痛。芍药二分，虎骨一两（炙）。为末，夹绢袋贮，酒三升，渍五日。每服二合，日三服。

《食医心镜》除一切风湿痹，四肢拘挛。苍耳子三两，捣末，以水一升半，煎取七合，去滓，呷之。

又，治筋脉拘挛，久风湿痹，下气，除骨中邪气，利肠胃，消水肿，久服轻身益气力。薏苡仁一升，捣为散。每服以水二升，煮两匙末，作粥，空腹食。

又，主补虚，去风湿痹。醍醐二大两，暖酒一杯，和醍醐一匙饮之。

《经验方》治诸处皮里面痛。何首乌，末，姜汁调成膏。痛处以帛子裹之，用火灸鞋底，熨之，妙。

《孙真人方》主脚气及上气。取鲫鱼一尺长者，作脍，食一两顿瘥。

《千金翼》治脚气冲心。白矾二两，以水一斗五升，煎三五沸，浸洗脚，良。

《广利方》治脚气冲烦，闷乱不识人。大豆一升，水三升，浓煮取汁，顿服半升。如未定，可更服半升，即定。

苏恭云：凡患气脚，每旦任意饱食，午后少食，日晚不食，如饥可食豉粥。若暝不消，欲致霍乱者。即以高良姜一两，打碎，以水三升，煮取一升，顿服尽即消，待极饥乃食一碗薄粥，其药唯极饮之，良。若卒无高良姜，母姜一两代之，以清酒一升，煮令极熟，和滓食之，虽不及高良姜，亦大效矣。

唐本注云：脚气，煮茛草浓汁渍之，多瘥。

《简要济众》治脚气连腿肿满，久不瘥方。黑附子一两，去皮脐，生用，捣为散，生姜汁调如膏，涂敷肿上，药干再调涂之，肿消为度。

白话译文

脚气病起初发源于岭南，后来传至江东。初患时多数不严重，或稍有疼痛麻木感，或双小腿稍有胀满的感觉，行走或站起时下肢软弱无力，或小腹麻木不仁，或时冷时热，都是此病的症状。如若不及时治疗，则会向上发展进入腹内，脚气在上部发作会有生命危险。治疗常用汤、酒、摩膏等方法，治疗方法很多，不止一种剂型。现在只收载简单有效的方剂和灸法

取上好豆豉一升，经过三蒸三晒干燥，再用三斗好酒浸泡三夜后服用，浸泡所用酒量可根据人数多少相应加减。如果是用于预防，可不拘时候，随时用酒煎煮豆豉服用。待腿脚软弱稍有好转后，可再服用其他方药，并用灸法治疗。

再服独活酒方

处方一：独活五两，附子五两（生用，切细），以一斗酒浸泡三夜，从一合服起，以痹痛减轻为度。

处方二：白矾石二斤，也可以使用钟乳末、附子各三两，豆豉三升，用酒三斗浸泡四五日，少量饮服。如果此药酒中有气，也可加入苏子二升。

处方三：用上好的硫黄三两，捣为细末，牛奶五升。先用水煎煮牛奶得五升，再兑入硫黄，煎煮得三升，每次服三合。也可以直接用牛奶煎煮硫黄，而不用与水混合。如急用时找不到牛奶，也可以使用羊奶。

处方四：先取牛奶三升，煎煮剩原来的一半，取五合兑服一两硫黄末，服后即盖厚被子发汗，不要让患者再受风寒，中途再服一次，至傍晚再服一次。如果已经出汗，就不用再服药，只需好好调养护理。如果未能彻底痊愈，可于数日内再重新服药。如需长期调养，也可煎药为丸。北方人服用此方，治疗脚气病多有疗效，但一定要用上好的硫黄。制作此药，应该提前准备上好的硫黄。

如果小腿已肿满，用手捏小腿，凹陷没指治疗方

处方一：只用多喝黑色牛犊的尿液二三升，使患者小便通利，肿满就会逐渐消退。接取尿液时应当用铜器，牛尿以早上新尿为好，如果无黑牛犊，纯黄色牛犊的尿液也可使用。

处方二：取牵牛子，捣为细末，用蜂蜜调和制成小豆粒大的药丸，服药后可使患者小便通利。也可取牵牛子整个吞服。牵牛子多为黑色，形状像山楂核，市面上有售。

处方三：取三白草根，捣碎，用酒冲服。

处方四：用酒或水煎煮大豆，取汁饮服。另食小豆也有良效。还可取生胡麻研为细末，用酒和匀，服后即病愈。

处方五：大豆三升，用一斗水煎煮得九升，再加入清酒九升，煎煮得九升，分次服用。服后，小便通利，肿满就可消除。

治疗这种疾病的汤剂还有风引汤、白鸡汤、竹沥汤、独活汤等，以及八风散、石斛散、狗脊散等散剂，以上汤剂都另列在"大方"篇章中。金芽酒是治疗本病的要方，现记载其方药组成

蜀椒、茵芋、金芽、细辛、茵草、干地黄、防风、附子、地肤、蒴藋、升麻各四两，人参三两，羌活一斤，牛膝五两，以上十四味药共同切碎，用四斗酒浸泡七日，每次服用二三合，后可逐渐增加服用剂量。此方也可治疗不能言语，脚弯曲不利，都非常有效果。

还有侧子酒，也有疗效。

如果是种田的贫穷人家，本药可用菝葜或松节、松叶酿制，都有良效，具体方药如下

取菝葜洗净，锉碎一斛，用三斛水煎煮得九斗，用煎液浸酒曲，又加水二斛煮药渣，煮好去掉药渣，取一斛浸泡熟米饭，按照酿酒方法酿制，待酿熟后即取来服用，服量可据个人意愿而定，一次可服三至五斛。如果用松节、松叶，也可按此法酿制，药液即使很浓也不必惧怕。患脚屈病，多年不能行走，腰脊拘挛痹痛，或腹内紧结，服用本方不超过三五剂，都可恢复正常。如不酿制，用生长于水边的商陆也有良好的疗效。

治疗本病的灸法，穴位也有很多，恐怕常人不能完全掌握穴位的位置。先从上部开始，只介绍简单有效的。如果直接灸脚部，气不能上泄，就会有危险

首先灸大椎。在脖颈上有一突起的大节就是大椎穴，可在这个穴位上针灸。如果有气上逆，可先灸百会穴五十壮，百会穴位于头顶正中凹陷处。

在双肩井穴各灸一百壮。在双肩接近脖颈根部的凹陷处，用手指捏，按下正好是其穴位正中。

其次可在膻中穴灸五十壮。在胸前双侧，两乳头之间胸厌骨节间，用手指按，可感觉到气息的收缩，即是此穴。另有一说法，胸正中部的一个穴位即是。

再次可灸巨阙穴。位于胸厌骨尖下一寸，可用尺度量。凡灸以上所述的五个穴位，可以治愈脚气。如果还能灸百会、风府、胃管以及五脏腧穴等位置则效果更好。可根据病情轻重缓急，选择所灸的穴位。各个穴位均出自《灸经》，在此不详细记载。

再次可在风市穴灸一百壮。该穴在两大腿外侧，人站平靠着墙，双手自然垂放，在中指尖所触及大筋上捻动，会自我感觉好转。

再次在足三里穴灸二百壮。将患者的手平放，四指并齐，这个宽度称之为"一夫指"。从膝头骨以下，手指中节处即是其穴，位于胫骨外侧，捻动，有凹陷的感觉。

再次在上廉穴灸一百壮。在足三里穴以下"一夫指"处灸。

再次在下廉穴灸一百壮。此穴位于上廉穴以下"一夫指"处。

再次在绝骨穴灸二百壮。此穴位于外踝以上三寸余的位置，用手指尖从

踝骨上边际处量取，屈指四寸即是此穴，与下廉穴相对，为对应的二个穴位。此穴位以下还有十八个穴位，都是人体很重要的穴位，如伏兔、犊鼻穴等。如果灸这些穴位的壮数，不必一次灸尽，可三天内分数次灸完。

还有一个治疗方：取孔公孽二斤，石斛五两，用二斗酒浸泡后服用。

附方

《斗门方》治疗突然中风毒，症见肿胀剧痛方：取柳树白皮一斤，锉碎，用酒煎煮至温热，再取棉布包裹于肿胀处熨敷，冷却后更换再煮，极为有效。

《圣惠方》治疗走注、风毒、疼痛方：取小芥子捣为细末，用鸡蛋清调匀，敷于患处。

《经验后方》治疗中风毒后骨髓疼痛方：芍药二分，虎骨一两（炙，已禁用），共同捣为细末，装入绢袋内贮存，放入三升酒里浸泡五天。每次服二合，每天服三次。

《食医心镜》治疗各种风湿痹痛，四肢拘挛方：苍耳子三两，捣为细末，用一升半的水煎煮得七合，去掉药渣，小口服用。

又有治疗筋脉拘急挛缩，久患风湿痹病，矢气多等病证，具有去除骨内邪气，通利肠胃，消除水肿的作用，长久服用后能使身体轻健、增长气力的药方：薏苡仁一升，捣细为散，每次取二羹匙药末，用二升水煎煮做粥，空腹食用。

又有主要补虚、祛风除湿止痹功效的药方：醍醐二大两，用一杯温酒与一匙醍醐调和均匀后服用。

《经验方》治疗各处皮里面痛方：何首乌捣为细末，用姜汁调和成膏。用棉球蘸药涂于痛处，并用火将鞋底烤热，熨敷患处，效果奇妙。

《孙真人方》主治脚气和上气病方：取一条一尺长的鲫鱼，切成薄片，吃一两顿则很快痊愈。

《千金翼方》治疗脚气上冲心胸方：白矾二两，用一斗五升水煎煮三五沸，浸泡洗脚，有良效。

《广利方》治疗脚气上冲，心胸烦闷，神志不清不认得人方：大豆一升，用三升水煎煮取浓汁，一次服半升。如病情未能稳定，可再服半升，病情即可稳定。

苏恭说：凡患脚气病者，可每天清晨任意吃饱，午后尽量少吃，晚间不吃。如果感到饥饿，可吃豆豉粥。若到夜里病情仍不减轻，可能将要转变为霍乱病，治方如下：用高良姜一两，打碎，加三升水煎煮得一升，一次服尽，服后病情即可消退。待到非常饥饿时，可食一碗稀粥，而药必须按最大剂量服用，有很好的疗效。如果仓促之时找不到高良姜，可用一两老姜代替，用一升清酒将老姜煮至熟透，和药渣一起服用。虽然药效不如高良姜，但也有很好的疗效。

唐朝《新修本草》注释说：脚气，取荭草煎煮得浓汁，浸泡洗脚，多能治愈。

《简要济众方》治疗脚气病整个双腿都肿满，经久不愈方：黑附子一两，去皮、脐，生用，捣碎制成散剂，用生姜汁调和成膏状，涂敷患处，药干后再调和重涂，以肿处消退为度。

治服散卒发动困笃方第二十二

凡服五石、护命、更生及钟乳、寒食之散，失将和节度，皆致发动其病，无所不为。若发起仓卒，不以渐而至者，皆是散势也，宜及时救解之。

若四肢身外有诸一切痛违常者

皆即冷水洗数百遍，热有所冲，水渍布巾，随以搵之。又水渍冷石以熨之，行饮暖酒，逍遥起行。

若心腹内有诸一切疾痛违常，烦闷惛恍者，急解之

取冷热，取温酒饮一二升，渐渐稍进，觉小宽，更进冷食。其心痛者，最急，若肉冷，口已噤，但折齿下热酒，瘥。

若腹内有结坚热癖使众疾者，急下之

栀子十四枚，豉五合。水二升，煮取一升，顿服之。热甚已发疮者，加黄芩二两。

癖食犹不消，恶食畏冷者，更下

好大黄（末）半升，芒硝半升，甘草二两，半夏、黄芩、芫花各一分。捣为散，藏密器中。欲服，以水八升，先煮大枣二十枚，使烂，取四升，去枣，乃纳药五方寸匕，搅和，着火上，三上三下，毕，分三服。且一服便利者，亦可停。若不快，更一服。下后即作酒粥，食二升，次作水馔进之。不可不即食，胃中空虚，得热入，便煞人矣。

得下后应长将备急

大黄、葶苈、豉各一合，杏仁、巴豆三十枚，捣，蜜丸如胡豆大。旦服二枚，利者减之，瘀者加之。

解散汤方丸、散、酒甚多，大要在于将冷，及数自下，惟取通利，四体欲常劳动，又不可失食致饥，及馊饭臭鱼肉，兼不可热饮食，厚衣，向火，冒暑远行，亦不宜过风冷。大都每使于体粗，堪任为好。若已病发，不得不强自浇耳，所将药，每以解毒而冷者为宜。服散觉病去，停住，后二十日三十日便自服，常若留结不消，犹致烦热，皆是失度，则宜依法防治。此法乃多为贵乐人用，而贱苦者服之更少发动，当以得寒劳故也。恐脱在危急，故略载此数条，以备忽卒。余具大方中。

附方

《圣惠方》治乳石发动，壅热，心闷，吐血。以生刺蓟，捣，取汁。每服三合，入蜜少许，搅匀，服之。

《食疗》云：若丹石热发。菰根和鲫鱼煮作羹。食之三两顿，即便瘥耳。

白话译文

凡是服用五石护命散、更生散以及钟乳散、寒食散等散剂的患者，如果不按照其安全的剂量与方法，都会导致病情发作，发作时什么情况都有可能发生。如果发病仓促，不是由轻及重逐渐发起的，这样的症状都是呈散脱之势，应及时进行救治。

如果四肢胸腹外各处出现不同寻常的疼痛，治疗方法如下

应立即用冷水洗浴数次，以冲去服药后身体散发的热量，还可用冷水浸湿毛巾搭敷在患者身上。又可以用冷水浸凉石头，用冰凉的石头贴敷身体。外出前饮服温酒，就可以悠然自得地出门了。

如果胸腹内出现各种异常的疼痛，并伴有烦闷昏沉恍惚时，应及时解救

根据身体的冷热情况，可饮服一二升温酒，从少至多慢慢饮服，如感觉有所缓解，方可再次进食冷的食物。其中感觉心痛者，病情最为紧急。如果肌肉发凉，口噤难开，只能撬开口齿灌下热酒，即可痊愈。

如果腹内出现硬结、热癖等症状，可能会引发多种疾病，应及时服药

栀子十四枚，豆豉五合，用二升水煎煮得一升，一次服尽。如果内热蕴毒生疮，可加二两黄芩。

如果偏食某种食物后不消化，且出现厌食怕冷等症状者，再服以下药方

上等的大黄末半升，芒硝半升，甘草二两，半夏、黄芩、芫花各一分，同捣为散，贮藏于密闭的容器内。服用时，用八升水先煎煮二十枚大枣，使其软烂，煮至四升后，去枣，再兑入五方寸匕药散，搅和均匀，置于火上再煎煮三遍，然后分三次服用。清晨一服，大小便通利后，即可停服；若未通利，可再服用一次。通利后即制作酒粥，服用二升，再做水饭吃。不可不及时进食，因为胃中空虚，身体怕冷再服进热性食物，那就有生命危险了。

病情缓解后，应长期调养，预防突发疾病。药方如下

大黄、葶苈、豆豉各一合，杏仁、巴豆各三十枚，共同捣为细末，用蜂蜜调和制成胡豆大的药丸。清晨服二丸，二便通利者可适当减少服用剂量，如仍痞满不适者则要酌情增加服药量。

解毒散热的汤、方、散、酒有很多，关键在于消除患者体内的积热，使燥热的身体冷却下来，以及连续的泻下，目的也只是想要二便通畅，四肢能正常活动，但不可以长时间不进食导致肠胃饥饿，或吃馊饭、臭鱼肉等东西，也不可饮用过热的食物，不宜穿很厚的衣服、烤火、冒着暑热远行，也不宜过于贪凉吹冷风。一般可根据自己的身体情况选择合适的药物及养生调护方法为好。如果已经发病，不得不强行自我降解内热，所服用的药物大体是以解毒而寒凉者为宜。服药后若感觉病状减轻，可先停药，待过二十、三十日后再继续长期服用。如果留下痞结不消，特别是导致烦热的，都是服药过量所致，则应依法防治。这些服药养生的方法多被富贵人家所采用，而贫苦的人服用后，发生服药毒副作用的情况更少，应当是因为贫苦人常患寒证以及虚劳病所致，以至于难以引起内热。为防止危急时出现意外，所以简略地记载这几条药方，以备突发情况下使用。其余的药方均列于"大方"篇章中。

附方

《圣惠方》治疗石钟乳毒性发作，症见身体郁热、胸闷、吐血方：取鲜刺蓟捣烂绞汁，加入少量蜂蜜搅匀，每次服三合。

《食疗本草》记载服丹石发热治疗方：取菰根和鲫鱼共同煎煮做羹，食用二三次就可痊愈。

治卒上气咳嗽方第二十三

治卒上气鸣息便欲绝方

捣韭绞汁，饮一升许，立愈。

又方，细切桑根白皮三升，生姜三两，吴茱萸半升，水七升，酒五升，煮三沸，去滓，尽服之。一升入口，则气下。千金不传方。

又方，茱萸二升，生姜三两。以水七升，煮取二升，分为三服。

又方，麻黄四两，桂、甘草各二两，杏仁五十枚（熬之），捣为散。温汤服方寸匕，日三。

又方，末人参，服方寸匕，日五六。

气嗽不问多少时者，服之便瘥方

陈橘皮、桂心、杏仁（去尖皮，熬）三物等份。捣，蜜丸。每服饭后须茶汤下二十丸。忌生葱。史侍郎传。

治卒厥逆上气，又两心胁下痛满奄奄欲绝方

温汤令灼灼尔，以渍两足及两手，数易之也。此谓奔豚病，从卒惊怖忧追得之，气下纵纵，冲心胸脐间，筑筑发动有时，不治煞人。诸方用药皆多，又必须煞豚，唯有一汤，但可办耳。

甘草二两，人参二两，桂心二两，茱萸一升，生姜一斤，半夏一升，以水一斗，煮取三升，分三服。此药宜预蓄，得病便急合之。

又方，麻黄二两，杏仁一两（熬令黄），捣散。酒散方寸匕，数服之，瘥。

治卒乏气，气不复，报肩息方

干姜三两，哎咀，以酒一升，渍之。每服三合，日三服。

又方，度手拇指折度心下，灸三壮，瘥。

又方，麻黄三两（先煎，去沫），甘草二两，以水三升，煮取一升半，分三服。瘥后，欲令不发者，取此二物，并熬杏仁五十枚，蜜丸，服如桐子大四五丸，日三服，瘥。

又方，麻黄二两，桂、甘草各一两，杏仁四十枚。以水六升，煮取二升，分三服。此三方，并各小投杯汤，有气疹者，亦可以药捣作散，长将服之。多冷者，加干姜三两；多痰者，加半夏三两。

治大走马及奔趁喘乏，便饮冷水，因得上气发热方

用竹叶三斤，橘皮三两。以水一斗，煮取三升，去滓，分为三服，三日一剂，良。

治大热行极，及食热饼，竟饮冷水过多，冲咽不即消，仍以发气，呼吸喘息方

大黄、干姜、巴豆等份，末，服半钱匕，若得吐下，即愈。

若犹觉停滞在心胸膈中不利者

瓜蒂二分，杜衡三分，人参一分，捣筛，以汤服一钱匕，日二三服，效。

治肺痿咳嗽，吐涎沫，心中温温，咽燥而不渴者

生姜五两，人参二两，甘草二两，大枣十二枚，水三升，煮取一升半，分为再服。

又方，甘草二两，以水三升，煮取一升半，分再服。

又方，生天门冬（捣取汁）一斗，酒一斗，饴一升，紫菀四合。铜器于汤上煎，可丸。服如杏子大一丸，日可三服。

又方，甘草二两，干姜三两，枣十二枚，水三升，煮取一升半，分为再服。

卒得寒冷上气方

干苏叶三两，陈橘皮四两，酒四升，煮取一升半，分为再服。

治卒得咳嗽方

用釜月下土一分，豉七分，捣为丸，梧子大，服十四丸。

又方，乌鸡一头，治如食法，以好酒渍之半日，出鸡，服酒。一云苦酒一斗，煮白鸡，取三升，分三服，食鸡肉，莫与盐食，则良。

又方，从大椎下第五节下、六节上空间，灸一处，随年。并治上气。

又方，灸两乳下黑白肉际，各百壮，即愈。亦治上气。灸胸前对乳一处，须随年壮也。

又方，桃仁三升，去皮，捣，着器中，蜜封头，蒸之一炊，倾出曝干，绢袋贮，以纳二斗酒中六七日，可饮四五合，稍增至一升，吃之。

又方，饴糖六两，干姜六两（末之），豉二两。先以水一升，煮豉三沸，去滓，纳饴糖消，纳干姜，分为三服。

又方，以饴糖杂生姜屑，蒸三斗米下。食如弹子丸，日夜十度服。

又方，猪肾二枚（细切），干姜三两（末）。水七升，煮二升，稍稍服，覆取汗。

又方，灸乌心食之，佳。

又方，生姜汁、百部汁和同合煎，服二合。

又方，百部根四两。以酒一斗，渍再宿，火暖，服一升，日再服。

又方，椒二百粒（捣，末之），杏仁二百枚（熬之），枣百枚（去核），合捣，令极熟，稍稍合如枣许大，则服之。

又方，生姜三两（捣取汁），干姜屑三两，杏仁一升（去皮，熬），合捣为丸，服三丸，日五六服。

又方，芫花一升，水三升，煮取一升，去滓，以枣十四枚，煎令汁尽。一日一食之，三日讫。

又方，熬捣葶苈一两，干枣三枚，水三升，先煮枣取一升，去枣，纳葶苈，煎取五合。大人分三服，小儿则分为四服。

又，华佗五嗽丸。灸皂荚、干姜、桂等份，捣，蜜丸如桐子。服三丸，日三。

又方，错取松屑一分，桂二分，皂荚二两（灸，去皮子），捣，蜜丸如桐子大。服十五丸，小儿五丸，日一二服。

又方，屋上白蚬壳，捣末，酒服方寸匕。

又方，末浮散石，服亦蜜丸。

又方，猪胰一具，薄切，以苦酒煮，食令尽，不过二服。

又方，芫花二两，水二升，煮四沸，去滓，纳白糖一斤。服如枣大，勿食咸酸。亦治久咳嗽者。

治久咳嗽，上气，十年二十年，诸药治不瘥方

猪胰三具，枣百枚，酒三升，渍数日，服三二合，加至四五合，服之不久，瘥。

又方，生龟一只，着坎中就溺之，令没，龟死渍之，三日出，烧末，以醇酒一升，和屑如干饭，顿服之，须臾大吐，嗽囊出则瘥。小儿可服半升。

又方，生龟三，治如食法，去肠，以水五升，煮取三升，以渍曲，酿秫米四升，如常法熟，饮二升，令尽，此则永断。

又方，蝙蝠除头，烧令焦，末，饮服之。

附方

《孙真人方》治咳嗽。皂荚（烧，研碎）二钱匕，豉汤下之。

《十全博救方》治咳嗽。天南星一个（大者，炮令裂）为末，每服一大钱，水一盏，生姜三片，煎至五分，温服，空心、日午、临卧时各一服。

《箧中方》治咳嗽，含膏丸。曹州葶苈子一两（纸衬，熬令黑），知母、贝母各一两。三物同捣筛，以枣肉半两，别销砂糖一两半，同入药中和为丸，大如弹丸。每服以新绵裹一丸含之，徐徐咽津。甚者不过三丸。今医亦多用。

崔知悌疗久嗽熏法。每旦取款冬花如鸡子许，少蜜拌花使润，纳一升铁铛中，又用一瓦碗钻一孔，孔内安一小竹筒，笔管亦得，其筒稍长，作碗铛相合，及撞筒处，皆面泥之，勿令漏气，铛下着炭，少时款冬烟自从筒出，则口含筒吸取烟咽之。如胸中少闷，须举头，即将指头捻筒头，勿使漏烟气。吸烟使尽，止。凡如是五日一为之，待至六日，则饱食羊肉馎饦一顿，永瘥。

《胜金方》治久嗽、暴嗽、劳嗽，金粟丸。叶子雌黄一两，研细，用纸筋泥固济小合子一个，令干，勿令泥厚，将药入合子内，水调赤石脂，封合子口，更以泥封之，候干，坐合子于地上，上面以末，入窑瓦坯子弹子大，拥合子令作一尖子上，用炭十斤，簇定，顶上着火一熨斗，笼起，令火从上

渐炽，候火消三分去一，看瓦坯通赤，则去火，候冷，开合子取药，当如镜面光明红色，入乳钵内细研，汤浸冰蒸饼心为丸，如粟米大。每服三丸五丸，甘草水服，服后睡良久，妙。

《崔元亮海上方》疗嗽单验方。取好梨去核，捣取汁一茶碗，着椒四十粒，煎一沸，去滓，即纳黑饧一大两，消讫。细细含咽，立定。

孟诜云：卒咳嗽。以梨一颗，刺作五十孔，每孔纳以椒一粒，以面裹，于热火灰中煨令熟，出，停冷，去椒，食之。

又方，梨一颗，去核，纳酥、蜜，面裹，烧令熟，食之。

又方，取梨肉，纳酥中煎，停冷，食之。

又方，捣梨汁一升，酥一两，蜜一两，地黄汁一升，缓火煎，细细含咽。凡治嗽皆须待冷，喘息定后方食，热食之反伤矣。冷嗽更极不可救。如此者，可作羊肉汤饼饱食之，便卧少时。

《千金方》治小儿大人咳逆上气。杏仁三升（去皮尖），炒令黄，杵如膏，蜜一升，分为三分，纳杏仁，杵令得所，更纳一分，杵如膏，又纳一分，杵熟止。先食含之，咽汁。

《杨氏产乳》疗上气急满，坐卧不得方。鳖甲一大两（炙令黄，细捣为散），取灯心一握，水二升，煎取五合。食前服一钱匕，食后蜜水服一钱匕。

刘禹锡《传信方》李亚治一切嗽及上气者。用干姜（须是台州至好者）、皂荚（炮，去皮、子，取肥大无孔者）、桂心（紫色辛辣者，削去皮）三物并别捣，下筛了，各称等份，多少任意，和合后更捣筛一遍，炼白蜜和搜，又捣一二十杵。每饮服三丸，丸稍加大，如梧子，不限食之先后，嗽发即服，日三五服。禁食葱、油、咸、腥、热面，其效如神。刘在淮南与李同幕府，李每与人药而不出方，或讥其吝，李乃情话曰：凡人患嗽，多进冷药，若见此方，用药热燥，即不肯服，故但出药，多效。试之，信之。

《简要济众》治肺气喘嗽。马兜铃二两（只用里面子，去却壳，酥半两，入碗内，拌和匀，慢火炒干），甘草一两（炙）。二味为末，每服一钱，水一盏，煎六分。温呷，或以药末含咽津，亦得。

治痰嗽喘急不定。桔梗一两半，捣罗为散，用童子小便半升，煎取四合，去滓，温服。

杨文蔚治痰嗽，利胸膈方。栝蒌肥实大者（割开，子净洗，槌破刮皮，细切，焙干），半夏四十九个（汤洗十遍，槌破，焙）。捣罗为末，用洗栝蒌熟水并瓤，同熬成膏，研细为丸，如梧子大。生姜汤下二十丸。

《深师方》疗久咳逆上气，体肿短气胀满，昼夜倚壁不得卧，常作水鸡声者，白前汤主之。白前二两，紫菀、半夏（洗）各三两，大戟七合（切）。四物以水一斗，渍一宿，明日煮取三升，分三服。禁食羊肉、饧，大佳。

《梅师方》治久患呀呷咳嗽，喉中作声不得眠。取白前捣为末，温酒调二钱匕服。

又方，治上气咳嗽，呀呀息气，喉中作声，唾黏。以蓝实叶水浸良久，捣绞取汁一升，空腹顿服，须臾，以杏仁研取汁，煮粥食之，一两日将息，依前法更服，吐痰尽，方瘥。

《兵部手集》治小儿大人咳逆短气，胸中吸吸，咳出涕唾，嗽出臭脓涕黏。淡竹沥一合，日三五服，大人一升。

《圣惠方》治伤中，筋脉急，上气咳嗽。用枣二十枚，去核，以酥四两，微火煎，入枣肉中滴尽酥。常含一枚，微微咽之。

《经验后方》定喘化涎。猪蹄甲四十九个，净洗控干，每个指甲纳半夏、白矾各一字，入罐子内封闭，勿令烟出，火煅通赤，去火，细研，入麝香一钱匕。人有上喘咳，用糯米饮下，小儿半钱，至妙。

《灵苑方》治咳嗽上气，喘急，嗽血，吐血。人参（好者）捣为末，每服三钱匕，鸡子清调之，五更初服便睡，去枕仰卧，只一服愈。年深者，再服。忌腥、咸、鲊、酱、面等，并勿过醉饱，将息佳。

席延赏治虚中有热，咳嗽脓血，口舌咽干，又不可服凉药。好黄四两，甘草一两，为末，每服三钱，如茶点羹粥中亦可服。

《杜壬方》治上焦有热，口舌咽中生疮，嗽有脓血。桔梗一两，甘草二两。右为末，每服二钱，水一盏，煎六分，去滓，温服，食后细呷之。亦治肺壅。

《经验方》治咳嗽甚者，或有吐血新鲜。桑根白皮一斤，米泔浸三宿，净刮上黄皮，锉细，入糯米四两，焙干，一处捣为末。每服米饮调下一两钱。

《斗门方》治肺破出血，忽嗽血不止者。用海犀膏一大片，于火上炙令焦黄色，后以酥涂之，又炙再涂，令通透，可碾为末，用汤化三大钱匕，放冷服之，即血止。水胶是也，大验。

《食医心镜》主上气咳嗽，胸膈痞满气喘。桃仁三两，去皮尖，以水一升，研取汁，和粳米二合，煮粥食之。

又，治一切肺病，咳嗽脓血不止。好酥五斤，熔三遍，停取凝，当出醍醐，服一合，瘥。

又，主积年上气咳嗽，多痰喘促，唾脓血。以萝卜子一合，研，煎汤，食上服之。

白话译文

治疗突发气喘并伴痰鸣，呼吸困难感觉快要断气的药方

处方一：取鲜韭菜捣烂绞汁，服一升左右，立刻痊愈。

处方二：取桑白皮（切细）三升，生姜三两，吴茱萸半升，水七升，酒五升，共同煎煮三沸，去掉药渣，全部服尽。服药一升，则可使上冲的气下降平顺。这是出千金都不外传的方子。

处方三：茱萸二升，生姜三两，用七升水煎煮得二升，分三次服用。

处方四：麻黄四两，桂枝、甘草各二两，杏仁五十枚（炒），共同捣细为散，每次以温开水冲服一方寸匕的量，每日三服。

处方五：取人参捣为细末，每次服一方寸匕的量，每日服五至六次。

上气咳嗽，不论发病多少时间，服后即愈方

陈橘皮、桂心、杏仁（去皮、尖，炒）各等份，共同捣为细末，用蜂蜜调和制成药丸。每次饭后用热茶水调服二十丸。服药期间忌吃生葱。这是史侍郎传出的方子。

治疗突发手足逆冷，气逆上壅，并伴有双侧胸胁下痛满，气息微弱将死的药方

取微烫热水用以浸泡双脚及双手，凉后更换热水，连续数次。这种病称之"奔豚病"，因突然受到惊恐、忧虑或被人追赶所得。气从下面向上冲击心胸与脐腹之间，心悸定时发作，如不治疗可危及生命。治疗此病的诸多药方所用到的药味很多，而且必须杀猪。只有下面一服汤剂，不杀猪也能有效。

处方一：甘草二两，人参二两，桂心二两，茱萸一升，生姜一斤，半夏一升，用一斗水煎煮得三升，分三次服用。本药宜于提前煎好贮存，以便发病后立即就能服用。

处方二：麻黄二两，杏仁一两（炒令黄），一块捣为散剂，每次用酒调服一方寸匕的量，服用数次，即可痊愈。

治疗突发气短，呼吸困难，张口抬肩方

处方一：干姜三两，嚼烂，用一升酒浸泡，每日服三合，每日服三次。

处方二：按照手拇指弯折的长度量心下处，灸三壮，即可痊愈。

处方三：麻黄三两（先用水煎，去掉泡沫），甘草二两，用三升水煎煮得一升半，分三次服用。痊愈后若想不再复发，可取上述二味，加五十枚炒杏仁共同捣为细末，用蜂蜜调和制成梧桐子大的蜜丸，每次服四五丸，每日服三次，即可痊愈。

处方四：麻黄二两，桂枝、甘草各一两，杏仁四十枚，用六升水煎煮得二升，分三次服用。这三个方子都可各服一小杯热水，出现气疹者，也可以将药捣为散，长期调养服用。如果寒证明显的患者，可加干姜三两；如果痰多的患者，可加半夏三两。

治疗因长时间骑马奔跑以及因奔走喘息疲乏后立即喝凉水所得气喘发热方

用竹叶三斤，橘皮三两，用一斗水煎煮得三升，去掉药渣，分为三次服，每三日服用一剂，有良效。

治疗高温下行走，极度劳累，进食热饼后立即喝过多的冷水，食物壅塞不能及时消化，于是气逆发作，见呼吸喘促，治方如下

大黄、干姜、巴豆各等份，共同捣为细末，每次服半钱匕的量，服药后如能呕吐和泻下，即可治愈。

如果服用上药后，仍感觉有食物停滞在心胸膈内并有吞咽不顺感，治方如下

瓜蒂二分，杜衡三分，人参一分，共同捣碎过筛制成细末，用热水冲服一钱匕的量，每日服二三次，有良效。

肺痿咳嗽，吐涎沫，胸中闷热，咽喉干燥而不渴者，治方如下

处方一：生姜五两，人参二两，甘草二两，大枣十二枚，用三升水煎煮得一升半，分二次服用。

处方二：甘草二两，用三升水煎煮得一升半，分二次服用。

处方三：鲜天门冬（捣烂绞取汁）一斗，酒一斗，饴糖一升，紫菀四合，共同置于一铜器内，然后将此铜器放入热水中煎煮，煮至药汁黏稠后做成杏仁大的药丸，每次服一丸，每日可服三次。

处方四：甘草二两，干姜三两，大枣十二枚，用三升水煎煮得一升半，分二次服用。

治疗突然感受寒凉后气喘方

干苏叶三两，陈橘皮四两，用四升酒煎煮得一升半，分二次服用。

治疗突然咳嗽方

处方一：取灶心土一分，豆豉七分，捣成细末做成梧桐子大的药丸，服十四丸。

处方二：乌鸡一只，按普通食法烹制，然后再以好酒浸泡半天，将鸡取出，饮服浸酒。另有一种说法是用醋一斗，煎煮白鸡得汤三升，分三次服用，并吃鸡肉，不加食盐疗效更好。

处方三：从大椎往下，在第五节下和第六节上之间艾灸，壮数可随年龄而增减。本方并可治疗气喘。

处方四：于双乳下方，乳晕边缘处各灸一百壮，即可痊愈。灸前胸双乳之间正中处也可治疗气喘，壮数随年龄增减。

处方五：桃仁三升，去皮，捣碎，置于容器内将口密封，蒸大约一顿饭的时间，取出晒干，装入绢袋内，然后再放入二斗酒内浸泡六七天。每次可饮此酒四五合，逐渐可增加至一升酒喝下。

处方六：饴糖六两，干姜六两（捣为细末），豆豉二两，先用一升水煎煮豆豉三沸，去掉药渣，兑入饴糖溶化后，再加入干姜末，调匀。分三次服用。

处方七：取饴糖与干姜末掺和，再与三斗米同蒸，制成弹子大的药丸，每次服一丸，每昼夜服十次。

处方八：猪肾二个（切细）干姜三两（捣为细末），用七升水煎煮得二升。每次少量慢慢服用，服后盖被取汗。

处方九：取鸟心烤熟，食用，有良效。

处方十：取鲜姜汁，鲜百部汁和匀，共同煎煮，每次服二合。

处方十一：取百部根四两，用一斗酒浸泡两夜，服时加热，每次服一升，每日服二次。

处方十二：花椒二百粒（捣为细末），杏仁二百枚（炒），大枣百枚（去核），共同捣至极烂，轻轻糅合成枣大的药丸后服用。

处方十三：鲜姜三两，捣烂取汁，干姜屑三两，杏仁一升（去皮，炒），共同捣碎制成药丸，每次服三丸，每日服五六次。

处方十四：芫花一升，用三升水煎煮得一升，去除药渣，再加入十四枚大枣，煎煮令汁耗尽，每天吃一次，分三次吃完。

处方十五：取葶苈子一两，炒，捣碎，干枣三枚，用三升水先煮枣得一升，去枣渣，加入葶苈子，继续煎煮至五合。大人分三次服用，小儿分四次服用。

处方十六：华佗五嗽丸，即取炙皂荚、干姜、桂枝各等份，共同捣为细末，用蜂蜜调和制成梧桐子大的药丸，每次服三丸，每日服三次。

处方十七：取松木锉取屑末一分，桂枝二分，皂荚二两（炙，去皮、籽），共同捣为细末，用蜂蜜调和制成梧桐子大的药丸，每次服十五丸，小儿每次服五丸，每日服一到二次。

处方十八：取房顶上的白蜆壳，捣为细末，用酒调服一方寸匕的量。

处方十九：取浮散石捣为细末，调服。亦可制成蜜丸服用。

处方二十：猪胰一个，切成薄片，用醋煮熟食用，一次服尽，不超过二次即可治愈。

处方二十一：芫花二两，用二升水煎煮四沸，去除药渣，加入一斤白糖。每次取如枣大的量服用，服药后不要食用咸、酸的食物。本方也可治疗长期咳嗽不愈者。

治疗患咳嗽气喘一二十年，且久治不愈，治方如下

处方一：猪胰三个，大枣一百枚，用三升酒浸泡数日，每次服二三合，可逐渐增加至四五合，服药后不久即可痊愈。

处方二：取一只活乌龟，放到一个土坑内，在坑里用尿将乌龟淹死，再浸泡三日后取出，烧为末，再用一升醇酒将龟末调和成干饭一样一次吃完。服药后片刻即会大吐，咳吐出肉囊则病愈。小儿可服半升。

处方三：取三只活乌龟，去肠，用一般食法烹制，用五升水煎煮得三升，再用此煎液浸泡酒曲，用常法酿制四升秫米，蒸熟，每次服二升，待全部服完，则此病断根。

处方四：取蝙蝠去头，在火上烧焦，研末，用温水冲服。

附方

《孙真人方》治咳嗽方：取皂荚（烧后研碎，制成粉末）每次服二钱匕的量，用豆豉汤冲服。

《十全博救方》治咳嗽方：一个大个的天南星（炮炙至其开裂）捣为细末，每次服一大钱。服时用一盏水放入生姜三片，煎至五分，温服。早晨空腹、中午、临睡时各服一次。

《箧中方》治疗咳嗽所用含膏丸：曹州葶苈子一两（在一层衬纸上炒至黑色），知母、贝母各一两，将三味药共同捣碎过筛制成细末，再用半两枣肉，另外再溶化一两半砂糖，与三味药掺和均匀，制成弹丸大的药丸。每次都用新棉包裹好后放在口中含一丸，慢慢咽取津液。病情严重的患者每次不超过三丸，现在的医师也经常使用本方。

崔知悌治疗长期咳嗽的熏法：每天早晨取鸡蛋大的一撮款冬花，加入少量蜂蜜使花油润。放入一升大的铁铛内，再取一钻有一小孔的瓦碗，孔内放置一根小竹管，也可以用笔管，这个管应稍长，连接着碗与铛。在管与碗的连接处应使用面糊糊封闭，使其不要漏气。在铛下燃烧火炭，待款冬花烟即将从竹管内冒出时，便可以用口含住竹管吸烟。如果感到胸中轻微闷痛，则必须抬头，并用手指捏紧竹管口，不要使烟泄漏，然后再继续将烟吸尽。这种熏法可每五日进行一次，待到第六日则可饱食一顿羊肉馒头，永不再犯。

《胜金方》治疗久嗽、暴嗽、劳嗽，用金粟丸：叶子雌黄一两，研为细末，用纸筋泥黏稳在一个小盒子内，不要使用太厚的泥，等泥干。将药末倒入小盒内，另取赤石脂用水调匀，用以封住盒子口，外边再用泥封固。待干后，将盒子置于地上，上面用弹子大的一块未入窑的瓦坯瓮做一尖顶，在其上用十斤炭簇成一堆定形，从顶上置一熨斗笼火，使火从上逐渐烧热，待火烧去三分之一时，看瓦坯通红则可撤去火。待冷却后，打开盒子将药取出，可见如同镜面光明呈红色，放入乳钵内研至极细后，用开水浸润，再用蒸饼心掰成小细粒，蘸药末做成粟米粒大的药丸。用甘草煎汤冲服，每次服三五丸，服药后长时间睡眠，有良效。

《崔元亮海上方》治疗咳嗽单验方：取好梨去核，捣烂绞汁一茶碗，放入花椒四十粒，煎煮一沸，去药渣，加入黑饴糖一大两，待融化后，细细含咽，咳嗽立止。

孟诜说：突然患咳嗽，治方如下。

处方一：取梨一个，刺五十个孔，每孔内放入花椒一粒，外面以面裹严，置于热火灰中煨熟取出，待冷却后，去花椒吃梨。

处方二：取梨一个，去核，放入酥和蜂蜜，外面用面裹严，用火烧熟后食用。

处方三：取梨果肉，放入酥油中煎，冷却后食用。

处方四：取梨捣烂绞汁一升，酥油一两，蜂蜜一两，地黄汁一升，用微火煎后细细含咽。凡治疗咳嗽的药物，均须等到冷却、咳嗽喘息平定后再服用，热服反而有害。寒嗽更是极其难治。患寒嗽者，可制作羊肉汤饼吃饱，然后平卧一会儿。

《千金方》治疗小儿、大人咳嗽气喘：杏仁三升（去皮、尖）炒炙令其变黄，捣烂成膏状，再加一升蜂蜜调匀，分为三份。先取一份加入杏仁膏，适当捣杵，再加入一份，用杵捣成像膏一样；最后加入一份，用杵捣到极烂为止。取药膏含于口中，咽汁。

《杨氏产乳》治疗气喘急满，坐卧不安方：甲鱼一大两（炙烤令其变黄，捣细为散），取灯心草一把，用二升水煎煮得五合，于饭前冲服甲鱼散一钱匕的量，饭后再用蜂蜜水冲服甲鱼散一钱匕的量。

刘禹锡《传信方集释》记载李亚治疗各种咳嗽及气喘方：（必须使用台州所产的上等）干姜，（取大个无蛀孔）皂荚（炮，去皮、籽），（紫色辛辣的）桂心（去皮），将三味药分开捣碎过筛，各称取相同的分量，用量多少随意，掺和均匀后再捣碎过筛一遍，用白蜂蜜和匀，再捣一二十杵，制成梧桐子大的药丸，每次服三丸，服药不分饭前饭后，只要咳嗽即可服药，每日三五服。服药后忌食葱、油、咸、腥、热面等，疗效如神。刘禹锡与李亚一同在淮南幕府时，由于李亚每次都不写出药方给患者拿药，而受到刘禹锡的嘲讽，李亚这才告知其内情说："凡是患咳嗽的患者，一般多喜服凉药，如见本药方所用燥热药，即不肯服用，所以只提供此药，多次使用后获得良效。"刘禹锡试用有效后才得以信服。

《简要济众方》治疗肺气咳嗽：马兜铃二两（去壳，只用里面的籽，酥油半两，放入碗内搅和均匀，用慢火炒干），甘草一两（炙），将二味药一同研为细末，每次取一钱，加一盏水煎至六分，趁温热时小口服用，或是将药末含在口中，咽取津液，也有良效。

治疗痰嗽喘急不止的药方：桔梗一两半，捣碎过筛制成散，用半升童子尿煎煮得四合，去药渣，温服。

杨文蔚治疗痰嗽，通利胸膈方：取肥大饱满的栝蒌实（剖开籽，洗净，捶破，刮皮，切细，烘干），半夏四十九个（用开水洗十遍，捶破，烘干），捣碎研为细末过筛，用洗栝蒌的热水与栝蒌瓤一同熬成膏，再研细制成梧桐子大的药丸。每次以生姜煎汤服下二十丸。

《深师方》治疗久咳气喘，身体浮肿，短气，胀满，昼夜靠墙不能平卧，咳时常如水鸡声：以白前汤主治此病症。白前二两，紫菀、半夏（洗净）各三两，大戟七合（切细），将四味共置于一斗水内浸泡一夜，次日煎煮得三升，分为三次服用。服药后禁食羊肉、饴糖，有特效。

《梅师方》治疗久患呛嗽，喉中作声，不能入睡病症。

处方一：取白前捣为细末，以温酒调服二钱匕的量。

处方二：治疗气喘咳嗽，张口呼吸，喉中有声，唾液黏稠方。

取蓝实叶，用水浸泡后捣烂绞取汁液一升，空腹一次服尽。片刻后，再取杏仁研烂取汁，煮粥食用。调养一二日后，再按前面的药方服用，使痰吐尽后方可痊愈。

《兵部手集方》治疗小儿、大人咳喘气短，胸闷，喘息不顺，咳出鼻涕、口水以及腥臭脓痰、鼻涕和口水黏稠：每次服淡竹沥一合，每日服三五次，大人每次服一升。

《圣惠方》治疗伤害膈膜及内脏的伤中病，症见筋脉紧缩，气向上逆冲而咳嗽：取大枣二十枚，去核，用四两酥油微火煎，使酥油完全渗入枣肉中。经常含服一枚，慢慢咽口水。

《经验后方》用来平定气喘化解痰涎的药方：取猪蹄甲四十九个，洗净晾干，每个猪蹄甲内填入半夏、白矾各一字的量，然后放入罐子内密封，在火上煅烧到罐子通红，不要使烟气冒出，待冷却后取出研细，加入麝香一钱匕的量。对于气喘咳嗽的人，可用糯米汤调服，小儿每次服半钱，最为有效。

《灵苑方》治疗咳嗽气喘，呼吸急促，咯血，吐血的药方：（取上好的）人参捣为细末，每次服三钱匕的量，五更初时用鸡蛋清调服，服后即睡，去掉枕头仰卧，只服一次即可痊愈。患病时间久的患者，可再服一次。服药后忌食腥、咸、腌鱼、酱、面等食物。同时，切勿过醉、过饱，好好调养为好。

席延赏治疗虚中有热，咳嗽脓血，口舌咽干，又不能服用寒凉药物：取上好的黄芪四两，甘草一两，共同捣为细末，每次服三钱。也可调入茶点、羹粥中服用。

《杜壬方》治疗上焦有热，口舌咽中生疮，咳嗽有脓血的药方：取桔梗一两，甘草二两，共同研成细末，每次用二钱，放入一盏水中煎煮得六分，去除药渣后于饭后慢慢小口温服。本方也可治疗肺痈。

《经验方》治疗严重咳嗽，或伴有咳吐鲜血的药方：取桑白皮一斤，用淘米水浸泡三夜，刮净表面的黄皮，锉细，加入四两糯米，焙干，共同捣为细末。每次用米酒调服一二钱。

《斗门方》治疗肺叶破损出血，突然咯血不止的药方：用一大片海犀膏放到火上烤到焦黄色，然后再用酥油涂抹表面，涂后再烤，烤后再涂，反复多次直至通亮透明，再碾碎成细末，然后用开水化开三大钱匕的量，待冷却后服用，服后即能止血。海犀膏，即是水胶，有特效。

《食医心镜》主治气上冲咳嗽，胸膈痞塞满闷气喘的药方：取桃仁三两，去皮、尖，用一升水研磨取汁，和粳米二合煮粥食用。

另外，治疗各种肺病，症见咳嗽、咳吐脓血不止的药方：取上好的酥油五斤，熔化三遍后放冷凝固，可析出醍醐，服一合醍醐，即可痊愈。

另外，治疗多年气逆上冲咳嗽，痰多喘促，咳吐脓血的药方：取萝卜子一合，研成细末，加水煎煮好后于饭前服用。

治卒身面肿满方第二十四

治卒肿满，身面皆洪大方

大鲤一头，醇酒三升，煮之令酒干尽，乃食之，勿用醋及盐豉他物杂也，不过三两服，瘥。

又方，灸足内踝下白肉，三壮，瘥。

又方，大豆一斗，熟煮，漉，饮汁及食豆，不过数度，必愈，小豆尤佳。

又方，取鸡子黄白相和，涂肿处，干复涂之。

又方，杏叶锉，煮令浓，及热渍之。亦可服之。

又方，车下李核中仁十枚（研令熟），粳米三合（研），以水四升，煮作粥，令得二升，服之，三作，加核也。

又方，大豆一升，以水五升，煮取二升，去豆，纳酒八升，更煮九升，分三四服。肿瘥后，渴，慎不可多饮。

又方，黄牛溺，顿服三升，即觉减，未消，更服之。

又方，章陆根一斤，刮去皮，薄切之，煮令烂，去滓，纳羊肉一斤，下葱、豉、盐，如食法随意食之，肿瘥后，亦宜作。此亦可常捣章陆与米中半蒸作饼子，食之。

又方，猪肾一枚，分为七脔，甘遂一分，以粉之，火炙令熟，一日一食，至四五，当觉腹胁鸣，小便利，不尔更进。尽热剥去皮食之，须尽为佳，不尔再之。勿食盐。

又方，切章陆一升，以酒三升，渍三宿，服五合至一升，日三服之。凡此满，或是虚气，或是风冷气，或是水饮气，此方皆治之。

治肿入腹，苦满急，害饮食方

大戟、乌翅（末）各二两。捣筛，蜜和丸，丸如桐子大。旦服二丸，当下渐退，更取令消，乃止之。

又方，葶苈子七两，椒目三两，茯苓三两，吴茱萸二两，捣，蜜和丸，如桐子大。服十丸，日三服。

又方，鲤鱼一头（重五斤者，以水二斗，煮取斗半，去鱼），泽漆五两，茯苓三两，桑根白皮（切）三升，泽泻五两。又煮取四升，分四服。服之小便当利，渐消也。

又方，皂荚（剥，炙令黄，锉）三升，酒一斗渍，石器煮令沸，服一升，日三服，尽更作。

若肿偏有所起处者

以水和灰以涂之，燥复更涂。

又方，赤豆、麻子合捣，以敷肿上。

又方，水煮巴豆，以布沾以拭之。姚云：巴豆三十枚，合皮咬咀，水五升，煮取三升。日五拭肿上，随手即减。勿近目及阴。疗身体暴肿如吹者。

若但是肿者

锉葱，煮令烂，以渍之。日三四度。

又方，菟丝子一升，酒五升，渍二三宿。服一升，日三服，瘥。

若肿从脚起，稍上进者，入腹则煞人，治之方

小豆一斛，煮令极烂，得四五斗汁。温以渍膝已下，日二为之，数日消尽。若已入腹者，不复渍，但煮小豆食之，莫杂吃饭及鱼、盐。又专饮小豆汁。无小豆，大豆亦可用。如此之病，十死一生，急救之。

又方，削楠或桐木，煮取汁以渍之，并饮少许。加小豆，妙。

又方，生猪肝一具，细切，顿食之。勿与盐乃可。用苦酒，妙。

又方，煮豉汁饮，以淬敷脚。

附方

《备急方》疗身体暴肿满。榆皮捣屑，随多少，杂米作粥食，小便利。

《杨氏产乳》疗通体遍身肿，小便不利。猪苓五两，捣筛。煎水三合，

177

调服方寸匕，加至二匕。

《食医心镜》主气喘促，浮肿，小便涩。杏仁一两，去尖、皮，熬，研，和米煮粥极熟。空心吃二合。

白话译文

治疗突然身体面部都肿胀得很大的药方

处方一：取大鲤鱼一条，用三升醇酒煎煮到酒全部干，然后吃鱼。过程中不要添加醋及食盐、豆豉等佐料，服用不超过两三次就能痊愈。

处方二：在脚内踝下的肉白交际处灸三壮，即可痊愈。

处方三：取大豆一斗，煮熟，过滤，服汁液并吃豆，不过数次必定痊愈。用小豆疗效更佳。

处方四：取鸡蛋，将蛋黄与蛋清搅和均匀，涂到浮肿的地方，待干后再涂。

处方五：取杏树叶，锉细，煎煮取浓汤，趁热浸泡患处，也可内服。

处方六：取十枚车下李核中仁（研碎到极细），另取粳米三合（研碎），将上述二味药用四升水煎煮成二升粥，服下。吃三次，如果肿还没消，就增加车下李仁的用量。

处方七：取一升大豆，用五升水煎煮得二升，将豆滤去，加入八升酒，再煎煮得九升，分为三四次服完。消肿后会出现口渴的现象，但须谨慎不可多喝水。

处方八：取黄牛尿，一次服尽三升，即会感觉病有所减轻。如果还没消肿，可以再服。

处方九：取一斤商陆根，刮去表皮，切成薄片，用水煮烂，去渣，加入一斤羊肉，并放入葱、豆豉、食盐等调料，与正常饮食相同，随意食用。浮肿消退后，也应再按上面的方法烹制羊肉服用。亦可经常取商陆根捣烂，与米等份掺和，做成饼子蒸熟吃。

处方十：取猪肾一个，切成七块，甘遂一分，研成细粉，将甘遂粉撒于猪肾块表面，在火上烤熟，每日吃一餐，当吃到四五天时，腹胁部会有鸣叫的感觉，小便通利。如没有鸣叫感，可继续吃猪肾。猪肾烤熟后应将表面的膜剥去再吃，必须将膜剥得干净，效果才好。如果病还没好，可以接着吃猪肾，不要吃盐。

处方十一：取一斤商陆根，切细后用三升酒浸泡三夜。每次服五合至一升，每日服三次。凡是这种肿满，发病原因有的是感受了虚气，或是感觉受了风寒之气，或是感觉受了水饮之气，用本方都可治愈。

治疗肿胀发展到腹部，见腹部胀满难受，妨碍饮食的药方

处方一：大戟、鸟翅各取二两，一同捣碎过筛制成细末，再用蜂蜜调和制成梧桐子大的药丸。早晨服二丸，服药后症状即逐渐消退，再继续服药，直至肿满完全消解后才停药。

处方二：取葶苈子七两，椒目三两，茯苓三两，吴茱萸二两，共同捣为细末，用蜂蜜和匀制成梧桐子大的药丸。每次服十丸，每日服三次。

处方三：取一条五斤重的鲤鱼，用二斗水煎煮得一斗半，去掉鱼取汤。另取泽漆五两，茯苓三两，桑白皮（切细）三升，泽泻五两，共同放入鱼汤中再次煎煮，得汤四升，分为四次服用。服药后小便即可通利，肿满也逐渐消退。

处方四：取皂荚（剥去外皮，炙成黄色，锉细）三升，放到一斗酒中浸泡，再装入一石器内煎煮到沸腾。每次服一升，每日服三次，本剂药服完后可再继续煎煮服用。

如果肿胀偏于一处，治方如下

处方一：用水将灰调和后涂在肿处，干燥后再涂。

处方二：取赤小豆、麻子共同捣成细末，敷在肿胀的地方。

处方三：用水煎煮巴豆，再用布蘸取药液擦拭肿处。姚氏说，取巴豆三十枚，连皮嚼碎后用五升水煎煮得三升，每日五次擦拭肿处。擦药后肿处很快即减轻。药液切勿触及眼睛和阴部。本方亦可用于身体严重浮肿，肿得就像吹大的气球那样明显的治疗药方。

如果只是脚肿，治方如下

处方一：取葱剁碎，然后煮烂，用来浸泡双脚，每日三四次。

处方二：取菟丝子一升，用五升酒浸泡二三夜，每次服一升，每日服三次即可痊愈。

如果从脚肿起，逐渐向上蔓延，肿到腹部则有生命危险，治方如下

处方一：取小豆一斛，用水煮至极烂，得汤四五斗，用温热的药汤泡膝盖以下的位置，每日二次，几天后水肿即可消尽。如已肿到腹部，就不要再浸泡了，只煎煮小豆食用，不要兼吃米饭和鱼、盐等。还可专喝小豆汤，如无小豆，也可用大豆。若患这种病症，十个患者只有一个能活，应及时救治。

处方二：取楠木或桐木削屑，用木屑煎水，取药汤浸泡患处，同时喝一点煎好的药汤，加入适量的小豆效果更好。

处方三：取生猪肝一个，切细，一次吃完，切勿放盐吃，放醋吃效果好。

处方四：煮豆豉汤喝，用渣滓敷脚。

附方

《备急方》治疗身体突发且严重的水肿：取榆树皮捣为碎屑，随意加入掺米煮作粥食用，食后小便即可通利。

《杨氏产乳》治疗全身浮肿，小便不利的药方：取猪苓五两，捣碎过筛制成细末，再用水煎煮得三合，调服药粉一方寸匕的量，后逐渐加量到二方寸匕。

《食医心镜》主治气逆上冲呼吸喘促，浮肿，小便不利的药方：取一两杏仁，去皮尖，炒后研为细末，掺米煮成粥，空腹吃二合。

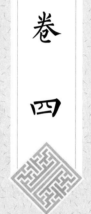

卷

四

治卒大腹水病方第二十五

　　水病之初，先目上肿起如老蚕色，侠头脉动，股里冷，胫中满，按之没指。腹内转侧有节声，此其候也。不即治，须臾身体稍肿，肚尽胀，按之随手起，则病已成，犹可为治，此皆从虚损大病，或下痢后，妇人产后，饮水不即消，三焦受病，小便不利，乃相结渐渐生聚，遂流诸经络故也。治之方

　　葶苈一升，熬，捣之于臼上，割生雄鹦鸡，合血共头，共捣万杵，服如梧子五丸，稍加至十丸。勿食盐，常食小豆饭，饮小豆汁，鲤鱼佳也。

　　又方，防己、甘草、葶苈各二两。捣，苦酒和丸，如梧子大。三丸，日三服，常服之。取消平乃止。

　　又方，雄黄六分，麝香三分，甘遂、芫花、人参各二分，捣，蜜和丸。服如豆大二丸，加至四丸，即瘥。

　　又方，但以春酒五升，渍葶苈子二升，隔宿，稍服一合，小便当利。

　　又方，葶苈一两，杏仁二十枚，并熬黄色，捣，分十服，小便去，立瘥。

　　又方，《胡洽》水银丸，大治水肿，利小便。姚同。葶苈、椒目各一升，芒硝六两，水银十两。水煮水银三日三夜，乃以合捣六万杵，自相和丸。服如大豆丸，日三服，日增一丸，至十丸，更从一起。瘥后，食牛羊肉自补，稍稍饮之。

　　又方，多取柯枝皮（锉），浓煮，煎令可丸，服如梧子大三丸。须臾，又一丸，当下水，后将服三丸，日三服。此树一名木奴，南人用作船。

又方，真苏合香、水银、白粉等份，蜜丸，服如大豆二丸，日三，当下水，节饮好自养。无苏合，可阙之也。

又方，取草麻绳熟者二十枚，去皮，研之，水解得三合，日一服，至日中许，当吐下诸水汁结裹。若不尽，三日后更服三十枚。犹未尽，更复作。瘥后，节饮及咸物等。

又方，小豆一升，白鸡一头，治如食法，以水三斗，煮熟，食滓饮汁，稍稍令尽。

又方，取青雄鸭，以水五升，煮取饮汁一升，稍稍饮，令尽，厚覆之取汗，佳。

又方，取胡燕卵中黄，顿吞十枚。

又方，取蛤蝼炙令熟，日食十个。

又方，若唯腹大动摇水声，皮肤黑，名曰水蛊。巴豆九十枚（去皮心），杏仁六十枚（去皮尖），并熬令黄，捣，和之。服如小豆大一枚，以水下为度。勿饮酒，佳。

又方，鬼扇，细捣绞汁，服如鸡子，即下水，更复取水蛊。若汤研麻子汁饮之。

又方，慈弥草三十斤，水三石，煮取一石，去滓，更汤上煎，令可丸，服如皂荚子，三丸至五六丸，水随小便去。节饮糜粥养之。

又方，白茅根一大把，小豆三升，水三升，煮取干，去茅根，食豆，水随小便下。

又方，鼠尾草，马鞭草各十斤。水一石，煮取五斗，去滓更煎，以粉和为丸。服如大豆大二丸，加至四五丸，禁肥肉，生冷勿食。

肿满者

白楮树白皮一握，水二升，煮取五合，白槟榔大者二枚，末之。纳更煎三五沸，汤成，下少许红雪，服之。

又，将服牛溺，章陆、羊肉臛及香菜煎等，在肿满条中。其十水丸诸大方在别卷。若止皮肤水，腹内未有者，服诸发汗药，得汗便瘥，然慎护风寒为急。若唯腹大，下之不去，便针脐下二寸入数分，令水出，孔合须腹减乃止。

附方

李绛《兵部手集方》疗水病，无问年月深浅，虽复脉恶，亦主之。大戟、当归、橘皮各一大两。切，以水一大升，煮取七合，顿服，利水二三斗，勿怪。至重不过再服，便瘥。禁毒食一年，下水后更服，永不作。此方出张尚客。

《外台秘要》治水气。章陆根白者，去皮，切如小豆许一大盏，以水三升，煮取一升以上，烂，即取粟米一大盏，煮成粥，仍空心服。若一日两度服，即恐利多，每日服一顿即微利，不得杂食。

又，疗水病肿。鲤鱼一头，极大者，去头尾及骨，唯取肉，以水二斗，赤小豆一大升，和鱼肉煮，可取二升以上汁，生布绞去滓，顿服尽，如不能尽，分为二服，后服温令暖。服讫当下利，利尽即瘥。

又方，卒患肿满，曾有人忽脚胅肿，渐上至膝，足不可践地，至大水，头面遍身大肿胀满。苦瓠白瓤实，捻如大豆粒，以面裹，煮一沸。空心服七枚，至午当出水一斗，三日水自出不止，大瘦乃瘥，三年内慎口味也。苦瓠须好者，无靥蟨，细理妍净者，不尔有毒不用。

《圣惠方》治十种水不瘥垂死。用猯肉半斤（切），粳米三合，水三升，葱、椒、姜、豉作粥食之。

又方，治十种水病，肿满喘促，不得卧。以蝼蛄五枚，干为末，食前汤调半钱匕至一钱，小便通，效。

《食医心镜》治十种水病，不瘥，垂死。青头鸭一只，治如食法，细切，和米并五味，煮令极熟作粥，空腹食之。

又方，主水气胀满，浮肿，小便涩少。白鸭一只，去毛、肠，洗，馈饭半升，以饭、姜、椒酿鸭腹中，缝定，如法蒸，候熟，食之。

《杨氏产乳》疗身体肿满，水气急，卧不得。郁李仁一大合，捣为末，和麦面搜作饼子，与吃入口，即大便通，利气便瘥。

《梅师方》治水肿，坐卧不得，头面身体悉肿。取东引花桑枝，烧灰淋汁，煮赤小豆，空心食，令饱。饥即食尽，不得吃饭。

又方，治水肿，小便涩。黄牛尿，饮一升，日至夜，小便利，瘥。勿食盐。

又方，治心下有水。白术三两，泽泻五两，锉，以水三升，煎取一升半，分服。

《千金翼》治小便不利，膀胱水气流滞。以浮萍日干，末，服方寸匕，日一二服，良。

《经验方》河东裴氏传经效治水肿及暴肿。葶苈三两，杵六千下，令如泥，即下汉防己末四两，取绿头鸭就药白中截头，沥血于臼中，血尽，和鸭头更捣五千下，丸如梧桐子。患甚者，空腹白汤下十丸，稍可者五丸，频服，五日止。此药利小便，有效如神。

韦宙《独行方》疗水肿从脚起，入腹则杀人。用赤小豆一斗，煮令极烂，取汁四五升，温渍膝以下。若以入腹，但服小豆，勿杂食，亦愈。李绛《兵部手集方》亦著此法，云曾得效。

白话译文

　　水肿病初起时，先从眼皮肿起，皮肤颜色像老蚕，在头两侧可感受到脉搏跳动，大腿内侧冷，小腿肿胀，呈凹陷性水肿。翻转身体时腹内有打拍子似的声音，这是水肿病的证候表现。如不及时治疗，很快身体就会轻度浮肿，既而整个腹部都会肿胀，如用手指按压肿处皮肤时皮肤可随手指抬举而弹起，则说明此病已形成，但尚可治疗。此病都是因在患虚损类的大病，或下痢腹泻，或妇女生产后，患者饮水没有及时代谢，三焦受到影响而发病，出现小便不利，进而水湿相结于体内并日渐积聚，过多的水湿于是浸淫到全身各条经络，故而出现水肿的现象。治疗的处方如下

　　处方一： 葶苈子一升，炒熟，放到臼里捣烂，取一只活的大公鸡，割颈取血，将鸡血和鸡头一同放入臼里，共捣上万杵后做成梧桐子大小的药丸，开始时一次服五丸，后逐渐加量至每次十丸。服药过程中不要吃食盐，可常吃赤小豆饭，喝赤小豆汤，如果加入一块鲤鱼炖汤喝，效果更好。

　　处方二： 防风、甘草、葶苈子各二两。捣碎，用醋调和做成梧桐子大的药丸。每次服三丸，每日服三次，坚持服用，直到水肿完全消退为止。

处方三：雄黄六分，麝香三分，甘遂、芫花、人参各二分，将上述药共同捣碎，用蜂蜜调和做成豆子大的药丸，一次服二丸，可逐渐加量至四丸，即可病愈。

处方四：仅用五升米酒渍泡二升葶苈子，隔一夜，慢慢喝一合，小便即可通利。

处方五：葶苈子一两，杏仁二十枚，共同炒到金黄色，捣碎，分十次服完，水湿当随小便排去，病立即痊愈。

处方六：《胡洽百病方》水银丸，此药治疗水肿有特效，可通利小便，与《姚氏方》相同。葶苈子、花椒各一升，芒硝六两，水银十两。先用水煮水银三天三夜，再将上药合在一起捣六万杵，相互调和成大豆大的药丸，开始每次服一丸，每日服三次，后每日单次剂量增加一丸，增加至每次十丸后，再从每次一丸服起。痊愈后吃牛、羊肉自己调补，少量饮水。

处方七：多取柑橘树枝皮（锉碎），用水煎浓汁，煎到可以做成药丸时，制成梧桐子大的药丸。先服三丸，片刻后再服一丸，服后当解小便，后再服三丸，每日服三次。柑橘树又叫木奴，南方人用来做船。

处方八：苏合香、水银、白粉各等份，用蜂蜜制成大豆大小的药丸，每次服二丸，每日服三次，服后当解小便，要限制饮水，注意自我调养。如果没有苏合香，可不用。

处方九：取中药熟草麻绳二十枚，去掉皮，研成末，用三合水溶解，早晨服，到中午时分，当吐出各种水液结块物质。如果没吐尽，三天后再服三十枚。如果仍没吐尽，可再按前面的方法再服。病愈后，要限制饮水及少吃咸的食物等。

处方十：赤小豆一升，白鸡一只，按普通食法烹饪，用三斗水将白鸡和赤小豆煮熟，连渣带汤一起慢慢吃掉。

处方十一：取一只青雄鸭，宰杀好后用五升水煮到一升，慢慢把鸭汤喝完，喝完后盖上厚被子取汗，效果良好。

处方十二：取胡燕蛋的蛋黄一次吞服十枚。

处方十三：取蛤蝼适量，烤熟，每天吃十个。

处方十四：如果只有腹部肿大，摇动时腹内有水声，皮肤黝黑，这种病症称为水蛊。治疗方：巴豆九十颗（去皮、芯），杏仁六十枚（去皮、尖）。将两药共同炒到金黄色后捣碎，调和制成小豆大的药丸，每次服一枚，以小便通利为度。服药期间不要饮酒，效果良好。

处方十五：将射干捣细绞汁，服下一个鸡蛋那么多的量，即可小便通利。是否再服射干汁，取决于水肿是否消退。如利尿后口渴，可研麻子汁喝。

处方十六：慈弥草三十斤，加三石水，煮取得一石，去掉药渣，再将药汤浓煎做成皂荚子大的药丸，服三到五六丸，水即可随小便而祛，从而使水肿自消。少饮水，予以稀粥调养。

处方十七：白茅根一大把，赤小豆三升，加三升水，煎煮到水干，去掉白茅根，吃赤小豆，水随小便而去，即起到利尿消肿的作用。

处方十八：鼠尾草、马鞭草各十斤，加一石水，煎煮到剩水五斗时，去掉药渣再煎，浓稠后加粉调和制成大豆大的药丸。发病时服二丸，如效果不佳可加至四五丸。服药期间禁食肥肉及生冷食物。

治疗全身肿胀患者的药方

处方一：取白椹树的白皮一把，加二升水，煮到五合，另用二枚大的白槟榔研成细末，加到上面的煎汤中再煎至三到五沸，煎好后，再放入少量的红雪，口服。

处方二：将服牛尿、商陆、羊骨肉汤以及香薷煎等治疗方法记录在"论治肿满病"的条文中，其他如十水丸等各种大方则记录在别的篇章中。如果仅仅是皮肤水肿，而无腹水的患者，可服各种发汗的药方，汗出之后水肿即可消退，但要小心谨慎，切不可受风寒。如果仅仅是腹部肿大，利下药不能减轻腹水的患者，则可用针在脐下两寸处刺入数分深，让腹水从针孔流出，直到腹胀减轻为止。

附方

李绛《兵部手集方》治疗水肿病，不论患者患病时间长短和病情轻重，即使有脉象险恶也能治疗，处方如下：大戟、当归、橘皮各一大两，切碎，加入一大升水，煮到七合，一次服完，可利出小便二三斗，不用惊奇恐慌。病情最重也不过再服一次就能痊愈。一年内不能吃有毒性的食物，尿被利出后再服一次，以后就再也不会发病了。本方出自张尚客。

《外台秘要》治水肿病方：取白色的商陆根，去掉皮，切成小豆般大小，取一大盏，用三升水煮到一升，待以上药物煮烂，立即加入一大盏小米煮成粥，空腹服。如果一天服两次，则恐怕会利尿太过，每日服一次则轻度利尿，服药期间不要吃其他食物。

另有治疗水肿病方如下：挑一条很大的鲤鱼，去掉鱼头和鱼尾以及鱼骨，只取鱼肉，放入二斗水中，再加一大升赤小豆，和鱼肉一同煮熟，可煮取二升，然后用未染色的白布绞去渣，将鱼汤一次服尽，如一次不能喝完，可分成两次喝，第二次服汤时要将汤加热。喝完便会排出较多小便，尿尽水肿即可痊愈。

另又有一个治疗突然患水肿的方子，曾经有人忽然脚踝部出现浮肿，后逐渐向上肿至膝盖，脚不能踩地，直至水肿特别厉害时，头面部及全身都明显浮肿胀满。处方如下：用苦瓠白瓤实捻成大豆粒般大小，用面裹紧再放到水中煮，煮一沸即可。空腹服七枚，到中午时应当利出尿一斗，连续三天尿不断自行排出，可见身体明显消瘦，水肿病就痊愈了，三年内饮食要注意忌口。必须用上好的苦瓠，即不能色泽昏暗，纹理细密且漂亮干净，否则有毒不能用。

《圣惠方》治疗十种水肿病久治不愈而濒临死亡的患者，处方如下。

处方一：用猪獾肉半斤（切碎），粳米三合，水三升，加入葱、椒、姜、豉等佐料共同做粥食用。

处方二：治疗十种水肿病，症见身体肿满，气息喘促，不能平卧。用蝼蛄五只，烘干研成细末，取半钱匕到一钱的药末在饭前用热水调服，小便通畅则为有效。

《食医心镜》治疗十种水肿病久治不愈而濒临死亡的患者，处方如下：青头鸭一只，按普通吃法宰杀处理，切细，加入大米和各种调料，煮到极烂做成鸭粥，空腹饮用。

又有一方主治水气为病，症见身体浮肿胀满，小便主水气胀满，浮肿，小便不通畅，尿少：白鸭一只，去毛、肠，洗净，取米饭半升，将饭、姜、花椒一块塞到鸭肚中酿制，再用线缝好，常规蒸制，待蒸熟后食用。

《杨氏产乳》治疗身体肿满的急性水肿病，并症见不能平卧，处方如下：郁李仁一大合，捣碎成末，与小麦面粉掺和做成饼，吃饼，即可使大便通畅，气通利则病痊愈。

《梅师方》治疗水肿病，症见不能坐卧，头面全身都浮肿，处方如下：取向东生长的带花桑枝，烧成灰用水淋湿成药汁，用此汁煮赤小豆，煮好后空腹服用，吃饱为止。如果感到饥饿则可吃完，但不要吃饭。

又方治水肿病，小便不通畅：取黄牛尿，喝一升，如白天喝，到晚上小便就会通利，病可痊愈。不要吃盐。

又方治疗胃脘部有水肿：白术三两，泽泻五两。将上述两药锉碎，加三升水，煎煮取一升半，分次服用。

　　《千金翼方》治疗小便不利，膀胱水气留滞：用浮萍晒干，研末，每次服一方寸匕的量，每日服一到二次，效果良好。

　　《经验方》中记载河东裴氏传经实践证明有效的治疗水肿及暴肿的方子：葶苈子三两，杵六千下，杵到碎烂如泥时，立即放入汉防己末四两，再抓一只绿头鸭，把鸭头靠近药臼中割断鸭颈，将鸭血滴到药臼中，待鸭血流尽，再将鸭头放入药臼中捣五千下，然后做成梧桐子大的药丸。病情重的患者，空腹用温水服下十丸，病情不太重的患者服五丸，一天可多次服用，五天为止。此药能通利小便，有神奇的效果。

　　唐代韦宙所著《韦氏集验独行方》治疗水肿病从脚肿起，肿到腹部则可危及生命，处方如下：用赤小豆一斗，煮到极烂，取豆汤四五升，温泡膝盖以下部位。如果已经肿到腹部，只吃赤小豆，不要吃其他食物，也可治愈。李绛《兵部手集方》也记载了这个方法，说用过有效。

治卒心腹癥坚方第二十六

治卒暴癥，腹中有物如石，痛如刺，昼夜啼呼，不治之，百日死。方

牛膝二斤，以酒一斗，渍，以密封于热灰火中，温令味出。服五合至一升，量力服之。

又方，用蒴藋根，亦如此，尤良。

姚云：牛膝酒，神验也。

又方，多取当陆根，捣，蒸之。以新布藉腹上，药披着布上，勿腹上，冷复之，昼夜勿息。

又方，五月五日葫十斤（去皮），桂一尺二寸，灶中黄土如鸭子一枚。合捣，以苦酒和涂，以布掩病，不过三，瘥。

又方，取楝木烧为灰，淋取汁八升，以酿一斛米酒成服之，从半合始，不知，稍稍增至一二升，不尽一剂皆愈。此灰入染绛，用叶中酿酒也。楝，直忍切。

凡癥坚之起，多以渐生，如有卒觉，便牢大，自难治也。腹中癥有结积，便害饮食，转羸瘦，治之多用陷冰，玉壶、八毒诸大药，今止取小易得者

取虎杖根，勿令影临水上者，可得石余，杵熟，煮汁，可丸，以秫米五六升炊饭内，日中涂药后可饭，取瘥。

又方，亦可取根一升，捣千杵，酒渍之。从少起，日三服。此酒治癥，乃胜诸大药。

190

又方，蚕矢一石，桑柴烧灰，以水淋之五度，取生鳖长一尺者，内中煮之烂熟，去骨细擘，锉，更煎令可丸，丸如梧子大，一服七丸，日三。

又方，射罔二两，椒三百粒。捣末，鸡子白和为丸，如大麻子。服一丸，渐至如大豆大，一丸至三丸为度。

又方，大猪心一枚（破头去血，捣末），雄黄、麝香，当门子五枚，巴豆百枚（去心皮，生用），心缝，以好酒于小铜器中煎之。令心没，欲歇随益，尽三升，当糜烂，煎令可丸，如麻子。服三丸，日三服。酒尽不糜者，出捣蜜丸之，良。

又，大黄（末）半斤，朴硝三两，蜜一斤合于汤上，煎可丸，如梧子。服十丸，日三服之。

治鳖癥伏在心下，手揣见头足，时时转者

白雌鸡一双，绝食一宿，明旦膏煎饭饲之，取其矢，无问多少，于铜器中以溺和之。火上熬，可捣末，服方寸匕，日四五服，须消尽乃止。常饲鸡取矢，瘥毕。煞鸡单食之。姚同。

治心下有物，大如杯，不得食者

葶苈二两（熬之），大黄二两，泽漆四两，捣筛，蜜丸，和捣千杵。服如梧子大，二丸，日三服，稍加。

其有陷冰、赭鬼诸丸方，别在大方中。

治两胁下有气结者

狼毒二两，旋复花一两，附子二两，炮之，捣，筛，蜜和丸服，如梧子大二丸，稍加至三丸，服之。

熨癥法

铜器受二升许，贮鱼膏令深二三寸，作大火炷六七枚，燃之令膏暖，重纸覆癥上，以器熨之，昼夜勿息，膏尽更益也。

又方，茱萸三升，碎之，以酒和煮，令熟布帛物裹以熨癥上，冷更均番用之，癥当移去，复逐熨，须臾消止。亦可用好茱萸末，以鸡子白和射罔服之。

又方，灶中黄土一升先捣，葫熟纳土复捣，以苦酒浇令浥浥，先以涂布一面，仍擒病上，以涂布上，干复易之，取令消止，瘥。

治妇人脐下结物大如杯升，月经不通，发作往来，下痢羸瘦。此为气瘕，按之若牢强肉癥者，不可治，未者可治

末干漆一斤，生地黄三十斤，捣，绞取汁，火煎干漆，令可丸。食后服，如梧子大三丸，日三服，即瘥。

附方

《外台秘要方》疗心腹宿癥，卒得癥。取朱砂细研，搜饭令朱多，以雄鸡一只，先饿二日，后以朱饭饲之，着鸡于板上，收取粪，曝燥为末，温清酒服方寸匕至五钱，日三服。若病困者，昼夜可六服。一鸡少，更饲一鸡，取足服之，俟愈即止。

又，疗食鱼肉等成癥结在腹，并诸毒气方。狗粪五升，烧末之，绵裹，酒五升，渍再宿，取清，分十服，日再，已后日三服使尽，随所食癥结即便出矣。

《千金方》治食鱼鲙及生肉住胸膈不化，必成癥瘕。捣马鞭草汁，饮之一升。生姜水亦得，即消。

又方，治肉癥，思肉不已，食讫复思。白马尿三升，空心饮，当吐肉，肉不出，即死。

《药性论》云：治癥癖病。鳖甲、诃梨勒皮、干姜末等份，为丸，空心下三十丸，再服。

宋明帝宫人患腰痛牵心，发则气绝，徐文伯视之曰：发瘕。以油灌之，吐物如发，引之长三尺，头已成蛇，能动摇，悬之滴尽，惟一发。

《胜金方》治膜外气及气块方。延胡索不限多少，为末，猪胰一具，切作块子，炙熟，蘸药末，食之。

白话译文

治疗突患增长迅速的肿块，腹中长有像石头一样的东西，伴有刺痛，昼夜喊叫不止，如不治疗，百天内即会死，治疗方如下

处方一：牛膝二斤，用一斗酒浸泡，密封好后放到热灰火中加温使其有气味飘出即可。饮服五合到一升，按患者酒量服用。

处方二：用蒴藋根按照处方一的方法也有很好的疗效。

姚氏说牛膝酒有神奇的疗效。

处方三：多取商陆根，捣碎，蒸熟。用新布垫在肚皮上，再把蒸好的药放在布上，不要将药直接放到肚皮上，待药凉后再换热的，昼夜不停地按此法热敷。

处方四：在五月五日取大蒜十斤（去皮），桂枝一尺二寸长，鸭蛋大的灶心土一块。将上面三味药混在一起捣碎，用醋调和后涂在布上，将布敷到肿块处，不超过三次，即可痊愈。

处方五：取檽木烧成灰，将灰淋水得灰汁八升，用此灰汁加一斛米酿成米酒服用，从半合开始服，如果没效，可逐渐加量到一二升，一剂未服完皆能痊愈。此灰一般用来染绛色，檽木叶可用来酿酒。檽的读音为"良忍切"。

凡是腹生硬块肿物，起病时大多发展缓慢，如果突然发现时肿物就坚固且比较大，那就很难治愈了。腹内有痃块结聚会影响患者的饮食，使患者身体瘦弱，治疗上多采用陷冰、玉壶、八毒等各种大药，现仅选取小而容易获得的方药加以记载

处方一：取虎杖根，不要用树叶影子能映到水面的，可取一石多，用杵捣烂后再煮汁，煮到可以制成药丸的程度，再加入五六升粟米煮成熟饭，中午涂虎杖根汁到腹部肿物处后吃粟米饭，以病愈为度。

处方二：也可以取虎杖根一升，用杵捣上千次，再用酒浸泡。从少量开始饮服，每日服三次。这种酒治疗腹部肿物包块疗效胜过各种大药金丹。

处方三：取蚕沙一石，用干桑枝烧成灰，以水淋浇五遍，再取一尺长的活鳖一只，放入灰汁中煮到烂熟，去骨，将肉撕细，切碎，再煎到可以做成丸的程度，然后制成梧桐子大的药丸，一次服七丸，每日服三次。

处方四：取草乌头汁膏二两，花椒三百粒，将上述两味药共同捣成细末，用蛋清调和成大麻子大小的药丸。每次服一丸，药丸逐渐加大到大豆大小，服用量以一到三丸为宜。

处方五：取大猪心一个（破开去掉里面的积血，捣成细末），再取雄黄、麝香、当门子各五枚，生巴豆一百枚（去掉芯和皮），将猪心和上述药一并放到盛有好酒的小铜器中煎煮。煎煮过程中，要始终保持酒没过猪心，若酒煎少了可随时加酒，煮到剩三升酒时，猪心应该已经煮烂，待可以制成药丸时，就将其做成麻子大的药丸。每次服三丸，每日服三次。如果酒煎干了还不够烂，则将小铜器内的猪心和药取出一同捣烂，再用蜂蜜调和成药丸，服之效果好。

处方六：大黄（末）半斤，朴硝三两，蜂蜜一斤，将上述药共同放入水中煎煮到可以做药丸的程度，再做成梧桐子大的药丸。每次服十丸，每日服三次。

治疗胃脘部包块形状如鳖，用手触诊可触摸到"头和脚"，不时会转动的处方如下

取白母鸡两只，停止喂食一晚，次日早晨用膏炒的饭喂养，取鸡屎，不管多少，收集好后放到铜器中用尿调和，再将铜器放到火上煎熬，熬干后捣成粉末，每次服一方寸匕的量，每日服四到五次，服到包块完全消尽为止。经常这样饲养白母鸡取它们的鸡屎，待病愈后则将鸡杀了只吃鸡。《姚氏方》记载的方法相同。

治疗胃脘部肿物，大如水杯，患者无法进食，处方如下

（炒）葶苈子二两，大黄二两，泽漆四两，将上述药共同放入臼中捣上千杵，过筛，用蜂蜜调和制成梧桐子大小的药丸，每次服二丸，每日服三次，以后服药量可稍增加。

其他还有陷冰、赭鬼等各种药丸方，另外记载在"大方"内。

治疗两胁下有气机结聚患者的处方

野狼毒二两，旋覆花一两，炮附子二两，将上述药捣碎过筛，将药粉用蜂蜜调和制成梧桐子大的药丸，开始每次服二丸，后可稍加至每次三丸。

熨癥法

治法一：用能盛二升左右的铜器装入二三寸深的鱼膏，再用六七根大火烛烧铜器让鱼膏变热，然后在腹部长有包块的地方盖上几层厚纸，用盛有热鱼膏的铜器放到纸上温熨，昼夜不停，凉后再加热，鱼膏用完可再添加。

治法二：茱萸三升，捣碎，加酒共同煮熟，煮好后用布帛之类的东西将药渣包裹起来放到包块上温熨，冷后立即更换，包块当会移动，再循着包块进行温熨，不久包块就会消散，则可停止温熨。也可以用上好的茱萸末，再用鸡蛋清和乌头汁膏调和服用。

治法三：灶心土一升，先将大蒜煮熟捣烂，然后加入灶心土再捣，捣完用醋浇淋至湿润，再将药膏涂在布上，将涂有药膏的一面向下敷在患处，将浇成湿润的蒜土泥涂在布的另一面上，待布上干燥后再按前面的方法更换继续湿敷，直到包块消散为止即可痊愈。

治疗妇女肚脐下有大如水杯的包块，伴月经不通，反复发作，腹泻，体虚消瘦。此病叫气瘕，如用手按压包块坚硬固定，则为不治之症，如果没达到这个程度，则尚可治疗。处方如下

干漆末一斤，生地黄三十斤，共同捣碎绞取药汁，再将上述药汁炒到可以制作药丸的程度并制成梧桐子大的药丸，每次服三丸，饭后服用，每日服三次，即可痊愈。

附方

《外台秘要方》治疗心腹部早前就有的包块和突然发现的包块的方法：取朱砂研细，与米饭掺和，朱砂的量要多于米饭。抓一只公鸡，先饿它两天，然后再用此朱砂饭喂养，并将喂养的公鸡放在木板上，收取鸡粪，把收集到的鸡粪晒干为末，每次用温清酒冲服一方寸匕的量至五钱，每日服三次。如果病情重的患者，每日可服六次。如果一只鸡的鸡粪太少，可以按上面的方法再饲养一只，取足够的鸡粪服用，等到病愈即停止服用。

另外还有治疗吃鱼肉等导致腹内结生包块以及各种毒气致病的方子：狗粪五升，烧成粉末，用棉布包裹，放到五升酒中浸泡两晚，取上层清液，分十次服用，次日再服十次，以后每日服三次，酒喝完包块也随即消散了。

《千金方》记载吃生鱼片以及生肉积在胸膈不得消化，必然导致肿块生成，治疗方如下：取马鞭草捣烂取汁，服汁一升。生姜水也可以，服后肿块立即消散。

还有治疗腹中有硬块，但特别想吃肉，吃了还想吃，处方如下：白马尿三升，空腹服用，服后当吐出腹中的食物，如果吐不出肉，则可能很快会因病去世。

《药性论》记载治疗腹中痞块方：鳖甲、诃黎勒皮、干姜各等份研成末并做成药丸，空腹服下三十丸，后再服两次。

宋明帝的宫女患有腰痛连心，发作时则昏厥，徐文伯察看症状后说，这是发瘕病。立即用油灌入患者腹中，吐出像头发一样的东西，拉开有三尺长，头部已成蛇一样，能摇动，将它悬挂起来滴尽表面的油液，只剩下一根头发。

《胜金方》治疗腹膜外、肌肤间出现的气肿、胀满以及气胀方：不限多少的延胡索研为粉末，取一个猪胰腺，切成小块，烤熟，用熟猪胰块蘸药末吃。

治心腹寒冷食饮积聚结癖方第二十七

治腹中冷癖，水谷癥结，心下停痰，两胁痞满，按之鸣转，逆害饮食

取大蟾蜍一枚（去皮及腹中物，支解之），芒硝大人一升，中人七合，瘦弱人五合，以水六升，煮取四升，一服一升，一服后，未得下，更一升，得下则九日十日一作。

又方，茱萸八两，硝石一升，生姜一斤，以酒五升，合煮，取四升，先服一服一升，不痛者止，勿再服之，下病后，好将养之。

又方，大黄八两，葶苈四两，并熬，芒硝四两，熬令汁尽，熟捣，蜜和丸，丸如梧子大。食后服三丸，稍增五丸。

又方，狼毒三两，附子一两，旋复花三两，捣，蜜丸，服如梧子大，食前三丸，日三服。

又方，巴豆三十枚（去心），杏仁二十枚，并熬，桔梗六分，藜芦四分，皂荚三分，并炙之。捣，蜜和丸，如胡豆大。未食服一丸，日二。欲下病者，服二丸，长将息，百日都好，瘥。

又方，贝母二两，桔梗二两，矾石一两，巴豆一两（去心皮，生用）。捣千杵，蜜和丸，如梧子。一服二丸，病后少少减服。

又方，茯苓一两，茱萸三两，捣，蜜丸，如梧子大。服五丸，日三服。

又，治暴宿食留饮不除，腹中为患方

大黄、茯苓、芒硝各三两，巴豆一分，捣，蜜丸，如梧子大，一服二丸，不痛止。

又方，椒目二两，巴豆一两（去皮心，熬），捣，以枣膏丸如麻子。服二丸，下，痛止。

又方，巴豆一枚（去心皮，熬之），椒目十四枚，豉十六粒。合捣为丸，服二丸，当吐利。吐利不尽，更服二丸。

服四神丸下之，亦佳。

中候黑丸，治诸癖结痰癖第一良

桔梗四分，桂四分，巴豆八分（去心皮），杏仁五分（去皮），芫花十二分，并熬令紫色，先捣三味药成末，又捣巴豆、杏仁如膏，合和，又捣二千杵，丸如胡豆大。服一丸，取利，至二三丸。儿生十日欲痫，皆与一二丸如粟粒大。诸腹内不便，体中觉患便服，得一两，行利则好也。

硫黄丸，至热，治人之大冷，夏月温饮食，不解衣者

硫黄、矾石、干姜、茱萸、桂、乌头、附子、椒、人参、细辛、皂荚、当归十二种分等。随人多少，捣，蜜丸，如梧子大，一服十丸至二十丸，日三服。若冷痢者，加赤石脂、龙骨，即便愈也。

露宿丸，治大寒冷积聚方

矾石、干姜、桂、桔梗、附子、炮、皂荚各三两，捣筛，蜜丸，如梧子大。酒下十丸，加至一十五丸。

附方

《外台秘要》疗癖方。大黄十两，杵，筛，醋三升，和匀，白蜜两匙，煎堪丸，如梧桐子大。一服三十丸，生姜汤吞下，以利为度，小者减之。

《圣惠方》治伏梁气在心下结聚不散。用桃奴二两，为末，空心温酒调二钱匕。

《简要济众》治久积冷，不下食，呕吐不止，冷在胃中。半夏五两（洗过）为末。每服二钱，白面一两，以水和搜，切作棋子，水煮面熟为度，用生姜、醋调和，服之。

白话译文

治疗腹中寒性积块，病由胃肠阴寒、水谷凝结、胃脘部痰饮停滞而成，可见两胁部痞满不适，按诊有声响，气逆而影响饮食。治疗方如下

处方一：一只大蟾蜍（去掉皮和腹中内脏，切成碎块），芒硝，用量按身材高大的人用一升，中等身材的人用七合，瘦弱的人用五合。将上述两味药放入六升水中，煮至四升，一次服一升，第一次服药后如果没有排便，则再服一升，大便泻下后则每九到十天服一次。

处方二：吴茱萸八两，硝石一升，生姜一斤，将上述药加五升酒共同煮至四升，先服一升。不痛者不用再服，待症状缓解后，好好调养身体。

处方三：大黄八两，葶苈子四两，加适量水共同煎熬，后加芒硝四两，煎到水干，趁热捣碎，用蜂蜜调和成梧桐子大的药丸。饭后服三丸，逐渐增加到五丸。

处方四：狼毒三两，附子一两，旋复花三两。将上述药共同捣碎，用蜂蜜调和成梧桐子大的药丸，饭前服三丸，每日服三次。

处方五：巴豆三十枚（去芯），杏仁二十枚，共同煎熬；桔梗六分，藜芦四分，皂荚三分，一起炙用。将熬炙好的药共同捣碎，用蜂蜜调和成胡豆大的药丸。饭前服一丸，每日服两次。想要症状缓解得更快，可每次服二丸。此病要长期调养，百日后可痊愈。

处方六：贝母二两，桔梗二两，矾石一两，生巴豆一两（去皮、芯）。将上述药用杵捣千次，再用蜂蜜调和成梧桐子大的药丸。一次服二丸，中病后稍微减少服用量。

处方七：茯苓一两，吴茱萸三两，共同捣碎后用蜂蜜调和成梧桐子大的药丸。每次服五丸，每日服三次。

另有治疗因宿食留饮不消引起的腹中疾病突然发作的方子

处方一：大黄、茯苓、芒硝各三两，巴豆一分，将上述药共同捣碎，用蜂蜜调和成梧桐子大的药丸，一次服二丸，腹部不痛则可停止服用。

处方二：椒目二两，巴豆一两（去皮、芯并熬制），将两药共同捣碎，加入枣膏制成麻子大的药丸。每次服二丸，大便排出后疼痛即止。

处方三：巴豆一枚（去皮、芯并熬制），椒目十四枚，豆豉十六粒。将上述三药一同捣碎制成药丸，每次服二丸，服后应当会上吐下泻。如果吐泻不尽的，再服二丸。

处方四：服四神丸治疗效果也好。

中候黑丸，治疗各种癖块和痰饮病证最好，药方如下

桔梗四分，桂枝四分，巴豆八分（去皮、芯），杏仁五分去皮，芫花十二分，将上述药共同炒至紫色，先将桔梗、桂枝、芫花三味药捣成粉末，再将巴豆、杏仁捣成药膏，再将上述药掺合拌匀，再捣二千杵，制成胡豆大的药丸。每次服一丸，以二便通利为度，亦可服至二三丸。凡刚出生十天的婴儿如欲发癫痫，也可以服粟粒大的中候黑丸一至二丸。各种原因导致的腹内不舒服，便秘者，身体感觉患病，立即服上药一二丸，待大便排出后病就好了。

硫黄丸，热性最大，治疗人的大寒证，症见夏天也要吃温的饮食，怕冷不能脱衣，药方如下

硫黄、矾石、干姜、茱萸、桂枝、乌头、附子、花椒、人参、细辛、皂荚、当归十二种药等份。根据患者多少选取药量，共同捣碎，用蜂蜜制成梧桐子大的药丸，一次服十至二十丸，每日三服。若伴冷痢的患者，可加用赤石脂、龙骨，即可痊愈。

露宿丸，治疗寒性很明显的积聚证，药方如下

矾石、干姜、桂枝、桔梗、附子（炮）、皂荚各三两，共同捣碎过筛，用蜂蜜制成梧桐子大的药丸，用酒送服十丸，不愈者可逐渐加量至一十五丸。

附方

《外台秘要》治疗积癖方：大黄十两，用杵捣碎，过筛，然后用三升醋搅和均匀，再加白蜂蜜两匙，煎熬制成梧桐子大的药丸。一次服三十丸，用生姜汤送服，以大便通利为度，小儿用量酌减。

《圣惠方》治疗心下脘腹部痞满有肿块突起，结聚不散方：用桃奴二两，研为末，空腹用温酒调服二钱匕的量。

《简要济众方》治疗患冷积日久，吃不下，呕吐不止，胃中寒冷方：半夏五两（洗净），研为末，每次用二钱，白面一两，用水和面和匀并切成棋子大小的面粒，再将面粒放到水中煮，待煮熟后用生姜、醋调和服用。

治胸膈上痰癖诸方第二十八

治卒头痛如破，非中冷，又非中风方

釜月下墨四分，附子三分，桂一分，捣，筛，以冷水服方寸匕。当吐，一方无桂。

又方，苦参、桂、半夏等份，捣，下筛，苦酒和，以涂痛，则瘥。

又方，乌梅三十枚，盐三指撮，酒三升，煮取一升，去滓，顿服。当吐，愈。

此本在杂治中，其病是胸中膈上痰厥气上冲所致，名为厥头痛，吐之，即瘥

但单煮米作浓饮二三升许，适冷暖，饮尽二三升，须臾适吐，适吐毕，又饮，如此数过，剧者须臾吐胆乃止，不损人而即瘥。

治胸中多痰，头痛不欲食及饮酒，则瘀阻痰方

常山二两，甘草一两，松萝一两，瓜蒂三七枚，酒水各一升半，煮取升半，初服七合，取吐；吐不尽，余更分二服，后可服半夏汤。

《胡洽》名粉隔汤。

矾石一两，水二升，煮取一升，纳蜜半合，顿服，须臾未吐，饮少热汤。

又方，杜衡三两，松萝三两，瓜蒂三十枚。酒一升二合，渍再宿，去滓。温服五合，一服不吐，晚更一服。

又方，瓜蒂一两，赤小豆四两。捣，末，温汤三合，和服便安卧，欲摘之不吐，更服之。

又方，先作一升汤，投水一升，名为生熟汤，及食三合盐，以此汤送之。须臾欲吐，便摘出，未尽，更服二合。饮汤二升后，亦可更服，汤不复也。

又方，常山四两，甘草半两，水七升，煮取三升，纳半升蜜，服一升，不吐更服，无蜜亦可。

方中能月服一种，则无痰水之患。又有旋覆五饮，在诸大方中。

若胸中痞寒短气膈者。膈敷逼切

甘草二两，茯苓三两，杏仁五十枚，碎之，水一斗三升，煮取六升，分为五服。

又方，桂四两，术、甘草二两，附子（炮），水六升，煮取三升，分为三服。

膈中有结积觉骇骇不去者

藜芦一两（炙，末之），巴豆半两（去皮心，熬之）。先捣巴豆如泥，入藜芦末，又捣万杵，蜜丸如麻子大，服一丸至二三丸。

膈中之病，名曰膏肓，汤丸经过，针灸不及，所以作丸含之，令气势得相熏染，有五膈丸方

麦门冬十分（去心），甘草十分（炙），椒、远志、附子（炮）、干姜、人参、桂、细辛各六分，捣，筛，以上好蜜丸如弹丸。以一丸含，稍稍咽其汁，日三丸服之。主短气，心胸满，心下坚，冷气也。

此疾有十许方，率皆相类，此丸最胜，用药虽多，不合五膈之名，谓忧膈、气膈、恚膈、寒膈，其病各有诊别，在大方中又有七气方，大约与此大同小别耳。

附方

《圣惠方》治痰厥头痛。以乌梅十个（取肉），盐二钱，酒一中盏，合煎至七分，去滓，非时温服，吐即佳。

又方，治冷痰饮恶心。用荜拨一两，捣为末，于食前用清粥饮调半钱服。

又方，治痰壅呕逆，心胸满闷不下食。用厚朴一两，涂生姜汁，炙令黄，为末，非时粥饮调下二钱匕。

《千金翼》论曰：治痰饮吐水，无时节者，其源以冷冻饮过度，遂令脾胃气羸，不能消于饮食，饮食入胃，则皆变成冷水，反吐不停者，赤石脂散主之。赤石脂一斤，捣，筛，服方寸匕，酒饮自任，稍稍加至三匕，服尽一斤，则终身不吐淡水，又不下痢，补五脏，令人肥健。有人痰饮，服诸药不效，用此方遂愈。

《御药院方》真宗赐高祖相国，去痰清目，进饮食，生犀丸。川芎十两（紧小者，粟米泔浸，三日换，切片子，日干）。为末，作两料，每料入麝、脑各一分，生犀半两，重汤煮，蜜杵为丸，小弹子大。茶酒嚼下一丸。痰加朱砂半两；膈壅加牛黄一分，水飞铁粉一分，头目昏眩，加细辛一分；口眼㖞斜，炮天南星一分。

又方，治膈壅风痰。半夏不计多少，酸浆浸一宿，温汤洗五七遍，去恶气，日中晒干，捣为末，浆水搜饼子，日中干之，再为末，每五两，入生脑子一钱，研匀，以浆水浓脚，丸鸡头大，纱袋贮，通风处阴干。每一丸好茶或薄荷汤下。

王氏《博济》治三焦气不顺，胸膈壅塞，头昏目眩，涕唾痰涎，精神不爽，利膈丸。牵牛子四两（半生、半熟），不蛀皂荚（涂酥）二两，为末，生姜自然汁煮糊，丸如桐子大。每服二十丸，荆芥汤下。

《经验后方》治头风化痰。川芎，不计分两，用净水洗浸，薄切片子，日干或焙，杵为末，炼蜜为丸，如小弹子大。不拘时，茶酒嚼下。

又方，治风痰。郁金一分，藜芦十分。各为末，和令匀。每服一字，用温浆水一盏，先以少浆水调下，余者水漱口，都服便以食压之。

《外台秘要》治一切风痰，风霍乱，食不消，大便涩。诃黎勒三枚，捣取末，和酒顿服，三五度，良。

《胜金方》，治风痰。白僵蚕七个（直者），细研，以姜汁一茶脚，温水调灌之。

又方，治风痰。以萝卜子为末，温水调一匙头，良久吐出涎沫。如是瘫缓风，以此吐后，用紧疏药服，疏后服和气散，瘥。

《斗门方》治胸膈壅滞，去痰开胃。用半夏净洗，焙干，捣罗为末，以生姜自然汁和为饼子，用湿纸裹，于慢火中煨令香，熟水两盏，用饼子一块如弹丸大，入盐半钱，煎取一盏，温服。能去胸膈壅逆，大压痰毒，及治酒食所伤，其功极验。

白话译文

治疗突然头痛欲裂，但不是感受寒邪，也不是中风，治方如下

处方一：锅底墨四分，附子三分，桂枝一分，共同捣碎过筛，用冷水送服药末一方寸匕的量，服后应当会呕吐。另有一个方子无桂枝。

处方二：苦参、桂枝、半夏等份，共同捣碎过筛，将药末用醋调和后涂抹在痛处，则可病愈。

处方三：乌梅三十枚，盐三指撮，加酒三升，煮至一升，去药渣，一次服完。服后应当会呕吐，吐后病愈。

此方本在"杂治篇"中，该病是胸中膈上痰邪随逆乱之气上冲所致，名为厥头痛，呕吐之后，即可病愈

单煮米做成稠粥二三升左右，等粥温热时将这二三升粥喝完，过一会儿取吐，吐完再喝，这样做几次，病情严重的（患者）直到吐出胆汁为止，这种方法不会损害人体而又能让病立即痊愈。

治疗胸中多痰，头痛不思饮食及饮酒，此为痰瘀阻滞，治方如下

处方一：常山二两，甘草一两，松萝一两，瓜蒂二十一枚，加酒、水各一升半，煮至一升半，第一次服七合，取吐；如果吐不尽，余下的药汤再分二次服完，之后可再服半夏汤。

处方二：《胡洽百病方》书中名为粉隔汤的治方。矾石一两，加水二升，煮至一升，加入半合蜂蜜，一次服完，如服后过一会儿还没呕吐，可再喝少量热水。

处方三：杜衡三两，松萝三两，瓜蒂三十枚，加酒一升二合，浸泡两天两夜，去掉药渣，温服五合，如服一次不见呕吐，到晚上再服一次。

处方四：瓜蒂一两，赤小豆四两，将上述两药捣碎研末，用三合温水调和服下后便可安稳卧床休息，如果还不吐，则再服一次。

处方五：先煮一升开水，再加一升冷水，此混合后的温水名为生熟汤，再用生熟汤送服三合盐，一会儿就会想吐，此时便可顺势吐出，如未吐尽，则再服二合盐。喝水二升后，可再服盐，水不可再喝。

处方六：常山四两，甘草半两，加水七升，煮至三升，加入半升蜂蜜，服一升，不呕吐再服，如没蜂蜜也可以不加。

上述各方如果能每月服一种，则不会有痰水导致的疾病。另有旋覆、五饮两方，记载在各种大方中。

如果胸中胀满痞塞气短烦闷，治方如下

处方一：甘草二两，茯苓三两，杏仁五十枚，将上述药共同捣碎，加水一斗三升，煮至六升，分五次服用。

处方二：桂枝四两，白术、甘草二两，附子（炮），加水六升，煮至三升，分三次服用。

膈中有结聚，总感觉心悸不安，治方如下

藜芦一两（炙后研为细末），巴豆半两（去皮、芯，加水煎熬），先将熬好的巴豆捣烂成泥，加入藜芦末，再捣一万杵，用蜂蜜制成麻子大的药丸，每次服一丸至二三丸。

膈中的疾病，称为膏肓，汤药和丸剂服下后可经过此处，但针灸刺不到，所以将药做成药丸含服，可以让药气熏染到患病之处，这种药丸有五膈丸方，组成如下

麦门冬十分（去芯），炙甘草十分，花椒、远志、附子（炮）、干姜、人参、桂枝、细辛各六分，将上述药捣碎过筛取细末，再用上好的蜂蜜制成弹丸大的药丸。取一个药丸含在口中，慢慢咽下含化的药汁，每天含服三粒。此药丸主治短气、心胸满闷、心下胃脘部痞硬、冷气病。

治疗这个疾病有十余种药方，方子大多相似，但数五膈丸最好。此丸用药虽多，但与它五膈的名称却不太相符。五膈是指忧膈、气膈、恚膈、寒膈等，这些膈病有各自的诊断特征，都记载在"大方"中，另有一个方子叫"七气方"，其方组成与本方也是大同小异。

附方

《圣惠方》治疗痰气上逆而致的头痛：用乌梅十个（去核取肉），食盐二钱，酒一中盏，共同煎至七分，去药渣，不发作时温服，呕吐即病愈。

另有治疗寒性痰饮致恶心方：用荜拨一两，捣成碎末，于饭前用稀粥汤水调服半钱。

还有治疗因痰饮壅塞导致胃气上逆呕吐、心胸满闷吃不下方：用厚朴一两，涂上生姜汁，烤炙到令其发黄后捣为细末，不发作的时候用粥水调服二钱匕的量。

《千金翼》书中论述说：治疗发作不定时的痰饮所致的呕吐酸水，其病因都是喝了太多的冷冻饮品，从而使脾胃正气虚弱，不能消化，致使饮食入胃后都变成冷水，出现反复呕吐不停，此病用赤石脂散治疗。处方如下：赤石脂一斤，捣碎过筛，取细末，每次服一方寸匕的量，根据个人的酒量适量送服，后逐渐加量至每次三方寸匕的量，按此法服完一斤，则可终身不呕吐清水，也不会下痢，可滋补五脏，让人增肥体健。曾有人患痰饮病，服用过各种药方都没效，用此方就痊愈了。

《御药院方》记载，真宗赐给高祖相国的生犀丸，具有去痰明目、增进饮食的功效，组方如下：川芎十两（取质地坚实、个小的，用粟米泔水浸泡三天，切成薄片后晒干），捣为细末，分为两料，每料放入麝、脑各一分，生犀角半两，隔水蒸煮，再用蜂蜜捣匀做成小弹子大的药丸，每次用茶酒嚼服一丸。如痰多则加半两朱砂；如感胸膈壅塞加牛黄一分，水飞铁粉一分；如头昏目眩，加细辛一分；如口眼歪斜，加炮天南星一分。

另有治疗风痰致胸膈壅塞方：半夏，不论多少，用酸浆汤浸泡一夜，再用温水清洗五七遍，去除难闻的气味，在太阳下晒干后捣为细末，再用米浆水和成药饼，放在太阳下晒干后捣为粉末，每五两药粉加入生樟脑一钱，研匀，再用米浆水调和制成鸡头大的药丸，用纱袋装好放在通风处阴干。每次服一丸，用好茶或薄荷汤送服。

王氏《博济》一书记载，治疗三焦气机不顺，出现胸膈壅塞，头晕目眩，流涕吐痰涎口水，精神不爽，用利膈丸，其方如下：牵牛子四两（半生、半熟），没有虫蛀的皂荚（涂酥）二两。将上述药捣为粉末，用生姜捣绞取汁将药粉煮成糊，制成梧桐子大的药丸。用荆芥汤送服，每次服二十丸。

《经验后方》化痰治疗头风病方：川芎，不计多少，用清水洗干净后切成薄片，晒干或烘干，再用杵捣为细末，用炼蜜制成小弹子大的药丸，不定时用茶酒嚼服。

另有治风痰方如下：郁金一分，藜芦十分，将两药各捣为细末搅和均匀，每次服一字的量。用法为取温浆水一盏，先用少量浆水调服下，再用剩余的浆水漱口，服后立即进食以防反胃。

《外台秘要》治疗一切风痰、风霍乱、消化不良、大便秘涩方：诃黎勒三枚，捣为细末，用酒调和后一次服尽，服三五次，效果好。

《胜金方》治风痰方：体直的白僵蚕七个，研为细末，用一茶脚量的姜汁加温水调匀，灌服。

又有治风痰方：取萝卜子研为细末，用温水调服一匙头，服后过一段时间即吐出涎沫。如果是瘫痪的患者，用此药呕吐后需再服用收敛疏导的药物，疏导后服和气散，即可痊愈。

《斗门方》治疗胸膈壅滞证，用以去痰开胃的药方：用半夏洗净，焙干，捣碎过筛制成细末，用生姜捣绞取汁，用姜汁将药粉调和成药饼，用湿纸裹好，于慢火中煨到香气飘出，再取两盏热水，与一块弹丸大的药饼，加入盐半钱，煎取一盏，温服。此方能去除胸膈壅逆，有效控制痰毒以及治疗酒食伤身，其疗效非常灵验。

治卒患胸痹痛方第二十九

胸痹之病，令人心中坚痞忽痛，肌中苦痹，绞急如刺，不得俛仰，其胸前皮皆痛，不得手犯，胸满短气，咳嗽引痛，烦闷自汗出，或彻引背膂。不即治之，数日害人。治之方

用雄黄、巴豆。先捣雄黄，细筛，纳巴豆，务熟捣相入，丸如小豆大。服一丸不效，稍益之。

又方，取枳实，捣，宜服方寸匕，日三夜一服。

又方，捣栝蒌实大者一枚，切薤白半升，以白酒七升，煮取二升，分再服。亦可加半夏四两，汤洗去滑，则用之。

又方，橘皮半斤，枳实四枚，生姜半斤，水四升，煮取二升，分再服。

又方，枳实、桂等份。捣末，橘皮汤下方寸匕，日三服。

仲景方神效

又方，桂、乌喙、干姜各一分，人参、细辛、茱萸各二分，贝母二分。合捣，蜜和丸，如小豆大。一服三丸，日三服之。

若已瘥复发者

下韭根五斤，捣绞取汁，饮之愈。

附方

杜壬治胸膈痛彻背心，腹痞满气不得通，及治痰嗽。大栝蒌，去瓤，取子熟炒，别研，和子皮，面糊为丸，如梧桐子大，米饮下十五丸。

白话译文

胸痹这病会令人心中坚痞时时作痛，肌肉剧痛，发病急切，痛如针刺，不能俯仰，患者胸前皮肤都痛，不能用手触碰，胸满气短，咳时更痛，心中烦闷，自汗出，有的疼痛牵涉到肩背，如不立即治疗，不过几天就会有生命危险。治此病的药方如下

处方一： 取雄黄、巴豆，先将雄黄捣细过筛得雄黄细粉，再加入巴豆，务必充分捣烂后制成小豆大的药丸。每次服一丸，如未见效，可稍稍增加用量。

处方二： 取枳实，捣为细末，每次宜服一方寸匕的量，白天服三次，晚上服一次。

处方三： 取大个的栝蒌实一枚，捣碎，切薤白半升，加七升白酒，煎煮到二升，分两次服完。也可加半夏四两，半夏要用温开水洗去滑性，洗至水清滑尽才可使用。

处方四： 橘皮半斤，枳实四枚，生姜半斤，加水四升煮至二升，分两次服用。

处方五： 枳实、桂枝等份，捣为细末，每次用橘皮汤送服一方寸匕的量，每天服三次。

仲景方，有神奇疗效

处方六： 桂枝、乌喙、干姜各一分，人参、细辛、吴茱萸各二分，贝母二分，将上述药共同捣为细末，再用蜂蜜调和制成小豆大的药丸。每次服三丸，每日服三次。

如果是病愈后复发的患者，可用下方

用五斤韭菜根，捣碎绞取根汁，喝汁后病可痊愈。

附方

杜壬治胸膈疼痛牵涉到后背、腹胀痞满、呼吸不畅以及咳嗽方：大栝蒌去瓤取子，熟炒，将子和皮分别研为细末，调和搅匀后用面糊做成梧桐子大的药丸，用米汤服下十五丸。

治卒胃反呕哕方第三十

葛氏，治卒干呕不息方

破鸡子去白，吞中黄数枚，即愈也。

又方，捣葛根，绞取汁，服一升许。

又方，一云蔗汁，温令热服一升，日三。一方，生姜汁服一升。

又方，灸两腕后两筋中一穴，名间使，各七壮。灸心主尺泽，亦佳。

又方，甘草、人参各二两，生姜四两，水六升，煮取二升，分为三服。

治卒呕哕又厥逆方

用生姜半斤（去皮、切之），橘皮四两（擘之）。以水七升，煮三升，去滓。适寒温，服一升，日三服。

又方，蘡薁藤，断之当汁出，器承取，饮一升，生葛藤尤佳。

治卒哕不止方

饮新汲井水数升，甚良。

又方，痛爪眉中夹间气也。

又方，以物刺鼻中各一分来许，皂荚纳鼻中，令嚏，瘥。

又方，但闭气仰引之。

又方，好豉二升，煮取汁，服之也。

又方，香苏浓煮汁，顿服一二升，良。

又方，粢米三升，为粉，井花水服之，良。

又方，用枇杷叶一斤（拭去毛，炙），水一斗，煮取三升。服芦根，亦佳。

治食后喜呕吐者

烧鹿角灰二两，人参一两，捣末，方寸匕，日三服。姚同。

治人忽恶心不已方

薤白半斤，茱萸一两，豉半升，米一合，枣四枚，枳实二枚，盐如弹丸，水三升，煮取一升半，分为三服。

又方，但多嚼豆蔻子及咬槟榔，亦佳。

治人胃反不受食，食毕辄吐出方

大黄四两，甘草二两，水二升，煮取一升半，分为再服之。

治人食毕噫醋，及醋心方

人参一两，茱萸半斤，生姜六两，大枣十二枚，水六升，煮取二升，分为再服也。

哕不止

半夏（洗，干），末之，服一匕，则立止。

又方，干姜六分，附子四分（炮）。捣，苦酒丸如梧子。服三丸，日三效。

附方

张仲景方，治反胃呕吐，大半夏汤。半夏三升，人参三两，白蜜一升，以水一斗二升，煎扬之一百二十遍，煮下三升半，温服一升，日再。亦治膈间痰饮。

又方，主呕哕，谷不得下，眩悸，半夏加茯苓汤。半夏一升，生姜半斤，茯苓三两（切），以水七升，煎取一升半，分温服之。

《千金方》治反胃，食即吐。捣粟米作粉，和水丸如梧子大七枚，烂煮，纳醋中，细吞之，得下便已。面亦得用之。

又方，治干哕，若手足厥冷，宜食生姜，此是呕家圣药。

治心下痞坚，不能食，胸中呕哕。生姜八两，细切，以水三升，煮取一升，半夏五合，洗去滑，以水五升，煮取一升，二味合煮，取一升半，稍稍服之。

又方，主干呕。取羊乳一杯，空心饮之。

《斗门方》治翻胃。用附子一个，最大者，坐于砖上，四面着火，渐逼碎，入生姜自然汁中，又依前火逼干，复淬之，约生姜汁尽，尽半碗许，捣罗为末，用粟米饮下一钱，不过三服，瘥。

《经验方》治呕逆反胃散。大附子一个，生姜一斤，细锉，煮，研如面糊，米饮下之。

又方，治丈夫妇人吐逆连日不止，粥食汤药不能下者，可以应用此候效摩丸。五灵脂，不夹土石，拣精好者，不计多少，捣罗为末，研，狗胆汁和为丸，如鸡头大。每服一丸，煎热生姜酒，摩令极细，更以少生姜酒化以汤，汤药令极热，须是先做下粥，温热得所，左手与患人药吃，不得漱口，右手急将粥与患人吃，不令太多。

又方，碧霞丹，治吐逆立效。北来黄丹四两，筛过，用好米醋半升，同药入铫内，煎令干，却用炭火三秤，就铫内透红，冷，取研细为末，用粟米饭丸，如桐子大。煎酵汤下七丸，不嚼，只一服。

《孙真人食忌》治呕吐。以白槟榔一颗（煨），橘皮一分（炙），为末，水一盏，煎半盏服。

《广济方》，治呕逆不能食。诃黎勒皮二两，去核，熬，为末，蜜和丸，如梧桐子大，空心服二十丸，日二服。

《食医心镜》主脾胃气弱，食不消化，呕逆反胃，汤饮不下。粟米半升，杵细，水和丸，如梧子大，煮令熟，点少盐，空心和汁吞下。

《金匮玉函方》治五噎心膈气滞，烦闷吐逆，不下食。芦根五两，锉，以水三大盏，煮取二盏，去滓，不计时，温服。

《外台秘要》治反胃，昔幼年经患此疾，每服食饼及羹粥等，须臾吐出。贞观许奉御兄弟及柴、蒋等家，时称名医，奉敕令治，罄竭各人所长，竟不能疗，渐羸惫，候绝朝夕，忽有一卫士云：服驴小便极验。旦服二合，后食唯吐一半，晡时又服二合，人定时，食粥，吐即便定，迄至今日午时奏之，大内中五六人患反胃同服，一时俱瘥。此药稍有毒，服时不可过多，承取尿，及热服二合，病深七日以来，服之良。后来疗人，并瘥。

又方，治呕。麻仁三两，杵，熬，以水研，取汁，着少盐，吃立效。李谏议用，极妙。

又方，治久患咳噫，连咳四五十声者。取生姜汁半合，蜜一匙头，煎令熟，温服，如此三服，立效。

又方，治咳噎。生姜四两，烂捣，入兰香叶二两，椒末一钱匕，盐和面四两，裹作烧饼熟煨，空心吃，不过三两度，效。

《孙尚药方》治诸吃噎。橘皮二两，汤浸去瓤，锉，以水一升，煎之五合，通热顿服，更加枳壳一两，去瓤炒，同煎之，服，效。

《梅师方》主胃反，朝食暮吐，旋旋吐者。以甘蔗汁七升，生姜汁一升，二味相和，分为三服。

又方，治醋心。槟榔四两，橘皮二两。细捣为散，空心，生蜜汤下方寸匕。

《兵部手集》治醋心，每醋气上攻如酽醋。吴茱萸一合，水三盏，煎七分，顿服，纵浓亦须强服。近者人心如蜇破，服此方后二十年不发。

白话译文

葛氏治疗突然干呕不停方

处方一：打破鸡蛋去掉蛋清，吞服蛋黄数枚，即可痊愈。

处方二：取葛根，捣烂绞取汁，服葛根汁一升左右。

处方三：甘蔗汁，加温趁热服一升，每日服三次。另一方，服生姜汁一升。

处方四：灸两手腕后两筋中间的间使穴，各灸七壮。灸心主尺泽穴，效果也好。

处方五：甘草、人参各二两，生姜四两，加水六升，煮至二升，分三次服用。

治突然呕吐伴四肢厥冷方

处方一：取半斤生姜（去皮后切碎），橘皮四两（掰碎）。将上述两药加水七升，煮至三升，去掉药渣。待不烫不凉时服一升，每日服三次。

处方二：取蘡薁藤，切断后用容器盛取断面流出的浆汁，喝此汁一升，生葛藤的汁效果更好。

治疗突然呕吐不止方

处方一：喝刚从井里打上来的井水数升，效果很好。

处方二：屏住呼吸用力抓两眉毛的中间。

处方三：用东西分别刺入两个鼻孔内，再将皂荚塞入鼻中，使患者打喷嚏，即可痊愈。

处方四：只屏住呼吸，仰头伸颈。

处方五：上好豆豉二升，煎煮取汁服用。

处方六：将香苏浓煎，取煎好的浓汁，每次服下一二升，效果良好。

处方七：取稷米三升，研为粉，用清晨初打的井水服下，效果良好。

处方八：用枇杷叶一斤（拭去叶子上的毛，炙好）加一斗水，煮至三升。服用芦根水效果也好。

治疗进食后常呕吐方

烧鹿角灰二两，人参一两，捣为细末，每次服一方寸匕的量，每日服三次。《姚氏方》与此相同。

治疗突然恶心不止方

处方一：薤白半斤，茱萸一两，豆豉半升，米一合，大枣四枚，枳实二枚，弹丸大的盐一块，将上述药加水三升，煮取一升半，分为三次服。

处方二：只多咀嚼豆蔻子及槟榔，也效果好。

治疗反胃不能进食，进食完就吐出方

大黄四两，甘草二两，上述药加水二升，煮至一升半，分两次服用。

治疗进食后噫气吐酸以及反酸烧心方

人参一两，茱萸半斤，生姜六两，大枣十二枚，将上述药加水六升，煮至二升，分两次服完。

治疗干呕不止方

处方一：半夏（洗净，晾干）研为细末，服下一方寸匕的量，干呕就会立刻停止。

处方二：干姜六分，附子（炮）四分，共同捣为细末，再用醋调和制成梧桐子大的药丸。每次服三丸，每日服三次，即可见效。

附方

张仲景治反胃呕吐的大半夏汤方：半夏三升，人参三两，白蜜一升，用一斗二升水煎煮，煎煮过程中用勺扬汤一百二十遍，煮至三升半，温服一升，每日服两次。此方也治疗胸膈间的痰饮为患所致的疾病。

另有主治呕吐、进食不下、眩晕心悸的半夏加茯苓汤，药方如下：半夏一升，生姜半斤，茯苓三两（切片）。用七升水煎煮至一升半，分次温服。

《千金方》治疗反胃、进食即吐方：将粟米捣为细粉，用水调和成梧桐子大的药丸。每次取七枚，放入醋中煮烂，慢慢吞服，服下后反胃呕吐便可停止服药。也可使用面粉调和。

另外，治疗干呕，如果手足厥冷，宜吃生姜，生姜是呕家圣药。

治疗心下痞满坚硬，不能进食，胸中呕吐难受，药方如下：生姜八两，切细，用三升水煮至一升；半夏五合，洗去滑性，再用五升水煮至一升。将上述两味煮好的药汁合到一块煮至一升半，慢慢服用。

另有主治干呕的药方：取一杯羊奶空腹喝下。

《斗门方》治疗反胃：取一个大个的附子，放到砖上，四面用火烧使其逐渐煅碎，再将煅碎的附子放入生姜自然汁中，淬后又用前火焙干，干后复淬，如此反复直到生姜汁用尽，所得淬后的附子约半碗左右，捣碎过筛制成细末，用粟米汤服下一钱，不超过三次即可痊愈。

《经验方》治疗呕逆反胃散：大附子一个，生姜一斤，锉为细末，煎煮好后研成面糊状，用米汤送服。

又有治疗男子妇人吐逆连续几天不止，粥食和汤药都吃不下的，可以服用候效摩丸。五灵脂，挑拣不夹带土石且精好的，不论多少，捣碎过筛取末，再研细，用狗胆汁调和制成鸡头大的药丸。每次取一丸，放到煮热的生姜酒中研到极细，再用少量的生姜酒溶化成药汤，此药汤要加温到极热。另外还必须先做好粥，粥温热合适，左手给患者吃药，吃药后不要漱口，右手急忙将粥给患者吃，不用给太多。

另有碧霞丹，治疗吐逆立即见效。北方产的黄丹四两，过筛取细末，用好米醋半升，同药一块放入铫子内，煎煮到干，再用三秤炭火将铫内煅至透红，待冷却后取出黄丹研细做成药末，再用粟米饭制成梧桐子大的药丸。用煎好的醇汤送服下七丸，不要嚼碎，只用服一次。

《孙真人食忌》治疗呕吐方：用煨过的白槟榔一颗，炙橘皮一分，共同研为细末，加一盏水煎至半盏服用。

《广济方》治疗呕逆不能进食方：诃子皮二两，去核，干炒后研为细末，用蜂蜜调和制成梧桐子大的药丸，每次空腹服二十丸，每日服二次。

《食医心镜》主治脾胃气虚导致的消化不良、呕逆反胃、汤水都喝不下的药方。粟米半升，用杵捣为细粉，再用水调和制成梧桐子大的丸子，煮熟，在药丸上放少量食盐，空腹用汁液吞服。

《金匮玉函方》治疗气噎、忧噎、食噎、劳噎、思噎五种噎塞不通之病，由心膈气滞致烦闷呕吐、吃不下东西的药方：芦根五两，锉碎，用水三大盏，煮至二盏，去药渣，随时温服。

《外台秘要》治疗反胃，以前幼年时曾患此病，每次吃饼类食物以及羹粥等，不一会儿就吐出。贞观年间，许奉御兄弟及柴、蒋等家都是当时的名医，接受皇帝的命令行医治病，他们竭心尽力，用尽所长，竟不能医治此病，致使逐渐消瘦疲惫，生命危在旦夕。忽然有一个卫士说，服驴小便很有效果。早上服二合，服后进食就只吐出一半，申时再服二合，亥时吃粥，食后虽有吐但立即就停止了。直到今日午时上奏皇上，正遇上皇宫中有五六人都患反胃，让他们都用同样的方法饮服驴小便，一下子就都病愈了。这药稍微有点毒性，服时不能过多，接取驴尿后趁热服二合，即使病重持续七天的，服后效果也好。后来用此法治疗这样的患者，也都痊愈了。

另有治疗呕方：麻仁三两，用杵捣碎，干炒，再用水研磨取汁，放入少量食盐，吃后立即见效。李谏议用此方，效果极好。

治疗患咳噫日久，发作时可连续咳四五十声，药方如下：取生姜汁半合，蜂蜜一汤匙，煎煮至熟，温服，这样服三次，立即见效。

治疗咳噫方：生姜四两，捣烂，加入兰香叶二两，花椒粉一钱匕的量，食盐和面粉各四两，裹制成烧饼，煨熟，空腹吃，不超过两三次即可见效。

《孙尚药方》治疗各种吃噫病：橘皮二两，用热水浸泡后去除瓤，锉碎，再加一升水煎至五合，趁热一次服完，也可以加去瓤后且炒过的枳壳一两，共同煎煮，服之有效。

《梅师方》主治反胃，症见朝食暮吐，反复呕吐的患者：用甘蔗汁七升，生姜汁一升，将两种汁混合，分作三次服用。

治疗反酸烧心方：槟榔四两，橘皮二两。捣为细末做成散剂，空腹用生蜂蜜汤冲服一方寸匕的量。

《兵部手集方》治疗反酸烧心，每次反酸就像浓醋上涌，组方如下：吴茱萸一合，加水三盏，煎至七分，一次服尽，即使味道浓烈也必须坚持服下。附近有人患此病心下胃脘部像被蜂蜇破般疼痛，服用这个方子后二十年都没再复发。

治卒发黄疸诸黄病方第三十一

治黄疸方

芜菁子五升，捣，筛，服方寸匕，日三，先后十日，愈之。

又方，烧乱发，服一钱匕，日三服。秘方，此治黄疸。

又方，捣生麦苗，水和，绞取汁，服三升，以小麦胜大麦，一服六七合，日三四。此酒疸也。

又方，取藜芦着灰中炮之，令小变色，捣，下筛末，服半钱匕，当小吐，不过数服。此秘方也。

又方，取小豆、秫米、鸡矢白各二分，捣，筛为末，分为三服，黄汁当出。此通治面目黄，即瘥。

疸病有五种，谓黄疸、谷疸、酒疸、女疸、劳疸也。黄汁者，身体四肢微肿，胸满不得汗，汗出如黄檗汗，由大汗出卒入水所致方

猪脂一斤，温令热，尽服之，日三，当下，下则稍愈。

又方，栀子十五枚，栝蒌子三枚，苦参三分。捣末，以苦酒渍，鸡子二枚，令软，合黄白以和药，捣丸，如梧子大。每服十丸，日五六。除热，不吐，即下，自消也。

又方，黄雌鸡一只，治之，锉生地黄三斤，纳腹中，急缚仰置铜器中，蒸令极熟，绞取汁，再服之。

又方，生茅根一把，细切，以猪肉一斤，合作羹，尽啜食之。

又方，柞树皮，烧末，服方寸匕，日三服。

又方,甘草一尺,栀子十五枚,黄檗十五分,水四升,煮取一升半,分为再服。此药亦治温病发黄。

又方,茵陈六两,水一斗二升,煮取六升,去滓,纳大黄二两,栀子十四枚,煮取三升,分为三服。

又方,麻黄一把,酒五升,煮取二升半,可尽服,汗出,瘥。

若变成疸者多死,急治之方

土瓜根,捣取汁,顿服一升,至三服。须病汗,当小便去,不尔,更服之。

谷疸者,食毕头旋,心怫郁不安而发黄,由失饥大食,胃气冲熏所致。治之方

茵陈四两,水一斗,煮取六升,去滓,纳大黄二两,栀子七枚,煮取二升,分三服,溺去黄汁,瘥。

又方,苦参三两,龙胆一合。末,牛胆丸如梧子。以生麦汁服五丸,日三服。

酒疸者,心懊痛,足胫满,小便黄,饮酒发赤斑黄黑,由大醉当风入水所致。治之方

黄芪二两,木兰一两。末之,酒服方寸匕,日三服。

又方,大黄一两,枳实五枚,栀子七枚,豉六合,水六升,煮取二升,分为三服。

又方,芫花、椒目等份。烧,末,服半钱,日一两遍。

女劳疸者,身目皆黄,发热恶寒,小腹满急,小便难,由大劳大热交接,交接后入水所致。治之方

硝石、矾石等份,末,以大麦粥饮服方寸匕,日三,令小汗出,小便当去黄汁也。

又方,乱发如鸡子大,猪膏半斤,煎令消尽,分二服。

附方

《外台秘要》治黄疸。柳枝,以水一斗,煮取浓汁半升,服令尽。

又方,治阴黄,汗染衣,涕唾黄。取蔓菁子,捣末,平旦以井花水服一

匙，日再，加至两匙，以知为度。每夜小便，重浸少许帛子，各书记，日色渐退，白则瘥，不过服五升。

《图经》曰：黄疸病及狐惑病，并猪苓散主之。猪苓、茯苓、术等份，杵末，每服方寸匕，水调下。

《食疗》云：主心急黄。以百合蒸过，蜜和食之，作粉尤佳。红花者，名山丹，不堪食。

治黄疸。用秦艽一大两，细锉，作两帖子，以上好酒一升，每帖半升酒绞取汁，去滓，空腹分两服，或利便止就中，好酒人易治。凡黄有数种，伤酒曰酒黄，夜食、误食鼠粪亦作黄，因劳发黄，多痰涕，目有赤脉，日益憔悴，或面赤恶心者是。崔元亮用之，及治人皆得，方极效。秦艽须用新好罗文者。

《伤寒类要》疗男子妇人黄疸病，医不愈，耳目悉黄，食饮不消，胃中胀热，生黄衣，在胃中有干屎，使病尔。用煎猪脂一小升，温热顿服之，日三，燥屎下去，乃愈。

又方，治黄百药不瘥。煮驴头熟，以姜齑啖之，并随多少饮汁。

又方，治黄疸，身眼皆如金色。不可使妇人鸡犬见，取东引桃根，切细如箸，若钗股以下者一握，以水一大升，煎取一小升，适温，空腹顿服。后三五日，其黄离离如薄云散，唯眼最后瘥，百日方平复。身黄散后，可时时饮一盏清酒，则眼中易散，不饮则散迟。忌食热面、猪、鱼等肉。此是徐之才家秘方。

《正元广利方》疗黄，心烦热，口干，皮肉皆黄。以秦艽十二分，牛乳一大升，同煮，取七合，去滓。分温再服，瘥。此方出于许人则。

白话译文

治疗黄疸方

处方一： 芜菁子五升，捣碎过筛取细末，每次服一方寸匕的量，每日三次，共服十天，即可病愈。

处方二： 取乱发烧成灰，每次服发灰一钱匕的量，每日服三次。这是专治黄疸的秘方。

处方三： 将生麦苗捣碎，用水搅和，绞拧取汁，每次服三升。用小麦苗疗效好于用大麦苗，每次服六七合，每日服三四次。此方也可以治疗酒疸。

处方四：取藜芦放到火灰中炮制，令其稍变颜色，再捣碎过筛取细末，每次服半钱匕的量，服后应当会稍呕吐，只用服几次就可病愈。这是秘方。

处方五：取小豆、秫米、鸡矢白各二分，捣碎过筛制成细末，分三次服下，后可呕吐出黄水。本方也可治疗各种面目黄染之病，服后很快就会病愈。

疸病有五种，称为黄疸、谷疸、酒疸、女疸、劳疸。出黄汗的人，身体四肢微肿，胸部满闷很少出汗，一旦汗出则汗色如黄檗，这是因为出大汗后立即入凉水所导致的，治疗药方如下

处方一：猪油一斤，加温令热，一次服完，每日三次，服完应当会泻下，泻下后病则会好转。

处方二：栀子十五枚，栝蒌子三枚，苦参三分。将上述药捣为细末，用醋浸泡鸡蛋二枚，浸泡到蛋壳变软，然后用蛋黄和蛋白调和上述药粉并制成梧桐子大的药丸，每次服十丸，每日服五六次。本方可去除湿热，不会致呕吐，待大便通利，病证自然消解了。

处方三：黄母鸡一只，宰杀收拾好，取生地黄三斤锉细塞入鸡腹中，随即绑好仰面放置到铜器中蒸到熟烂，拧绞取汁，分两次服下。

处方四：生茅根一把，切细，取一斤猪肉，共同煮成羹，全部喝完吃尽。

处方五：取柞树皮烧成灰末，每次服一方寸匕的量，每日服三次。

处方六：甘草一尺，栀子十五枚，黄檗十五分，加水四升，煮至一升半，分两次服。本方也治疗温病引起的发黄。

处方七：茵陈六两，加水一斗二升，煮至六升，去药渣，加入大黄二两，栀子十四枚，再煮至三升，分三次服完。

处方八：麻黄一把，加酒五升，煮至二升半，可全部喝完，出汗后就会病愈。

如果变成上面所说的疸病，则多数会病死，急救的药方如下

土瓜根捣碎取汁，一次服下一升，共喝三次。服后必须发汗，小便也会通利，否则，就要再服本方。

谷疸病，饭后眩晕，心中忧郁不安而全身黄染，这是由于饥饿后大量进食过饱，胃气上逆冲熏所致。治疗方如下

处方一：茵陈四两，加水一斗，煮至六升，去药渣，放入大黄二两，栀子七枚，再煮至二升，分三次服完，待黄汁由小便排出后就会病愈。

处方二：苦参三两，龙胆一合，共同研为细末，再用牛胆汁调和制成梧桐子大的药丸。每次用生麦汁送服五丸，每日服三次。

患酒疸病者，病见心中懊恼疼痛，膝以下肿满，小便黄，喝酒后皮肤出现红斑，面色黄黑，这是由于大醉后被风吹或者接触冷水导致的。治疗的药方如下

处方一：黄芪二两，木兰一两，共同捣成细末，用酒送服一方寸匕的量，每日服三次。

处方二：大黄一两，枳实五枚，栀子七枚，豆豉六合，将上述药加水六升，煮至二升，分三次服完。

处方三：取芫花、椒目各相同分量，烧成灰末，每次服末半钱，每日服一至二次。

妇女患劳疸病，症见身体双眼都发黄，并伴有发热恶寒，小腹胀满明显，小便难解的症状，这是由于过度劳累和发热后同房，同房后入冷水导致。治疗的药方如下

处方一：取硝石、矾石各相同分量，研成细末，每次用大麦粥送服一方寸匕的量，每日服三次，使其稍微出汗，黄汁应当能随小便排出。

处方二：取鸡蛋大的一团乱发，放入半斤猪油共同煎煮到乱发完全消融，分两次服完。

附方

《外台秘要》治疗黄疸方：取柳枝加水一斗，浓煎至半升，一次服完。

另有治疗阴黄，症见出汗便衣服染黄，鼻涕唾液发黄，治方如下：取蔓箐子，捣成细末，用清晨新打上来的井水冲服一匙，一天服两次，后可每次用量加至两匙，以用药后的身体反应为度。每夜接小便，用小块手绢在尿中浸透，每天记录颜色深浅，可见手绢颜色在逐日消退，到白色则病痊愈，服药量不超过五升。

《本草图经》说黄疸病和狐惑病用猪苓散都可治愈，药方如下：取猪苓、茯苓、白术各相同分量，用杵捣成细末，每次服一方寸匕的量，用水调服。

《食疗》记载主治胃脘部急迫胀满、皮肤发黄，治方如下：取蒸过的百合用蜂蜜调和后服用，制成百合粉服用效果更好。开红花的百合名叫山丹，不能食用。

治疗黄疸方：用秦艽一大两，锉成细末，制成两张药饼，取一升上等好酒，每张药饼用半升酒浸泡，再拧绞取汁，去饼渣，空腹分两次服用，如小便能利便可停止服用，其中有喜欢喝酒的人更容易治愈。发黄的病共有几种，喝酒引起的叫酒黄，晚上进食时误吃老鼠屎也可引起发黄，因劳累过度而发黄则多伴有痰和涕，且可见眼睛有红血丝，患者日渐憔悴，或者面红恶心。崔元亮用本方治疗过的患者都痊愈了，本方极为有效。秦艽必须用新鲜质好且有罗状花纹的。

《伤寒类要》治疗男子和妇女的黄疸病，久治不愈，耳朵和眼睛都发黄，饮食不消化，胃中胀满灼热，汗水染黄衣服，这是胃中水谷积滞，日久形成干屎引起的疾病，治方如下：取一小升猪油煎热融化，待温度合适时一次服下，每日服三次，待胃中燥屎排出后，病即可痊愈了。

另有治疗各种药方都治不好的黄疸病方：将驴头煮熟，用姜末作调料吃下，并将驴头汤一同喝完。

还有治疗黄疸病，症见身上皮肤和眼睛都呈金黄色，治方如下：本方不能让妇女以及鸡、狗看见，取向东生长的桃树根，切成筷子一样的细段，取小于钗股大的一把，用一大升水煎至一小升，等到温度合适时，空腹一次服完。服后三五天，患者身体和眼睛的黄染就会像淡薄的云雾般逐渐褪去，只有眼睛的黄染到最后才能消退，要经上百天才能痊愈。全身皮肤黄染消退后，可时常喝一盏清酒，眼睛的黄染则更容易消退，如果不喝则消退更慢。忌吃热面、猪、鱼等肉类。这是徐之才家的秘方。

《正元广利方》治疗黄疸，症见心烦闷热，口干，皮肉都发黄，治方如下：用秦艽十二分，牛奶一大升共同煎煮，煮到七合，去掉药渣，分两次温服，即可病愈。此方出自许人则。

治卒患腰胁痛诸方第三十二

葛氏治卒腰痛诸方，不得俯仰方

正立倚小竹，度其人足下至脐，断竹，及以度后当脊中，灸竹上头处，随年壮。毕，藏竹，勿令人得矣。

又方，鹿角长六寸，烧，捣，末，酒服之。鹿茸尤佳。

又方，取鳖甲一枚，炙，捣，筛，服方寸匕，食后，日三服。

又方，桂八分，牡丹四分，附子二分，捣，末，酒服一刀圭，日再服。

治肾气虚衰，腰脊疼痛，或当风卧湿，为冷所中，不速治，流入腿膝，为偏枯冷痹缓弱，宜速治之方

独活四分，附子一枚（大者，炮），杜仲、茯苓、桂心各八分，牛膝、秦艽、防风、芎䓖、芍药六分，细辛五分，干地黄十分，切，水九升，煮取三升，空腹，分三服，如行八九里，进一服，忌如前，顿服三剂。

治诸腰痛，或肾虚冷，腰疼痛，阴萎方

干漆（熬烟绝）、巴戟天（去心）、杜仲、牛膝各十二分，桂心、狗脊、独活各八分，五加皮、山茱萸、干薯蓣各十分，防风六分，附子四分。炼蜜丸，如梧子大。空腹酒下二十丸，日再，加减以知为度也，大效。

胁痛如打方

大豆半升，熬令焦，好酒一升，煮之令沸，熟饮取醉。

又方，芫花、菊花等份，踯躅花半斤。布囊贮，蒸令热，以熨痛处，冷复易之。

又方，去穷骨上一寸，灸七壮，其左右一寸，又灸七壮。

又积年久痛，有时发动方。干地黄十分，甘草五分，干漆五分，水五分，桂一尺，捣，筛，酒服一匕，日三服。

又方，六七月取地肤子，阴干，末，服方寸匕，日五六服。

治反腰有血痛方

捣杜仲三升许，以苦酒和，涂痛上，干复涂，并灸足踵白肉际，三壮。

治臂腰痛

生葛根，嚼之，咽其汁，多多益佳。

又方，生地黄，捣绞取汁三升，煎取二升，纳蜜一升，和一升，日三服。不瘥，则更服之。

又方，灸腰眼中，七壮。

臂腰者，犹如反腰忽转而惋之。

治腰中常冷如带钱方

甘草、干姜各二两，茯苓、术各四两，水五升，煮取三升，分为三服。《小品》云温。

治胁卒痛如打方

以绳横度两乳中间，屈绳从乳横度，以趋痛胁下，灸绳下屈处三十壮便愈。此本在杂治中。

《隐居效方》腰背痛方。杜仲一斤，切，酒二斗，渍十日，服三合。

附方

《千金方》治腰脚疼痛。胡麻一升，新者，熬令香，杵，筛，日服一小升，计服一斗，即永瘥。酒饮、蜜汤、羹汁皆可服之，佳。

《续千金方》治腰膝疼痛伤败。鹿茸不限多少，涂酥，炙紫色，为末，温酒调下一钱匕。

《经验方》治腰脚痛。威灵仙一斤，洗，干，好酒浸七日，为末，面糊丸，桐子大。以浸药酒下二十丸。

《经验后方》治腰疼神妙。用破故纸，为末，温酒下三钱匕。

又方，治肾虚腰脚无力。生栗袋贮，悬干，每日平明吃十余颗，次吃猪肾粥。

又方，治丈夫腰膝积冷痛，或顽麻无力。菟丝子（洗，秤）一两，牛膝一两。同浸于银器内，用酒过一寸，五日，曝干，为末，将元浸酒入少醇酒作糊，搜和丸，如梧桐子大。空心酒下二十丸。

《外台秘要》疗腰痛。取黄狗皮，炙，裹腰痛处，取暖彻为度，频即瘥也。徐伯玉方同。

《斗门方》治腰痛。用大黄半两，更入生姜半两，同切如小豆大，于铛内炒令黄色，投水两碗，至五更初顿服，天明取下腰间恶血物，用盆器贮，如鸡肝样，即痛止。

又方，治腰重痛。用槟榔，为末，酒下一钱。

《梅师方》治卒腰痛，暂转不得。鹿角一枚，长五寸，酒二升，烧鹿角令赤，纳酒中，浸一宿饮之。

《崔元亮海上方》治腰脚冷风气。以大黄二大两，切如棋子，和少酥炒，令酥尽入药中，切不得令黄焦，则无力。捣筛为末。每日空腹以水大三合，入生姜两片如钱，煎十余沸，去姜，取大黄末两钱，别置碗子中，以姜汤调之，空腹顿服。如有余姜汤，徐徐呷之，令尽。当下冷脓多恶物等，病即瘥，止。古人用毒药攻病，必随人之虚实而处置，非一切而用也。姚僧垣初仕，梁武帝因发热欲服大黄，僧垣曰，大黄乃是快药，至尊年高，不可轻用。帝弗从，几至委顿。元帝常有心腹疾，诸医咸谓宜用平药，可渐宣通，僧垣曰：脉洪而实，此有宿食，非用大黄无瘥理。帝从而遂愈。以此言之，今医用一毒药而攻众病，其偶中病，便谓此方之神奇，其差误乃不言用药之失，如此者众矣，可不戒哉！

《修真方》神仙方。菟丝子一斗，酒一斗，浸良久，漉出曝干，又浸，以酒尽为度。每服二钱，温酒下，日二服，后吃三五匙水饭压之，至三七日，加至三钱匕。服之令人光泽，三年老变为少，此药治腰膝去风，久服延年。

白话译文

葛氏治疗突患腰痛不能俯卧或仰卧的各种药方

处方一： 让患者靠着小竹子正立，量取患者脚底到肚脐的高度，按这高度截断竹子，将这段竹子放在后背腰脊，取竹子上端的腰椎处艾灸，按患者的年龄每岁灸一壮。灸完，把这段竹子藏起来，不要让人发现。

处方二： 取六寸长的鹿角，火烧后捣成细末，用酒冲服。鹿茸效果更好。

处方三： 取鳖甲一个，炙后捣碎过筛制成细末，饭后每次服一方寸匕的量，每日服三次。

处方四： 桂枝八分，牡丹皮四分，附子二分，捣成细末，用酒冲服一刀圭的量，每日服两次。

治疗肾气虚衰导致的腰椎疼痛，或者因迎风睡卧在潮湿的地方，被寒邪外袭引起的腰痛，如不及时治疗，寒湿流入腿膝，就会发展成偏瘫、冷痹、手足缓弱等病症，应赶快治疗，治方如下

独活四分，大个的炮附子一枚，杜仲、茯苓、桂心各八分，牛膝、秦艽、防风、川芎、芍药各六分，细辛五分，干地黄十分，切碎，将上述药加入九升水煮至三升，空腹分三次服完，每次间隔约步行八九里的时间，禁忌如前，连续服三剂。

治疗各种腰痛，或者肾虚寒腰疼、阳痿方

干漆（熬煮至烟尽）、巴戟天（去心）、杜仲、牛膝各十二分，桂心、狗脊、独活各八分，五加皮、山茱萸、干薯蓣各十分，防风六分，附子四分。将上述药用熬炼好的蜂蜜制成梧桐子大的药丸，空腹用酒送服二十丸，每日两次，用量按患者感觉加减，效果特好。

治疗胁肋部疼痛像被人打伤一样，治方如下

处方一： 大豆半升，炒到焦黄，再加一升好酒，煮沸，畅饮到醉。

处方二： 芫花、菊花各等份，踯躅花半斤，将上述药装入布袋中蒸热，用热药袋熨敷痛处，药袋凉后再换热的。

处方三：取尾骨上一寸处，灸七壮，再在此处的左右旁开一寸处，又灸七壮。

又有治疗患本病多年，长期疼痛，时有发作的药方。

处方一：干地黄十分，甘草五分，干漆五分，水五分，桂枝一尺，将上述药捣碎过筛制成细末，每次用酒冲服一方寸匕的量，每日三次。

处方二：每年六七月时收取地肤子阴干，研成粉末，每次服一方寸匕的量，每日服五六次。

治疗反腰扭伤伴有瘀血疼痛方

取三升左右的杜仲，捣成碎末，用醋调和后涂在疼痛的地方，药膏干后再涂。同时灸脚后跟白肉交界处三壮。

治疗臂腰病，即突然伤腰致痛，药方如下

处方一：生葛根，嚼烂咽下葛根汁，多多益善。

处方二：生地黄，捣烂绞取地黄汁三升，煎煮至二升，加入蜂蜜一升，搅匀后每次服一升，每日服三次。如不痊愈，则再继续服用。

处方三：灸腰眼穴七壮。

患臂腰的患者，就像腰扭伤，猛一转身即可病愈不痛了。

治疗腰部经常自觉寒冷，有如带了一圈铜钱样，药方如下

甘草、干姜各二两，茯苓、白术各四两，将上述药加五升水，煮至三升，分三次服完。《小品方》上说是温服。

治疗胁部突然疼痛有如被人打伤的药方

用绳子横向测量两乳之间的长度，再将这段绳子对折后从乳头横向向胁下疼痛处量取，在绳子沿着胸胁部弯曲的地方灸三十壮即可痊愈。此方本来记载在"杂治"篇中。

《隐居效方》治疗腰背疼痛方：杜仲一斤，切碎，用二斗酒浸泡十天，每次服三合。

附方

《千金方》治疗腰脚疼痛方：新胡麻一升，炒到香气散出，用杵捣碎过筛取细粉，每日服一小升，总共服到一斗即可完全治愈。酒水、蜂蜜水、羹

汁都可用来冲服，有良效。

《续千金方》治疗腰膝损伤疼痛方：鹿茸不限多少，涂酥炙为紫色，研为末，用温酒调服下一钱匕的量。

《经验方》治疗腰脚痛方：威灵仙一斤，洗好晒干后用好酒浸泡七天后研为末，再用面糊调和制成梧桐子大的药丸，服用前应用药酒浸泡过后再服下二十丸。

《经验后方》治疗腰疼方，效果神奇，药方如下：将破故纸研为末，用温酒送服三钱匕的量。

另有治疗肾虚腰脚无力方：把生栗子装入布袋，挂起晾干，每天天亮时吃十余颗，再吃猪肾粥。

还有治疗男子腰膝积年冷痛，或者顽固性麻木无力方：洗净的菟丝子一两，牛膝一两，将上述药用酒浸泡在银质的容器内，酒量以淹没过药材一寸为宜，浸泡五天后取出晒干，研为细末，将原来浸泡的药酒加入少量味道醇厚的酒，倒入细末调成糊状并糅合制成梧桐子大的药丸，空腹用酒送服二十丸。

《外台秘要》治疗腰痛方：取黄狗皮，炙后裹在腰痛的地方，以暖透为度，连续多次使用即可痊愈。徐伯玉方与本方相同。

《斗门方》治疗腰痛方：用大黄半两，加入半两生姜，共同切成小豆大，放到平底浅锅内炒到黄色，再加水两碗，到五更时一次服完，天亮时会泻下，腰下排出的瘀血、坏血等放到盆器内贮存，其形状如鸡肝一样，排出则立即痛止。

另有治疗腰部疼痛如系重物方：取槟榔研为末，用酒送服一钱。

《梅师方》治疗突发腰痛，不能转身方：取五寸长的鹿角一枚，酒二升，先将鹿角烧红，再放入酒中浸泡一夜，喝此酒。

《崔元亮海上方》治疗腰脚被冷风寒气所伤方：取大黄二大两，切成棋子样的小块，掺和少量酥后共同炒，炒到酥全部渗入药材中，千万不要炒到焦黄，否则没有药效。捣碎过筛制成细末。每日服药时用大三合水，放入钱币大的生姜两片，煎煮十余沸后去掉生姜，取大黄末两钱，另外放在一个碗里，用煎好的生姜汤调匀大黄末，空腹服下一次。如果有多余的生姜汤，也要慢慢小口喝完。服后应当排出冷脓等诸多恶秽之物，病即痊愈，症状缓解。古人用峻烈之药攻除病邪，必定会根据患者的虚实情况而做相应处理，不是所有患者都使用同样的方法。姚僧垣刚开始当医官时，梁武帝因发热想要服用大黄，僧垣说大黄是药性峻猛的药物，皇上年事已高，不可轻率使用。皇帝不听，服后几乎全身衰弱疲困。元帝经常患心腹部疾病，所有医生都认为宜用平和的药物以达到逐步宣通的作用，但僧垣却说：脉洪而实，这说明有宿食，此证不用大黄则没有痊愈的道理。元帝听从了僧垣的建议后很快病愈。按照这个说法，现今常有医生用某种峻烈的药物治疗好多种病，偶尔有治好的，就说明这个药方有多么神奇，对那些没能治好的就不说是药没用对，像这样的医生还有很多，能不警惕吗！

《修真方》记载的神仙方：菟丝子一斗，酒一斗，浸泡久些，滤出后晒干，再放回酒中浸泡，如此反复，直到酒用完。每次用温酒送服二钱，每日二次，服后吃三五匙稀饭防止反胃。服至二十一天后，每次用量可加至三钱匕的量。服后能使人皮肤充满光泽，服三年可让老年人变年轻，本方还可治疗腰膝疾病，祛除风邪，长期服用可延年益寿。

治虚损羸瘦不堪劳动方第三十三

治人素有劳根，苦作便发，则身百节皮肤无处不疼痛，或热筋急方

取白柘东南行根一尺，刮去上皮，取中间皮以烧屑，亦可细切捣之，以酒服三方寸匕，厚覆取汗，日三服。无酒以浆服之。白柘，是柘之无刺者也。

治卒连时不得眠方

暮以新布火炙以熨目，并蒸大豆，更番囊贮枕，枕冷复更易热，终夜常枕热豆，即立愈也。

此二条本在杂治中，并皆虚劳，患此疾，虽非乃飚急，不即治，亦渐瘵人。后方劳救，为力数倍，今故略载诸法。

凡男女因积劳虚损，或大病后不复常，若四体沉滞，骨肉疼酸，吸吸少气，行动喘惙，或小腹拘急，腰背强痛，心中虚悸，咽干唇燥，面体少色，或饮食无味，阴阳废弱，悲忧惨戚，多卧少起。久者积年，轻者才百日，渐至瘦削，五脏气竭，则难可复振。治之汤方

甘草二两，桂三两，芍药四两，生姜五两（无者亦可用干姜），大枣二七枚，以水九升，煮取三升，去滓，纳饴八两，分三服，间日复作一剂。后可将诸丸散耳，黄芪加二两，人参二两，为佳。若患痰满及溏泄，可除饴耳。姚同。

229

又方，乌雌鸡一头，治如食法，以生地黄一斤（切）、饴糖二升，纳腹内，急缚，铜器贮，甑中蒸五升米久，须臾取出。食肉、饮汁，勿唉盐，三月三度作之。姚云神良，并止盗汗。

又方，甘草一两，白术四两，麦门冬四两，牡蛎二两，大枣二十枚，胶三两，水八升，煮取二升，再服。

又方，黄芪、枸杞根白皮、生姜三两，甘草、麦门冬、桂各二两，生米三合，水九升，煮取三升，分四服。

又方，羊肾一枚（切），术一升，以水一斗，煮取九升，服一升，日二三服，一日尽。冬月分二日服，日可再服。

又有建中肾沥汤法诸丸方

干地黄四两，茯苓、薯蓣、桂、牡丹、山茱萸各二两，附子、泽泻一两。捣，蜜丸如梧子。服七丸，日三，加至十丸。此是张仲景八味肾气丸方，疗虚劳不足，大伤饮水，腰痛，小腹急，小便不利。又云长服，即去附子，加五味子，治大风冷。

又方，苦参、黄连、菖蒲、车前子、忍冬、枸杞子各一升，捣，蜜丸如梧子大。服十丸，日三服。

有肾气大丸法诸散方

术一斤，桂半斤，干地黄、泽泻、茯苓各四两。捣，筛，饮服方寸匕，日三两服，佳。

又方，生地黄二斤，面一斤，捣，炒干，筛，酒服方寸匕，日三服。

附方

枸杞子酒，主补虚，长肌肉，益颜色，肥健人，能去劳热。用生枸杞子五升，好酒二斗。研，搦，匀碎，浸七日，漉去滓，饮之。初以三合为始，后即任意饮之。《外台秘要》同。

《食疗》补虚劳，治肺劳，止渴，去热风。用天门冬，去皮心，入蜜煮之，食后服之。若曝干，入蜜丸，尤佳。亦用洗面，甚佳。

又方，雀卵白，和天雄末、菟丝子末为丸，空心酒下五丸。主男子阴痿不起，女子带下，便溺不利，除疝瘕，决痈肿，续五脏气。

《经验方》暖精气，益元阳。白龙骨、远志等份。为末，炼蜜丸，如梧桐子大。空心卧时，冷水下三十丸。

又方，除盗汗，及阴汗。牡蛎为末，有汗处粉之。

《经验后方》治五劳七伤，阳气衰弱，腰脚无力，羊肾苁蓉羹法。羊肾一对（去脂膜，细切），肉苁蓉一两（酒浸一宿，刮去皱皮，细切）。相和作羹，葱白盐五味等如常法事治，空腹食之。

又方，治男子女人五劳七伤，下元久冷，乌髭鬓，一切风病，四肢疼痛，驻颜壮气。补骨脂一斤，酒浸一宿，放干，却用乌油麻一升，和炒，令麻子声绝，即播去，只取补骨脂为末，醋煮面糊，丸如梧桐子大，早晨温酒盐汤下二十丸。

又方，固阳丹。菟丝子二两，酒浸十日，水淘，焙干为末。更入杜仲一两，蜜炙，捣，用薯蓣末酒煮为糊，丸如梧桐子大，空心用酒下五十丸。

《食医心镜》益丈夫，兴阳，理腿膝冷。淫羊藿一斤，酒一斗浸，经三日，饮之，佳。

《御药院》治脚膝风湿，虚汗少力，多疼痛及阴汗。烧矾作灰，细研末，一匙头，沸汤投之，淋洗痛处。

《外台秘要》补虚劳，益髓长肌，悦颜色，令人肥健。鹿角胶，炙，捣，为末，以酒服方寸匕，日三服。

又治骨蒸。桃仁一百二十枚，去皮、双人，留尖，杵和为丸，平旦井花水顿服令尽，服讫，量性饮酒令醉，仍须吃水，能多最精，隔日又服一剂，百日不得食肉。

又，骨蒸亦曰内蒸，所以言内者，必外寒内热附骨也，其根在五脏六腑之中，或皮燥而无光，蒸作之时，四肢渐细，足趺肿者。石膏十分，研如乳法，和水服方寸匕，日再，以体凉为度。

《崔元亮海上方》疗骨蒸鬼气。取童子小便五大斗（澄过），青蒿五斗（八月九月采，带子者最好，细锉）。二物相和，纳好大釜中，以猛火煎取三大斗，去滓，净洗釜，令干，再泻汁安釜中，以微火煎可二大斗，即取猪胆十枚相和，煎一大斗半，除火待冷，以新瓷器贮，每欲服时，取甘草二三两，熟炙，捣末，以煎和，捣一千杵为丸。空腹粥饮下二十丸，渐增至三十丸止。

231

白话译文

治疗人平素就有劳累体虚的病根，过于劳累便会发病，发作时全身关节及皮肤无处不疼痛，有的见身热、筋脉拘急、肢体屈伸不利方

取向东南生长的白柘根一尺，刮去表面根皮，取中间根皮用来烧成灰末，也可以切细后捣为细末，用酒送服三方寸匕的量后立即盖上厚被子发汗，每日服三次。没有酒就用酢浆送服。白柘是柘树中没有刺的那种。

治疗突然连续多日失眠方

傍晚时用崭新的布放到火上炙热，再用热布熨敷眼睛，并取大豆蒸热，装入布袋里轮流当枕头用，枕袋冷了再换热的，这样用热豆枕袋枕一整夜，病就立即痊愈了。

上面二条方药本来记载在"杂治"篇中，并都能治虚劳病。患这种疾病，虽然不是急症，但如果不及时治疗，也会逐渐使人病重难治，后面才积极救治的话就要付出更多的精力，所以现在简要记载了各种治疗方法。

凡是因积劳成疾致身体虚弱受损，或者大病后不能恢复正常，如症见四肢沉重不灵活，骨肉酸痛，呼吸短促而不相接续，活动后气喘不止，或者小腹拘急，腰背强直疼痛，体虚心悸，咽干唇燥，面目身体皮肤失去正常的光泽，或者饮食无味，阴阳两虚，忧愁伤感，悲伤凄切，卧多起少，时间长则数年，短则百日，身体就会逐渐消瘦，五脏正气衰竭，到那时就难以康复如初了。治疗的汤药处方如下

处方一：甘草二两，桂枝三两，芍药四两，生姜五两（无生姜时也可用干姜），大枣十四枚。将上述药加水九升，煮至三升，去药渣，加入八两饴糖，分三次服下，隔一天再按前法制作一剂服用。以后可将这些药制成丸散剂服用，若加入黄芪二两，人参二两，效果更好。若患者痰多及大便溏泄，可不加饴糖。《姚氏方》与此方相同。

处方二：乌母鸡一只，按普通吃法宰杀收拾好，用切好的生地黄一斤、饴糖二升，放入鸡腹内绑紧，后装到铜器内，在甑中蒸到约蒸熟五升米的时

间取出装鸡的铜器，吃鸡肉、喝鸡汤，不要吃盐，三个月内吃三次。姚氏说本方有神效，并可治疗盗汗。

处方三：甘草一两，白术四两，麦门冬四两，牡蛎二两，大枣二十枚，阿胶三两，将上述药加水八升，煮至二升，分两次服用。

处方四：黄芪、地骨皮、生姜各三两，甘草、麦门冬、桂枝各二两，生米三合，加九升水，煮至三升，分四次服用。

处方五：羊肾一个（切细），高粱一升，加水一斗，煮至九升，每次服一升，每日服二至三次，一天服完。冬天可分两天服，当天可再服。

又有按建中汤、肾沥汤治法组方制成的各种丸剂如下

处方一：干地黄四两，茯苓、山药、桂枝、牡丹皮、山茱萸各二两，附子、泽泻各一两，将上述药捣碎用蜂蜜调制成梧桐子大的药丸。每次服七丸，每日服三次，后逐步加量至每次十丸。这是张仲景八味肾气丸方，治疗虚劳、阴阳气血不足等，身体被水饮之邪严重损害，导致腰痛，小腹拘急，小便不利。又说如果长期服用，便去掉附子，加五味子，可治疗严重的风寒之证。

处方二：苦参、黄连、菖蒲、车前子、忍冬、枸杞各一升，将上述药捣成粉末用蜂蜜调制成梧桐子大的药丸。每次服十丸，每日三次。

再有按肾气大丸的组方之法制作的各种散剂如下

处方一：白术一斤，桂枝半斤，干地黄、泽泻、茯苓各四两。捣碎过筛制成细末，每次冲服一方寸匕的量，每日服二至三次，效果好。

处方二：生地黄二斤，面一斤，共同捣碎炒干，过筛制成细末，每次用酒冲服一方寸匕的量，每日三次。

附方

枸杞子酒，主要功效为补虚，长肌肉，美颜，令人肥硕健壮，能去除虚热，具体制作及服法如下：用生枸杞子五升，好酒二斗。先将生枸杞子研碎，再加酒搅匀，浸泡七天，滤去药渣，喝此酒。开始时每次喝三合，之后便可随意喝。《外台秘要》记载的枸杞子酒与本方相同。

《食疗》书中记载治疗虚劳、肺劳等虚损之证，并能止渴、去除风热之邪的方子。

处方一：用天门冬，去除皮、芯，加入蜂蜜共同煎煮，饭后服用。如果

将天门冬晒干，制成蜜丸，效果更好。该方也可用来洗面，效果也很好。

处方二：用雀蛋的蛋白，将天雄末、菟丝子末调和制成药丸，空腹用酒送服五丸。主治男子阳痿，女子带下，二便不畅，还能治愈疝瘕，排痈消肿，维持人体五脏之气。

《经验方》温补精气、补益元阳方：取白龙骨、远志各相同分量，研为细末，用炼蜜调制成梧桐子大的药丸。空腹躺下睡觉时，用凉水服下三十丸。

另有根治盗汗以及阴部多汗方：取牡蛎研为细末，将药末涂洒在出汗的地方。

《经验后方》治疗五劳七伤所致的各种疾病，症见阳气衰弱，腰腿无力，用羊肾苁蓉羹，制作方法如下：羊肾一对（去除脂膜，切细），肉苁蓉一两（用酒浸泡一夜，刮去皱皮，切细）。将上述两样掺和在一块做成羹，按日常烹饪方法添加葱白、盐等调味作料，空腹吃。

又有治疗男子女人因五劳七伤致使下焦肾元长期虚冷，以及各种风病和四肢疼痛之证，并能乌须发，抗衰老，使精力旺盛的药方如下：补骨脂一斤，用酒浸泡一夜，取出放干，再取一升乌油麻和补骨脂一起炒，炒到乌油麻不再发出爆裂声，立即将乌油麻用簸箕扬去，只取补骨脂并将其研为细末，再用醋煎煮后用面粉调和制成梧桐子大的药丸，早晨用温酒、盐水送服下二十丸。

还有固阳丹，药方如下：菟丝子二两，用酒浸泡十天后再用水淘洗干净，烘干后研为细末，再加入蜜炙的杜仲一两，捣碎，加山药末一同用酒煮成糊状，制成梧桐子大的药丸，空腹用酒服下五十丸。

《食医心镜》记载补益男人，壮阳，治疗腿膝虚冷方：淫羊藿一斤，加酒一斗浸泡三天后服用，效果好。

《御药院》治疗脚膝被风湿所伤，症见出虚汗、乏力，经常疼痛及阴部多汗，药方如下：将矾烧成灰，研成细末，取一匙头，放入沸水中溶化，淋洗痛处。

《外台秘要》记载调补虚劳证的药方，有补益精髓，增长肌肉，使面容好看，令人肥硕健壮。药方如下：取炙鹿角胶捣成细末，每次用酒送服一方寸匕的量，每日三次。

又有治疗骨蒸药方如下：桃仁一百二十枚，去掉皮和双仁，留取尖，用杵捣成细末调和制成药丸，天亮时用新打的井水一次服尽，服完后根据个人的酒量喝酒至醉，还要喝水，能多喝最好，隔天再服一剂，一百天之内不能吃肉。

另外，骨蒸又叫内蒸，之所以称"内"，是此病必是外寒内热之邪附着在骨髓里，其病根在五脏六腑之中，症见皮肤干燥而没有光泽，骨蒸发作的时候，四肢会逐渐变细，双脚浮肿，治方如下：石膏十分，研磨成乳汁状，用水冲服一方寸匕的量，每日两次，以身体感觉凉而不热为度。

《崔元亮海上方》治疗骨蒸、鬼怪的邪气方：取童子尿五大斗（澄清过滤取清液），青蒿五斗（八、九月采收带子的最好，锉细），将童子尿和青蒿一同放入大锅中用大火煎煮至三大斗，去掉药渣，倒出药汤，将锅洗干净，把锅擦干，再将药汤倒回锅中用小火煎煮到二大斗左右，此时加入十个猪胆搅匀，继续煎煮到一大斗半，撤除柴火等药凉，凉后将药汤装入新的瓷器内贮存。每当想要服用时，取甘草二三两，充分炙烤后捣成细末与瓷器内的药汤调和，用杵捣一千下制成药丸。空腹用粥水服下二十丸，后逐渐增加用量至三十丸为止。

治脾胃虚弱不能饮食方第三十四

治卒得食病似伤寒，其人但欲卧，七八日不治煞人。方

按其脊两边有陷处，正灸陷处两头，各七壮，即愈。

治食鱼鲙及生肉，住胸膈中不消化，吐之又不出，不可留，多使成癥方

朴硝如半鸡子一枚，大黄一两。凡二物㕮咀，以酒二升，煮取一升，去滓，尽服之，立消。若无朴硝者，芒硝代之皆可用。

治食生冷杂物，或寒时衣薄当风，或夜食便卧不即消，心腹烦痛胀急，或连日不化方

烧地令极热，即敷薄荐莞席，向卧覆取汗，即立愈也。

治食过饱烦闷，但欲卧而腹胀方

熬面令微香，捣，服方寸匕。得大麦生面益佳，无面，以糜亦得。

此四条本在杂治中，皆食饮脾胃家事，令胃气充实，则永无食患。食宜先治其本，故后疏诸法。

腹中虚冷，不能饮食，食辄不消，羸瘦，致之四肢尪弱，百疾因此互生

生地黄十斤，捣，绞取汁，和好面三斤，以日曝干，更和汁尽止。未食后，服半合，日三，稍增至三合。

236

又方，面半斤，麦蘖五升，豉五合，杏仁二升。皆熬令黄香，捣，筛，丸如弹。服一枚，后稍增之。

又方，大黄、芍药各半斤（捣，末之），芒硝半斤。以蜜三斤，于铜器中汤上煎，可丸如梧子大。服七丸至十丸。

又方，曲一斤，干姜十两，茱萸一升，盐一弹，合捣，蜜和如弹丸，日三服。

又方，术二斤，曲一斤，熬令黄，捣蜜丸如梧子大。服三十丸，日三。若大冷，可加干姜三两；若患腹痛，加当归三两；羸弱，加甘草二两，并长将息，徐以曲术法。疗产后心下停水，仍须利之。

治脾胃气弱，水谷不得下，遂成不复受食方

大麻子三升，大豆炒黄香，合捣，筛，食前一二方寸匕，日四五服，佳矣。

治饱食便卧，得谷劳病，令人四肢烦重，嘿嘿欲卧，食毕辄甚方

大麦蘖一升，椒一两（并熬），干姜三两。捣，末，服方寸匕，日三四服。

附方

《食医心镜》治脾胃气冷，不能下食，虚弱无力，鹘突羹。鲫鱼半斤，细切，起作鲙，沸豉汁热投之，着胡椒、干姜、莳萝、橘皮等末，空腹食之。

《近世方》主脾胃虚冷不下食，积久羸弱成瘵者。温州白干姜，一物浆水煮，令透心润湿，取出焙干。捣，筛，陈廪米煮粥饮丸，如桐子。一服三五十丸，汤使任用，其效如神。

《食疗》治胃气虚，风热不能食。生姜汁半鸡子壳，生地黄汁少许，蜜一匙头，和水三合，顿服，立瘥。

《经验方》治脾元气发歇，痛不可忍者。吴茱萸一两，桃仁一两，和炒，令茱萸焦黑，后去茱萸，取桃仁，去皮尖，研细，葱白三茎，煨热，以酒浸温，分二服。

《经验后方》治脾胃进食。茴香二两，生姜四两。同捣令匀，净器内湿纸盖一宿，次以银石器中，文武火炒，令黄焦，为末，酒丸如梧子大。每服

十丸至十五丸，茶酒下。

《外台秘要》治久患气胀。乌牛尿，空心温服一升，日一服，气散即止。

白话译文

治疗突发的与饮食相关的疾病，症状与伤寒病相似，患者只想卧床休息，如七八天都没治好，则会危害生命，治方如下

按患者脊柱两边有凹陷处，正对着两边的凹陷处各灸七壮，即可痊愈。

治疗吃生鱼片和生肉后停留在胸膈中不消化，吐又吐不出，这些停滞的食物不能久留，否则会变成肿块，治方如下

取一块半个鸡蛋大的朴硝，大黄一两，将上述两药一同捣碎，用酒二升煎煮至一升，去掉药渣，全部服下，停滞的食物可立即消化掉。如果没有朴硝，用芒硝代替也可以。

治疗吃各种生冷食物，或者天气寒冷的时候穿衣太薄感染了风寒，或者晚上吃饱后就立即卧床睡觉而使食物没及时消化，夜食便卧不即消，心烦腹痛胀满拘急，或者连续多天消化不良，治方如下

把地烧到很热，立即铺上用蒲叶编织的薄席垫子，平卧在垫子上后盖上被子发汗，很快即可痊愈。

治疗吃得太饱引起的烦闷不适、只想卧床并伴腹胀方

将面粉炒至有微香飘出，捣细，每次服一方寸匕的量。如有大麦做的生面效果更好，如没有面，用糜谷也可以。

上面四条方子本来记载在"杂治"篇中，都是治疗饮食相关的脾胃病，如果使胃气充实，则永远都不会患饮食引起的脾胃病。对这些脾胃病应先治本，所以下面就分条介绍各种治法。

腹中虚寒，不能饮食，进食后就不消化，致使身体虚弱消瘦，四肢跛弱，进而相互产生各种疾病，治方如下

处方一：生地黄十斤，捣烂绞干取汁，取三斤好面，用生地黄汁调和搅

匀后放在太阳下晒干，再用剩余的生地黄汁进一步调和，直到药汁全部被面粉吸尽为止。饭后服半合，每日服三次，后面每次用量可逐渐增加到三合。

处方二：面半斤，麦芽五升，豆豉五合，杏仁二升。将上述四药炒到发黄飘香，共同捣碎过筛制成细末，再制成弹子大的药丸。每次服一丸，以后逐渐增加服用量。

处方三：大黄、芍药各半斤（捣为细末），芒硝半斤，取三斤蜂蜜，一同放在铜器中隔水煎煮并制成梧桐子大的药丸。每次服七至十丸。

处方四：酒曲一斤，干姜十两，茱萸一升，盐一弹。将上述四物一同捣成细末，用蜂蜜调和制成弹子大的药丸，每日服三次。

处方五：白术二斤，酒曲一斤，一同炒到发黄再捣成细末，制成梧桐子大的蜜丸。每次服三十丸，每日服三次。如果患者体寒明显，可加干姜三两。如果患者伴有腹痛，加当归三两；如患者体虚瘦弱，加甘草二两，并要长期调养。徐氏用酒曲白术做成的蜜丸治疗产后胃脘部水饮停滞之证，还须同时利尿。

治疗脾胃正气虚弱，水谷停滞胃中不消化，导致不能再进食方

取大麻子三升与炒至发黄飘香的大豆一同捣碎过筛制成细末，每次饭前服一二方寸匕的量，每日服四五次，效果好。

治疗吃饱后就卧床所致的谷劳病，症见四肢沉重，默默不语，只想卧床休息，进食完就病情加重方

大麦芽一升，花椒一两，一同熬煮，再加干姜三两，将三味药一同捣为细末，每次服一方寸匕的量，每日服三至四次。

附方

《食医心镜》治疗脾胃正气虚寒，不能进食，虚弱无力，用鹘突羹方：鲫鱼半斤，切细，做成鱼肉片，放到煮沸的豆豉汁中，再加胡椒粉、干姜粉、莳萝粉、橘皮粉等药，空腹服用。

《近世方书》中主治脾胃虚寒致不能进食，久病致体虚瘦弱而成瘵病方：取温州白干姜，用米浆水煎煮至姜心润湿后取出焙干，再捣碎过筛制成姜粉，然后用陈米煮粥，用此粥水将姜粉调和制成梧桐子大的药丸。一次服三五十丸，送服的汤水可任意服用，有神奇的效果。

《食疗》治疗胃气虚弱，又感受风热之邪后不能进食方：将半个鸡蛋壳

量的生姜汁、少量生地黄汁、一匙头蜜放入三合水中搅匀，一次喝完，服后立即病愈。

《经验方》治疗脾脏元气虚致胃脘气滞，发作时痛得难以忍受方：吴茱萸一两，桃仁一两，一同炒到吴茱萸焦黑，后去掉吴茱萸，取桃仁，去掉皮和尖，研成细末，再用三根葱白煨热，用酒浸泡，分二次温服。

《经验后方》治疗因进食引起的脾胃病方：茴香二两，生姜四两，共同捣碎搅匀，再放到干净的容器内用湿纸盖好容器口放一夜，第二天再放到银质或石质的容器中，用文火炒到焦黄后研为细末，用酒调和制成梧桐子大的药丸。每次服十丸至十五丸，可用茶或酒送服。

《外台秘要》治疗久患脘腹气胀方：取黑牛尿，空腹温服一升，每日服一次，服到气胀消散为止。

治卒绝粮失食饥惫欲死方第三十五

粒食者，生人之所资，数日乏绝，便能致命。《本草》有不饥之文，而医方莫言斯术者，当以其涉在仙奇之境，非庸俗所能遵故也。遂使荒馑之岁，饿尸横路，良可哀乎。今略载其易为者云，若脱值奔窜在无人之乡，及堕坠溪谷、空井、深冢之中，四顾迥绝，无可藉口者，便须饮水服气，其服法如左。

闭口以舌料上下齿，取津液而咽之，一日得三百六十咽便佳。渐习乃可至千，自然不饥。三五日小疲极，过此便渐轻强。复有食十二时，六戊者诸法，恐危逼之地，不能晓方面及时之早晚，故不论此。若有水者，卒无器，便与左手贮，祝曰：丞掾吏之赐，真乏粮，正赤黄行无过，城下诸医以自防。毕，三叩齿，右手指三叩左手，如此三遍，便饮之后，复有杯器贮水，尤佳，亦左手执，右手以物扣之如法，日服三升，便不复饥，即瘥。

若可得游涉之地周行山泽间者

但取松、柏叶，细切，水服二合，日中二三升，便佳。又，掘取白茅根，洗净，切，服之。此三物得行曝燥，石上捣碎服，服者食方寸，辟一日。

又，有大豆者，取含光明囤热，以水服，尽此则解十日。赤小豆亦佳，得熬二豆黄，末，服一二升，辟十日。草中有术，天门冬、麦门冬、黄精、葳蕤、贝母，或生或熟，皆可单食。树木上自耳，及檀、榆白皮，并可辟饥也。

241

若遇荒年谷贵，无以充粮，应须药济命者

取稻米一斗，淘汰之，百蒸百曝，捣。日一餐，以水得三十日都止，则可终身不食，日行三百里。

又方，粳米一斗，酒三升，渍之，出曝之，又渍，酒尽止出，稍食之，渴饮之，辟三十日。足一斛二升，辟周年。

有守中丸药法

其疏诸米豆者，是人间易得易作，且不乖谷气，使质力无减耳。恐肉秽之身，忽然专御药物，或非所堪，若可得频营，则自更按余所撰谷方中求也。

附方

《圣惠方》绝谷升仙不食法。取松实，捣为膏，酒调下三钱，日三，则不饥渴。饮水，勿食他物，百日身轻，日行五百里。

《野人闲话》云：伏虎尊师炼松脂法。十斤松脂，五度以水煮过，令苦味尽，取得后，每一斤炼了松脂，入四两茯苓末，每晨水下一刀圭。即终年不食，而复延龄，身轻清爽。

《抱朴子》云：汉成帝时，猎者于终南山见一人，无衣服，身皆生黑毛，跳坑越涧如飞，乃密伺其所在，合围取得，乃是一妇人，问之，言：我是秦之宫人，关东贼至，秦王出降，惊走入山，饥无所食，洎欲饿死。有一老公教我吃松、柏叶实，初时苦涩，后稍便吃，遂不复饥，冬不寒，夏不热，此女是秦人，至成帝时，三百余载也。

白话译文

粮食是人生存成长所必需的物资，若连续几天没有粮食吃，人便会饿死。《本草纲目》中就有让人不饿的记载，而医书中没有介绍这种方法，所以我们应当认为这只是神仙在仙境中做得到的事情，而不是凡夫俗子所能效仿遵行的。所以在闹饥荒的年代，饿死的尸体到处横躺在路上，实在令人悲哀。现简单记载其中容易操作的一些方法，如果碰到正好一个行走在没有人的乡野之地，或者坠落在溪谷、空井、深坑之中，四周隔绝，没有任何可吃的东西，就必须饮水服气，具体方法如下。

闭口用舌头舔上下牙齿，将产生的口水咽下，一天咽三百六十次以上效果才好。逐渐练习可达到一天咽口水上千次，那样自然就不会感到饥饿了。三五天后会稍微感到疲劳，过了这个时间便会逐渐感觉身体轻松强健起来。还有食十二时气法、六戊法等各种方法，但在危急的情况下，无法全面掌握具体方法以及使用时机的早晚，所以在此就不做介绍。如果有水，但一时找不到盛水的容器，可以用左手掌盛水，祈祷说：官府的指示，真的缺乏粮食，所有人员要正确遵守尊卑规矩，行为不能有过错，城下的所有医生也要遵守规矩防止自己逾越。说完，敲三下牙齿，用右手指敲三下左手，按这样做三遍后便把左手中的水喝掉。如果后来又有杯子等容器装水那就更好，也是左手拿杯，右手用一物品按上面的方法敲三下后喝杯中的水，每天喝三升，便不会再感觉饥饿了，疾病也会立即病愈。

如果游走在大路、山川之间者，可用以下方法治疗

只要取松叶、柏叶切细，用水冲服二合，中午服二三升，效果更好。又可挖取白茅根，洗干净，切成细末服用。以上三味药需要晒干后在石头上捣碎服用，服用的人每次服用一方寸匕的量，可以一天不用进食。

另外，也可取大豆揉搓至豆体光亮发热，再用水服下，服完可以十天都不用进食。赤小豆的效果也很好，但需要将这两种豆子炒到发黄，研为细末，一次服一二升就可以十天不进食。《本草纲目》中有白术、天门冬、麦门冬、黄精、葳蕤、贝母，无论生的还是熟的，都可以单独食用。树木上自己长出的木耳，以及檀香、榆白皮都可以让人不进食也不会感到饥饿。

如果遇到灾荒之年谷物昂贵，没有作为粮食的东西，就应该用药物来维持生命，方法如下

处方一：取稻米一斗，淘洗，反复蒸晒后捣成粉末。每天用水冲服一次，服用三十天后就可以一辈子都不用进食了，还能每天行走三百里路。

处方二：粳米一斗，加三升酒浸泡，滤出粳米晒干，再用前面浸过粳米的酒浸泡，如此反复直至将酒泡完为止，酒尽后取出粳米，每次少量食用，口渴就喝水，吃完此米可让人三十天不进食。如果吃够一斛二升，则可以一年不进食。

还有保持内心的虚无清静并结合服用药丸的方法。

各种米、豆之物，是最容易得到和耕作的，况且谷气不离不断，可使人体质气力不减退。只是担心肉体凡身，如果忽然专门服用药物，或许不一定

能够承受，如果需要经常辟谷，则可自行按照前文所撰写的辟谷方法去做。

附方

《圣惠方》辟谷不进食成为神仙的方法：取松子，捣烂成膏，每次用酒调服三钱，每日服三次，则不会感觉到饥饿。口渴就饮水，不要吃其他食物，坚持一百天后身体就会轻健，可以一天行走五百里。

《野人闲话》记载伏虎尊师采炼松树油脂的方法：取十斤松脂，用水煮五遍，使松脂的苦味全部去掉，然后将去掉苦味的松脂每斤加入四两茯苓末，每天早晨用水服下一刀圭的量，即可使人一整年都不用进食，而又能延年益寿，身体轻松爽快。

《抱朴子》记载说：汉成帝时，有一猎人在终南山看见一个人，没穿衣服，身上都长着黑毛，越过水坑和山涧就像飞一样，于是秘密侦察其住处，悄悄地包围起来将其抓住，结果发现是一个妇女，经询问，她表示自己是秦朝宫里的宫女，关东的敌人到来时，秦王投降了，她因受惊害怕而跑到山里面，肚子饥饿又没有任何吃的东西，到快要饿死的时候，有一个老翁教她吃松叶、松子和柏叶、柏子，刚开始吃时觉得又苦又涩，后来慢慢就习惯了，再往后就不会再感到饥饿了，而冬天不感到寒冷，夏天也不感到炎热。这个妇女是秦朝人，到成帝时，有三百多年了。

卷

五

治痈疽妒乳诸毒肿方第三十六

《隐居效方》治羊疽疮，有虫痒

附子八分，藜芦二分，末敷之，虫自然出。

葛氏疗奶发，诸痈疽发背及乳方

比灸其上百壮。

又方，熬粲粉令黑，鸡子白和之，涂练上以贴痈，小穿练上，作小口泄毒气，燥易之，神秘。

又方，釜底土捣以鸡子中黄和涂之，加少豉，弥良。

又方，捣黄檗末，筛，鸡子白和，厚涂之，干复易，瘥。

又方，烧鹿角，捣末，以苦酒和，涂之，佳。

又方，于石上水磨鹿角，取浊汁，涂痈上，干复易，随手消。

又方，末半夏，鸡子白和，涂之，水磨，敷并良。

又方，神效水磨，出《小品》。

又方，醋和茱萸，若捣姜，或小蒜，敷之，并良。

一切恶毒肿

蔓菁根一大握（无，以龙葵根代之），乳头香一两（光明者），黄连一两（宣州者），杏仁四十九枚（去尖用），柳木取三四钱（白色者）。各细锉，捣三二百杵，团作饼子，厚三四分，可肿处大小贴之，干复易，立散，别贴膏药治疮处，佳。

葛氏疗痈发数十处方

取牛矢烧，捣，末，以鸡子白和涂之，干复易，神效。
又方，用鹿角、桂、鸡屎，别捣，烧，合和，鸡子白和涂，干复上。

又，痈已有脓，当使坏方

取白鸡两翅羽肢各一枚，烧服之，即穿。姚同。
又方，吞薏苡子一枚，勿多。
又方，以苦酒和雀矢，涂痈头上，如小豆。

葛氏，若已结痈，使聚不更长方

小豆，末，涂，若鸡子白和，尤佳，即瘥。
又方，芫花，末，胶汁和，贴上，燥复易，化为水。

若溃后，脓血不止，急痛

取生白楸叶，十重贴上，布帛宽缚之。

乳肿

桂心、甘草各二分，乌头一分（炮），捣，为末，和苦酒，涂，纸覆之，脓化为水，则神效。

葛氏，妇女乳痈妒肿

削柳根皮，熟捣，火温，帛囊贮，熨之，冷更易，大良。
又方，取研米槌煮令沸，絮中覆乳，以熨上，当用二枚，牙熨之，数十回止。姚云：神效。

乳痈方

大黄、茵草、伏龙肝（灶以下黄土也）、生姜各二分。先以三物，捣筛，又合生姜捣，以醋和涂，乳痈则止，极验。刘涓子不用生姜，用干姜四分，分等。余比见用鲫鱼立验，此方《小品》，佳。

姚氏，乳痈

大黄、鼠粪（湿者）、黄连各一分。二物为末，鼠矢更捣，以黍米粥清和，敷乳四边，痛即止，愈。无黍米，用粳米并得。

又方，牛马矢敷，并佳，此并消去。

《小品》妒方

黄芩、白蔹、芍药分等。末，筛，浆服一钱匕，日五服，若右乳结者，将左乳汁服，左乳结者，将右乳汁服，散消根。姚同，此方必愈。

姚方，捣生地黄，敷之，热则易。小豆亦佳。

又云，二三百众疗不瘥，但坚紫色者。用前柳根皮法云，熬令温，熨肿，一宿愈。

凡乳汁不得泄，内结名妒乳，乃急于痈。

徐玉疗乳中瘰疬起痛方

大黄、黄连各三两。水五升，煮取一升二合，分三服，得下，即愈。

葛氏，卒毒肿起急痛方

芜菁根大者，削去上皮，熟捣，苦酒和如泥，煮三沸，急搅之出，敷肿，帛裹上，日再三易。用子亦良。

又方，烧牛矢，末，苦酒和，敷上，干复易。

又方，水和石灰封上。又，苦酒磨升麻，若青木香，或紫檀，以磨敷上，良。

又方，取水中萍子草，熟捣，以敷上。

又已入腹者

麝香、熏陆香、青木香、鸡舌香各一两，以水四升，煮取二升，分为再服。

若恶核肿结不肯散者

吴茱萸、小蒜分等，合捣敷之。丹蒜亦得。

又方，捣鲫鱼以敷之。

若风肿多痒，按之随手起，或隐疹方

但令痛以手摩捋抑按，日数度，自消。

又方，以苦酒磨桂，若独活，数敷之，良。

身体头面忽有暴肿处如吹方

巴豆三十枚，连皮碎，水五升，煮取三升，去滓，绵沾以拭肿上，趁手消，勿近口。

皮肉卒肿起，狭长赤痛名膈

鹿角五两，白蔹一两，牡蛎四两，附子一两。捣筛，和苦酒，涂帛上，燥复易。

《小品》痈结肿坚如石，或如大核，色不变，或作石痈不消

鹿角八两（烧作灰），白蔹二两，粗理黄色磨石一斤（烧令赤）。三物捣作末，以苦酒和泥，厚涂痈上，燥更涂，取消止。内服连翘汤下之。姚方云：烧石令极赤，纳五升苦酒中，复烧，又纳苦酒中，令减半止，捣石和药，先用所余，苦酒不足，添上用。

姚方，若发肿至坚而有根者，名曰石痈

当上灸百壮，石子当碎出。不出者，可益壮。痈疽、瘤、石痈、结筋、瘰疬，皆不可就针角。针角者，少有不及祸者也。

又痈未溃方

莔草，末，和鸡子白，涂纸令厚，贴上，燥复易，得痛，自瘥。

痈肿振焮不可枇方

大黄，捣筛，以苦酒和，贴肿上，燥易，不过三，即瘥减，不复作，脓自消除，甚神验也。

痈肿未成脓

取牛耳垢封之，即愈。

若恶肉不尽者，食肉药食去，以膏涂之，则愈。食肉方

取白炭灰、荻灰等份，煎令如膏，此不宜预作。十日则歇，并可与去黑子。此大毒，若用效验，本方用法。

凡痈肿

用栝蒌根、赤小豆，皆当纳苦酒中，五宿出，熬之毕，捣为散，以苦酒和，涂纸上，贴肿，验。

《隐居效方》消痈肿

白蔹二分，藜芦一分。为末，酒和如泥，贴上，日三，大良。

疽疮骨出

黄连、牡蛎各二分，为末，先盐酒洗，后敷。

葛氏，忽得熛疽着手足肩，累累如米豆，刮汁出，急疗之

熬芜菁，熟捣，裹以展转其上，日夜勿止。
若发疽于十指端，及色赤黑，甚难疗，宜按大方，非单方所及。

若骨疽积年，一捏一汁出不瘥

熬末胶饴，勃疮上，乃破，生鲤鱼以搶之，如炊顷，刮视有小虫出，更洗，敷药，虫尽则便立，瘥。

姚方云：熛疽者，肉中忽生一黗子如豆粟，剧者如梅李大，或赤或黑，或白或青，其黗有核，核有深根，应心小久，四面悉肿，疱黯黗紫黑色，能烂坏筋骨，毒入脏腑，煞人。南方人名为搶着毒

着厚肉处，皆割之，亦烧铁令赤，烙赤三上，令焦如炭。亦灸黯疱上，百壮为佳。早春酸摹叶，薄其四面，防其长也，饮葵根汁、犀角汁、升麻汁，折其热。内外疗依丹毒法也。

刘涓子疗痈疽发坏，出脓血，生肉，黄芪膏

黄芪、芍药、大黄、当归、芎䓖、独活、白芷、薤白各一两，生地黄三两。九物切，猪膏二升半，煎三上三下，膏成，绞去滓，傅充疮中，摩左右，日三。

又，丹痈疽始发，浸淫进长，并少小丹搶方

升麻、黄连、大黄、芎䓖各二两，黄芩、芒硝各三两，当归、甘草

（炙）、羚羊角各一两。九物㕮咀，水一斗三升，煮取五升，去滓，还纳铛中，芒硝上，杖搅，令成膏。适冷热，贴帛拓肿上，数度，便随手消散。王练甘林所秘方，慎不可近阴。

又，㿋疮，浸淫多汁，日就浸大，胡粉散

胡粉（熬）、甘草（炙）、蔄茹、黄连各二分。四物捣散，筛，以粉疮，日三，极验。

诸疽疮膏方

蜡、乱发、矾石、松脂各一两，猪膏四两。五物先下发，发消下矾石，矾石消下松脂，松脂消下蜡，蜡消下猪膏，涂疮上。

赤龙皮汤，洗诸败烂疮方

槲树皮（切）三升，以水一斗，煮取五升，春夏冷用，秋冬温用，洗乳疮及诸败疮，洗了则敷膏。

发背上初欲疹，便服此大黄汤

大黄、甘草（炙）、黄芩各二两，升麻二两，栀子一百枚。五物以水九升，煮取三升半，服。得快，下数行便止，不下则更服。

疗发背，及妇人发乳，及肠痈，木占斯散

木占斯、厚朴（炙）、甘草（炙）、细辛、栝蒌、防风、干姜、人参、桔梗、败酱各一两。十物捣为散，酒服方寸匕，昼七夜四，以多为善。病在上常吐，在下脓血，此谓肠痈之属，其痛肿即不痛。长服疗诸疽痔，若疮已溃，便早愈，发背无有不疗，不觉肿去。时长服，去败酱。多疗妇人发乳、诸产、癥瘕、益良。并刘涓子方。

刘涓子疗痈消脓，木占斯散方

木占斯、桂心、人参、细辛、败酱、干姜、厚朴（炙）、甘草（炙）、防风、桔梗各一两。十物为散，服方寸匕，入咽觉流入疮中。若痛疽灸，不发坏者，可服之。疮未坏，去败酱。此药或时有痈令成水者。

痈肿瘰核不消，白蔹薄方

白蔹、黄连、大黄、黄芩、菵草、赤石脂、吴茱萸、芍药各四分。八物捣，筛，以鸡子白和如泥，涂故帛上敷之，开小口，干即易之，瘥。

发背欲死者

取冬瓜，截去头，合疮上，瓜当烂，截去更合之，瓜未尽，疮已敛小矣，即用膏养之。

又方，伏龙肝，末之，以酒调，厚敷其疮口，干即易，不日平复。

又方，取梧桐子叶，鳌上，煿成灰，绢罗，蜜调敷之，干即易之。

痈肿杂效方，疗热肿

以家芥子并柏叶，捣，敷之，无不愈，大验。得山芥更妙。

又，捣小芥子末，醋和作饼子，贴肿及瘰，数看，消即止。恐损肉，此疗马附骨，良。

又方，烧人粪作灰，头醋和如泥，涂肿处，干数易，大验。

又方，取黄色雄黄、雌黄色石，烧热令赤，以大醋沃之，更烧醋沃，其石即软如泥，刮取涂肿，若干，醋和，此大秘要耳。

灸肿令消法

取独颗蒜，横截厚一分，安肿头上，炷如梧桐子大，灸蒜上百壮，不觉消，数数灸，唯多为善。勿令大热，但觉痛即擎起蒜，蒜焦，更换用新者，不用灸损皮肉。如有体干，不须灸。余尝小腹下患大肿，灸即瘥。每用之，则可大效也。

又方，生参□□□头上核。又，磁石，末，和醋敷之。

又方，甘草□□□涂此蕉子不中食。

又方，鸡肠草敷。

又方，白蔹，末，敷，并良。

又，热肿疖

煻胶数涂，一日十数度，即瘥。疗小儿疖子，尤良，每用神效。

一切毒肿，疼痛不可忍者

搜面团肿头如钱大，满中安椒，以面饼子盖头上，灸令彻痛，即立止。又方，捣蓖麻仁，敷之，立瘥。

手脚心风毒肿

生椒末、盐末等份，以醋和，敷，立瘥。

痈疽生臭恶肉者

以白蔄茹散敷之，看肉尽便停，但敷诸膏药。若不生肉，敷黄芪散，蔄茹、黄芪，止一切恶肉。仍不尽者，可以七头赤皮蔄茹为散，用半钱匕，和白蔄茹散三钱匕，以敷之。此姚方，瘥。

恶脉病，身中忽有赤络脉起如蚓状，此由春冬恶风入络脉之中，其血瘀所作，宜服之

五香连翘，镵去血，敷丹参膏，积日乃瘥。余度山岭即患，常服五香汤，敷小豆得消。以下并姚方。

恶核病者，肉中忽有核如梅李，小者如豆粒，皮中惨痛，左右走，身中壮热，瘭恶寒是也。此病卒然如起，有毒入腹杀人，南方多有此患

宜服五香连翘汤，以小豆敷之，立消。若除核，亦得敷丹参膏。

恶肉病者，身中忽有肉，如赤小豆粒突出，便长如牛马乳，亦如鸡冠状

亦宜服漏芦汤，外可以烧铁烙之，日三烙，令稍焦，以升麻膏敷之。

气痛之病，身中忽有一处如打扑之状，不可堪耐而左右走身中，发作有时，痛静时，便觉其处冷如霜雪所加。此皆由冬温至春，暴寒伤之

宜先服五香连翘数剂，又以白酒煮杨柳皮暖熨之。有赤点，点处宜镵去血也。

五香连翘汤：疗恶肉、恶脉、恶核、瘰疬、风结、肿气痛

木香、沉香、鸡舌香各二两，麝香半两，熏陆一两，射干，紫葛、升麻、独活、寄生、甘草（炙）、连翘各二两，大黄三两，淡竹沥三升。十四物以水九升，煮减半，纳竹沥三升，分三服，大良。

漏芦汤：疗痈疽、丹疹、毒肿、恶肉

漏芦、白蔹、黄芩、白薇、枳实（炙）、升麻、甘草（炙）、芍药、麻黄（去节）各二两，大黄三两。十物以水一斗，煮取三升。若无药，用大黄下之，佳。其丹毒，须针镵去血。

丹参膏：疗恶肉、恶核、瘰疬、风结、诸脉肿

丹参、蒴藋各二两，秦艽、独活、乌头、白芨、牛膝、菊花、防风各一两，莽草叶、踯躅花、蜀椒各半两。十二物切，以苦酒二升，渍之一宿。猪膏四斤，俱煎之，令酒竭，勿过焦，去滓。以涂诸疾上，日五度，涂故布上贴之。此膏亦可服，得大行即须少少服。《小品》同。

升麻膏疗丹毒肿热疮

升麻、白蔹、漏芦、芒硝各二两，黄芩、枳实、连翘、蛇衔各三两，栀子二十枚，蒴藋根四两。十物切，春令细，纳器中，以水三升，渍半日，以猪脂五升，煎令水竭，去滓。敷之，日五度。若急合，即水煎。极验方。

葛氏疗卒毒肿起急痛

柳白皮，酒煮令热，熨上，痛止。

附方

《胜金方》治发脑、发背及痈疽、热疖、恶疮等。腊月兔头，细锉，入瓶内密封，惟久愈佳，涂帛上，厚封之，热痛敷之，如冰频换，瘥。

《千金方》治发背、痈肿，已溃、未溃方。香豉三升，少与水和，熟捣成泥，可肿处作饼子，厚三分以上，有孔勿覆，孔上布豉饼，以艾烈其上，炙之使温，温而热，勿令破肉。如热痛，即急易之，患当减快得分稳，一日二度炙之。如先有疮孔中汁出，即瘥。

《外台秘要》疗恶寒啬啬，似欲发背，或已生疮肿，瘾疹起方。硝石三

两，以暖水一升，和令消，待冷，取故青布摅三重，可似赤处方圆，湿布榻之，热即换，频易，立瘥。

《集验方》治发背。以蜗牛一百个活者，以一升净瓶入蜗牛，用新汲水一盏，浸瓶中，封系，自晚至明，取出蜗牛放之，其水如涎，将真蛤粉，不以多少，旋调敷，以鸡翎扫之疮上，日可十余度，其热痛止，疮便愈。

《崔元亮海上方》治发背秘法，李北海云此方神授，极奇秘。以甘草三大两（生捣，别筛末），大麦面九两。于大盘中相和，搅令匀，取上等好酥少许，别捻入药，令匀，百沸水搜如饼子剂，方圆大于疮一分，热敷肿上，以油片及故纸隔，令通风，冷则换之。已成脓，水自出，未成，肿便内消。当患肿着药时，常须吃黄芪粥，甚妙。

又一法，甘草一大两，微炙，捣碎，水一大升，浸之，器上横一小刀子，置露中经宿，平明以物搅令沫出，吹沫服之。但是疮肿、发背，皆可服，甚效。

《梅师方》治诸痈疽发背，或发乳房，初起微赤，不急治之，即死速。消方。捣苎根，敷之，数易。

《圣惠方》治附骨疽及鱼眼疮。用狗头骨，烧烟熏之。

张文仲方治石痈坚如石，不作脓者。生章陆根，捣，擦之，燥即易，取软为度。

《子母秘录》治痈疽、痔瘘疮，及小儿丹。水煮棘根汁，洗之。

又方，末蛴螬，敷之。

《小品方》治疽初作。以赤小豆，末，醋和敷之，亦消。

《博济方》治一切痈肿未破，疼痛，令内消。以生地黄杵如泥，随肿大小，摊于布上，掺木香末于中，又再摊地黄一重，贴于肿上，不过三五度。

《日华子》云：消肿毒。水调决明子末，涂。

《食疗》治痈肿。栝蒌根，苦酒中熬燥，捣筛之，苦酒和，涂纸上，摊贴，服金石人宜用。

杨文蔚方治痈未溃。栝蒌根、赤小豆等份，为末，醋调涂。

《千金方》治诸恶肿失治，有脓。烧棘针作灰，水服之，经宿头出。

又方，治痈疮中冷，疮口不合。用鼠皮一枚，烧为灰，细研，封疮口上。

孙真人云主痈发数处。取牛粪，烧作灰，以鸡子白和，敷之，干即易。

《孙真人食忌》主一切热毒肿。章陆根，和盐少许，敷之，日再易。

《集验方》治肿。柳枝，如脚趾大，长三尺，二十枚。水煮令极热，以故布裹肿处，取汤热洗之，即瘥。

又方，治痈，一切肿未成脓，拔毒。牡蛎白者，为细末，水调涂，干更涂。

又方，治毒热，足肿疼欲脱。酒煮苦参以渍之。

《外台秘要》治痈肿。伏龙肝，以蒜和作泥，涂用布上贴之，如干则再易。

又方，凡肿已溃未溃者。以白胶一片，水渍令软，纳纳然肿之大小贴，当头上开孔。若已溃还合者，脓当被胶急撮之，脓皆出尽。未有脓者，肿当自消矣。

又方，烧鲤鱼作灰，酢和，涂之一切肿上，以瘥为度。

又，疗热毒病，攻手足肿，疼痛欲脱方。取苍耳汁，以渍之。

又方，水煮马粪汁，以渍之。

《肘后方》治毒攻手足肿，疼痛欲断。猪蹄一具，合葱煮，去滓，纳少许盐，以渍之。

《经验后方》治一切痈肿无头。以葵菜子一粒，新汲水吞下，须臾即破。如要两处破，服两粒，要破处，逐粒加之，验。

又方，治诸痈不消，已成脓，惧针不得破，令速决。取白鸡翅下第一毛，两边各一茎，烧灰，研，水调服之。又，《梅师方》取雀屎涂头上，即易破。雄雀屎佳，坚者为雄。

谨按：雄黄治疮疡，尚矣。

《周礼·疡医》凡疗疡以五毒攻之。郑康成注云：今医方有五毒之药，作之合黄堥，置石胆、丹砂、雄黄、礜石、磁石其中，烧之三日三夜，其烟上着，以鸡羽扫取之，以注创，恶肉、破骨则尽出。故翰林学士杨亿尝笔记：直史馆杨嵎年少时，有疡生于颊，连齿辅车外肿若覆瓯，内溃出脓血，不辍吐之，痛楚难忍，疗之百方，弥年不瘥。人语之，依郑法，合烧药成，注之创中，少顷，朽骨连两牙溃出，遂愈，后更安宁。信古方攻病之速也。黄堥若今市中所货，有盖瓦合也。近世合丹药，犹用黄瓦瓯，亦名黄瓦瓿，事出于古也。堥音武。

《梅师方》治产后不自乳儿，畜积乳汁结作痈。取蒲公草，捣，敷肿上，日三四度易之。俗呼为蒲公英，语讹为仆公罂是也。水煮汁服，亦得。

又方，治妒乳乳痈。取丁香，捣末，水调方寸匕，服。

又方，治乳头裂破。捣丁香末，敷之。

《千金方》治妒乳。梁上尘，醋和涂之。亦治阴肿。

《灵苑方》治乳痛，痈初发，肿痛结硬，欲破脓，令一服，瘥。以北来真桦皮，无灰酒服方寸匕，就之卧，及觉，已瘥。

《圣惠方》主妇人乳痈不消。右用白面半斤，炒令黄色，用醋煮为糊，涂于乳上，即消。

《产宝》治乳及痈肿。鸡屎，末，服方寸匕，须臾三服，愈。《梅师方》亦治乳头破裂，方同。

《简要济众》治妇人乳痛，汁不出，内结成脓肿，名妒乳方。露蜂房，烧灰，研。每服二钱，水一中盏，煎至六分，去滓，温服。

又方，治吹奶，独胜散。白丁香半两，捣罗为散，每服一钱匕，温酒调下，无时服。

《子母秘录》疗吹奶，恶寒壮热。猪肪脂，以冷水浸，榻之，热即易，立效。

杨炎《南行方》治吹奶，疼痛不可忍。用穿山甲（炙黄）、木通各一两，自然铜半两（生用）。三味捣罗为散，每服二钱，温酒调下，不计时候。

《食医心镜》云：治吹奶，不痒不痛，肿硬如石。以青橘皮二两，汤浸去穰，焙，为末。非时温酒下二钱匕。

白话译文

《隐居效验方》治疗羊疽疮，症见瘙痒明显，像有虫子在皮肤里爬一样

附子八分，藜芦二分，共同捣为细末，涂敷在患处，虫子自然就会从身体内出来。

葛氏治疗乳腺炎以及各种痈疽毒疮直接或从背部蔓延到乳腺的药方

处方一：在患处灸百余壮。

处方二：取小米粉，炒至变黑，用鸡蛋清和匀涂到白绢上后贴敷于痈肿处，再在白绢上戳小洞作为毒气外泄的出口，待药膏干燥后立即更换。这是效果神奇的秘方。

处方三：取锅底灰捣为细末，用鸡蛋黄混合调匀涂在患处，如果加入少量豆豉，效果会更加好。

处方四： 把黄檗捣为细末过筛，用鸡蛋清和匀，在患处涂上厚厚一层，干后再更换，即可痊愈。

处方五： 烧鹿角，捣为细末，再用醋和匀，涂抹在患处，效果很好。

处方六： 在石头上用水磨鹿角，取磨鹿角后的浊水涂敷于痈肿处，干了之后再涂，肿胀随即就可消除。

处方七： 取半夏捣为细末，用鸡蛋清和匀涂在患处，用水磨半夏外敷效果也一样好。

处方八：《小品方》记载生水磨半夏有神奇的效果。

处方九： 取茱萸末，用醋调匀，或者用捣碎的姜、捣碎的小蒜涂在患处，都有很好的效果。

治疗一切恶疮肿毒方

一大把蔓青根（如果没有可以用龙葵根代替），乳头香（选取有光泽的）一两，黄连（宣州地区产的）一两，杏仁四十九枚（去尖），柳木（选取白色的）三四钱，将以上各药都锉细，捣二三百杵，揉作厚三四分的饼子，根据肿毒范围大小贴敷，待药干后更换，痈肿很快就会消散。另外，做成膏药外贴用来治疗疮疡，效果良好。

葛氏治疗全身数十处生痈的药方

处方一： 取牛粪，用火烧后捣为细末，再用鸡蛋清将末和匀涂敷在患处，待药干后再更换，有神奇的效果。

处方二： 取鹿角、桂枝、鸡屎，火烧后捣为细末、掺和混匀，用鸡蛋清调和好后涂在患处，待药干后再更换。

另外，如果痈已经成脓，应当使之破溃，治方如下

处方一： 取白鸡两只翅膀的羽肢各一根，用火烧成灰末后冲服，服后痈肿处就会溃破。《姚氏方》记载的方法与本方相同。

处方二： 吞服薏苡仁一颗，千万不要多服。

处方三： 取雀屎用醋搅和均匀，像小豆一样涂在痈头上。

葛氏治疗如果已经生痈，为使痈聚合不再生长的药方

处方一： 将小豆捣成末涂于患处，如用鸡蛋清调和后再涂效果更佳，很快就能痊愈。

处方二：取芫花捣成粉末，用胶汁混合调匀贴敷在患处，干后更换，可以使痈脓化为水。

如果溃烂后流脓血不止并伴剧痛，治方如下

取生白楸树叶，用十层贴敷在患处，再用布帛宽松地固定在患处。

治疗乳房肿痛方

桂心、甘草各二分，乌头一分（炮），将三味药捣为细末用醋和匀，涂在纸上覆盖于患处，可以使脓化为水，效果神奇。

葛氏治疗妇女乳腺生痈肿胀方

处方一：削取柳根皮，充分捣烂，烤热后装入布袋中，用来熨敷患处，布袋冷后再换热的熨，非常有效。

处方二：取淘米水煮沸，然后用棉絮浸吸，再覆盖在乳房上。应该使用二块，交替热熨，这样使用数十次后停止。姚氏说有神效。

治疗乳痈方

大黄、茵草、灶心土、生姜各二分，先将前面三味药捣碎后过筛，再加生姜一块捣碎，用醋调和均匀后涂在乳痈上，可以立即止痛，非常有效。刘涓子的方法是不用生姜，而用四分干姜，捣好后分成相同的分量。我曾经见过用鲫鱼做药并立刻起效的。这个方在《小品方》中也有记载，疗效显著。

姚氏治疗乳痈方

处方一：大黄、湿鼠粪、黄连各一分，先将大黄、黄连捣为细末，然后加入湿鼠粪再捣，用黍米稀粥汤调和敷在乳房周围，可立即止痛至痊愈。没有黍米的可用粳米也有效。

处方二：用牛粪或马粪外敷，都有很好的效果，都可消退痈肿。

《小品方》治疗乳痈方

黄芩、白蔹、芍药各等份，捣碎过筛制成细末，每次用水冲服一钱匕的量，每日服五次。如果右乳生痈，取左侧乳房的乳汁服用；如果左乳生痈，则取右侧乳房的乳汁服用，可消散病根。《姚氏方》和这个方子相同。服用这个方一定能痊愈。

《姚氏方》：取生地黄，捣碎外敷。如果外敷处再有发热感，就再更换用新的地黄外敷，小豆也有很好的效果。

又有记载说，经过二三百多种方治疗而不愈，乳房坚硬而发紫的，治方如下：用前面提到的柳根皮制作方法，烤温熨敷于患处，一夜就会痊愈。凡是乳汁能排出，瘀滞在乳腺内结成包块，称之为"妒乳"，这种病比痈更紧急。

徐玉治疗乳腺内生瘰疬并开始疼痛方

大黄、黄连各三两，用水五升，煎煮到一升二合，分三次服用，乳汁通下就可痊愈。

葛氏治突发毒性肿块伴剧痛方

处方一：取大的芜青根，削去上面的皮，煮熟后充分捣烂，用醋调和成泥一样，再煎煮沸腾三次，然后快速搅拌。取出后待温度合适时敷在肿块上并用布帛包裹，每日更换二三次。用芜青子也有很好的效果。

处方二：烧牛粪，捣碎为末，用醋调和外敷于肿处，干后再更换。

处方三：用水和石灰搅匀后封涂患处。还有一种办法，用醋磨升麻，或者用青木香，或者用紫檀，磨汁后敷于肿处都有很好的效果。

处方四：取水中浮萍，充分捣烂后敷在肿块上。

对于毒肿已经蔓延到腹部的患者

取麝香、熏陆香、青木香、鸡舌香各一两，用四升水煎煮得二升，分二次服用。

如果恶核肿块不散，治方如下

处方一：取吴茱萸、小蒜各等份，共同捣烂后外敷。红蒜也可以。

处方二：取鲫鱼捣烂后外敷肿块。

如果是风肿伴有明显瘙痒，用手按压，抬手后皮肤立即起来，或伴隐疹，治方如下

处方一：只要疼痛的时候，用手摩擦、捋揉、按压，每天几次，肿痒就可以逐渐消退。

处方二：以醋磨桂枝或者独活，每日敷几次，有很好的效果。

治疗身体面目某一处突然暴肿像吹起来的皮球一样的药方

巴豆三十颗，连皮捣碎，用水五升，煎煮至三升，去药渣。用棉布蘸药汁擦拭肿处。及时洗净手上的药汁，千万不要让药汁进到嘴里。

皮肉突然肿起，肿处狭长红痛，这种肿痛被称为"腷"，治方如下

用鹿角五两，白蔹一两，牡蛎四两，附子一两共同捣碎过筛制成粉末，再用醋调和均匀，涂在布帛上，再将这布帛敷在肿处，待药膏干后更换。

《小品方》治疗痈结肿块硬得像石头一样，或者肿得像大核桃一样，而皮色不变，或像石痈而不消散的药方

取鹿角八两（烧为灰），白蔹二两，麦饭石一斤（烧红），将三味药共同捣为细末，用醋掺和成泥一样，厚厚地涂在痈肿处，待药膏干后再涂，直到肿消为止。同时服连翘汤可以用来消痈结。《姚氏方》说：将石头烧到通红后放入五升醋内，取出再烧，烧红后再放入醋内，直至醋消耗一半为止。然后将石头捣为细末，先用所剩的醋调和石末和药末，如果醋不够，可以再添加。

《姚氏方》治疗如果发起的肿块是坚硬而有根的，称之为"石痈"，治方如下

对准肿处灸一百壮，坚硬的肿块就会消散，如果不消，可以再灸。痈疽、瘤、石痈、结筋、瘰疬都不要用针去挑刺，用针挑很少有不引起恶化的。

还有治疗痈肿未溃的药方

取蔄草，捣成细末，再用鸡蛋清调和后厚厚地涂在纸上，然后将纸敷贴在肿处，干燥后立即更换，疼痛就会痊愈。

治疗痈肿疼痛像火烧灼一样，不能触摸的药方

大黄捣碎过筛制成细末，再用醋调和均匀后敷贴在肿处，干燥后立即更换，不过三次就可减轻甚至痊愈，不再肿痛，脓也自行消除，疗效很神奇。

治疗痈肿未成脓的药方

取牛耳垢泥封涂在患处就可以痊愈。

如果腐肉不能去除，可用食肉药食法去除，用油脂涂于患处可愈。食肉方如下

取白炭灰、荻灰各等份，煎煮到像药膏一样，这个药方不宜提前制作，使用十天后则可停止，同时还可去除黑子。本方有大毒，按本方用法使用才会有疗效。

凡患痈肿，治方如下

取瓜蒌根、赤小豆共同放到醋里，浸泡五夜后取出炒干，捣细为散，再用醋调和均匀后涂在纸上，贴敷于肿处，有疗效。

《隐居效方》消痈肿方

白蔹二分，藜芦一分，共同捣为细末，用酒调和成像泥一样，贴敷于患处，每日三次，效果很好。

治疗疽疮溃烂后露出骨头的药方

黄连、牡蛎各二分，共同捣成细末。先用盐、酒清洗患处，然后用药末外敷。

葛氏治疗突然外伤感染而患㾓疽，遍布手、足、肩各处，成片成片像米豆一样，刮一下就有水出，应紧急治疗的药方

取芜青充分捣烂，日夜不停敷在患处并包裹。

如果在十指指尖发疽疮，颜色暗红，这种病治疗起来非常困难，应该用大方重剂来治，不是单方的药力所能达到的。

如果患骨疽数年不愈，用手一捏就会出水，一直治不好的，治方如下

炒胶饴末，立即敷到疮上，取破肚生鲤鱼盖在疮而上用力按压，大约需要做一顿饭的时间，刮开疮面可见有小虫爬出，再洗净疮面外敷药物，待虫完全没有了就可痊愈。

《姚氏方》说：瘰疽这种病，起初是从皮下突然生出一些黯点，如豆或粟差不多大，严重的像梅子、李子那么大，或赤或黑或白或青，这种黑痣里头有核，核下有深根，剧痛连心，一段时间后四面都会肿起，疱疮处呈深黑色或紫黑色，能够使筋骨腐烂坏死，如果毒气进入脏腑，就会有生命危险。南方人称此病为"擒着毒"，治方如下

如里疱疮长在肉厚的地方，可以把它割掉，也可以用烙铁烧红，烙疱疮三次，使患处焦黑像炭一样。也可以在黯黑色的疱疮上灸，以灸上百壮为好。早春时，用酸模叶敷在疱疮四周，防止它继续增长。同时饮服葵根汁、犀角汁、升麻汁，可消解患者内热，外治可按照丹毒法进行。

刘涓子治疗痈疽发生的坏死流脓血，用生肉黄芪膏，药方如下

黄芪、芍药、大黄、当归、川芎、独活、白芷、薤白各一两，生地黄三两，将上面九味药切细，用二升半猪油煎煮三遍，熬成膏，去药渣，填敷于疮内并摩擦周围，每日三次。

又有治疗丹痈疽初期，痈肿进行性浸淫扩大，都可用小儿丹擒方，药方如下

升麻、黄连、大黄、川芎各二两，黄芩各三两，当归、甘草（炙）、羚羊角各一两，除芒硝外的八味药切细后用一斗三升水煎煮至五升，去药渣，再放到铁锅内，然后加入芒硝，用木棍搅匀，使其凝聚成膏状，至温度适宜的时候将药膏涂到布帛上并敷到痈肿处。经几次后，红色痈疽便可随即消散。本方为王练、甘林所传秘方，千万不要让药膏接近阴处。

另外，又有治疗瘭疮症见疮疱泛滥，泡内多水，逐日增大，药用胡粉散，药方如下

炒胡粉、炙甘草、蔄茹、黄连各二分，将这四味药共同捣碎成散，过筛取细末，用此药粉敷于疮上，每日三次，效果很好。

治疗各种毒疮的膏方

蜡、乱发、矾石、松脂各一两，猪油四两，这五样东西中先下乱发，乱发消解后下矾石，矾石消解后下松脂，松脂消解后下蜡，蜡消解后下猪油，最后涂敷在疮上。

赤龙皮汤，这是清洗各种腐败溃烂的毒疮药方

槲树皮切细，取三升，用一斗水煎煮至五升，春夏季节冷用，秋冬季节温用，外洗乳疮及各种烂疮，洗后再敷药膏。

背上生疮的初期，人的皮肤好像想要出皮疹一样，此时就可以服用以下面大黄汤

大黄、炙甘草、黄芩各二两，升麻二两，栀子一百枚，将这五味药用水九升煎煮至三升半口服，很快会泄下大便数次，就可痊愈。如果不泄下，可以再继续服用。

治疗背上生痈疽，妇女乳痈以及肠痈，药用木占斯散，药方如下

木占斯、炙厚朴、炙甘草、细辛、瓜蒌、防风、干姜、人参、桔梗、败酱草各一两，将这十味药共同捣碎为散，每次用酒冲服一方寸匕的量，白天服七次，夜晚服四次，多服效果更好。病若发生在上部就会经常呕吐，若发生在下部就会便脓血，这就是肠痈，肠痈的痈肿没有疼痛的感觉。经常服用本方可治疗各种痈疽和痔疮。如果疮已溃烂，就会更早痊愈。本方对于背上生的痈疽没有不能治疗的。若不见肿物明显消退，可去掉败酱草后长时期服用。本方常用来治疗妇女发乳痈、各种产后病症、癥瘕，都有很好的疗效。同样是刘涓子的药方。

刘涓子治疗痈肿，可以消脓的木占斯散方

木占斯、桂心、人参、细辛、败酱草、干姜、炙厚朴、炙甘草、防风、桔梗各一两，将这十味药共同捣为散，每次服一方寸匕的量，进入咽喉后就会有流入疮中的感觉。如果痈疽经灸后不发不破，可服本方。疮没有破溃者，去败酱草。服用本方有时能使腐化为水。

治疗痈肿瘰疬核块不消，用白蔹薄方

白蔹、黄连、大黄、黄芩、茵草、赤石脂、吴茱萸、芍药各四分，将这八味药共同捣碎过筛制成细末，用鸡蛋清将药末混合搅匀到像泥一样，薄薄地涂抹在旧布上再敷到患处，在布上留一小口，待药膏干后更换，即可治愈。

治疗背上生痈疽，病情危重方

处方一：取冬瓜切去头部，敷压在痈疮上，等瓜烂时，将冬瓜烂的一端切除，再敷压在痈疮处。瓜未完全烂尽时，疮已收敛并逐渐变小。随即用膏调养。

处方二：取灶心土捣成细末，用酒调匀，在疮口敷上厚厚一层，待药膏干后更换，过几天疮口即可长平，恢复正常。

处方三：取梧桐子叶，在一铁器上烤成灰，用绢罗过筛取细灰末，然后再用蜂蜜调匀，外敷在疮处，待药膏干后更换。

《痈肿杂效方》记载的治疗热肿方如下

处方一：取家种的芥菜子与柏树叶共同捣碎，敷在患处，没有不能治愈的，非常有效。如果用山芥子效果更好。

处方二：取小芥子捣成细末，用醋调和做成饼，贴敷到痈肿和瘰疬上，要频繁查看贴药后的情况，如果痈肿消散则立即停止敷药，因为敷久了怕会损伤正常的皮肉。本方治疗马匹附骨疽效果很好。

处方三：取人粪烧作灰，用头醋调和成泥状涂到痈肿处，待药膏干后更换，更换几次，就会有特别好的效果。

处方四：取黄色的雄黄、雌黄烧到通红的程度，立即放到醋中浸泡，再取出雄黄、雌黄放到火上烧红，烧红后再用醋浸泡，则这些黄色石块就会变得像泥一样软。此时，刮取泥末涂抹在肿处，干后再用醋调和。这个处方是重要的大秘方。

灸肿处，使肿消退的方法

处方一：取独头蒜横切，厚一分，敷在肿头处，将外敷的蒜片堆成梧桐子大，再在蒜上灸上百壮。如感觉没有肿消，可以继续频繁艾灸，只有多灸效果才好。不要使灸处过热，如果感觉热痛就提起蒜，蒜变焦后，再更换新蒜，不要灸损皮肉。如果皮肤干燥就不需继续艾灸。我曾经患小腹大痈肿，灸后痊愈，每次使用都有很好的效果。

处方二：生参□□□治疗头上肿核。另外，用磁石末以醋和匀，敷在肿处。

处方三：将甘草□□□涂在患处，治疗时不能吃香蕉或芭蕉。

处方四：取鸡肠草外敷。

处方五：取白蔹，捣成细末外敷，也有很好的效果。

另外还有治疗热肿疖的药方

取胶溶化，一日涂十几次，即可痊愈。治疗小儿疖子更为有效。每次使用都有神奇的效果。

治疗各种毒肿所致剧烈疼痛方

处方一：搜集面团，沿肿头周围做成铜钱大小，中间填满花椒，再用面饼盖在毒肿头上，灸到剧烈疼痛则立即停止灸。

处方二：取蓖麻仁捣碎，外敷，即可病愈。

治手心、脚心风毒肿的药方

取生花椒末、盐末各等份，用醋和匀，外敷，即可痊愈。

治疗痈疽生腐臭烂肉的药方

用白蔄茹散外敷，如果观察到腐肉消尽后就立刻停用，只敷其他各种膏药。如果不生腐肉，外敷黄芪散。蔄茹、黄芪可以让各种腐肉消散。如果用以上药物仍不能使腐肉消尽，可以用七头红皮蔄茹捣细为散，每次取半钱匕的量，与三钱匕白蔄茹散和匀，外敷，就会痊愈。本方为《姚氏方》。

恶脉病，症见体表突然出现蚯蚓状红色脉络，这是由于春冬季恶风侵入脉络，导致脉中瘀血所致，应服用以下药方

五香连翘汤，并用锐利的针去除瘀血，外敷丹参膏，经过一段时间就能痊愈。我每次经过山岭即患此病，经常服用五香汤，外敷小豆，就能消退。以下都是《姚氏方》。

恶核病，就是肉中突然生出肿块，一般像梅子、李子的大小，小的则像豆粒一样，伴有皮肤剧痛，并向周围窜痛，身体高热恶寒。这种病发病突然，如果邪毒侵入腹内，就会有生命危险。有较多南方人患这种疾病

应服用五香连翘汤，并用小豆外敷患处，肿块则会立即消散。如果还有余核不消，还需要敷丹参膏。

恶肉病，体表突然出现肉肿，像赤小豆粒一样凸起并很快长大，像牛或马的乳房大小，也有的像鸡冠一样

应内服漏芦汤，并可外用烧烙铁烙烫肿处，每日三次，烙到微焦的程度，再用升麻膏外敷。

气痛病，就是身上突然有某处像被击打过的那样疼痛剧烈不可忍耐，并向周围走窜，疼痛阵发性发作，疼痛停止时，感觉痛处冰冷得像有霜雪覆盖在上面一样。这种病是由于冬季温暖至春季，又突然出现严寒天气，人体被这突如其来的严寒所伤而引起的。治方如下

应先服五香连翘汤数剂，再用白酒煎煮杨柳树皮，趁热熨患处，如果出现红色斑点，应用锐利的针刺去血。

五香连翘汤治疗恶肉、恶脉、恶核、瘰疬、风结、肿气痛的药方

木香、沉香、鸡舌香各二两，麝香半两，熏陆香一两，射干、紫葛、升麻、独活、寄生、炙甘草、连翘各二两，大黄三两，淡竹沥三升，将以上十四味药用水九升煎煮至一半量后再加入谈竹沥，煎煮得三升，分三次服，大有良效。

漏芦汤治疗痈疽、红疹、毒肿、恶肉的药方

漏芦、白蔹、黄芩、白薇、炙枳实、升麻、炙甘草、芍药、麻黄（去节）各二两，大黄三两，将以上十味药用水一斗煎煮得三升。如果缺药材，也可仅用大黄通下，亦有良效。对于丹毒，必须用尖锐的针刺去血。

丹参膏治疗恶肉、恶核、瘰疬、风结及各种脉肿病的药方

丹参、蒴藋各二两，秦艽、独活、乌头、白及、牛膝、菊花、防风各一两，莽草叶、踯躅花、蜀椒各半两，将以上十二味药切细，用二升醋浸泡一夜，再取四斤猪油加入共同煎煮，煎到醋干，切勿熬焦，去渣，可涂于各种病处，每日五次。也可以涂到旧布上，贴敷患处。此膏也可内服，一旦明显好转即要改成小量服用。《小品方》与本方相同。

升麻膏治疗丹毒、红肿、热疮的药方

升麻、白蔹、漏芦、芒硝各二两，黄芩、枳实、连翘、蛇衔草各三两，栀子二十枚，蒴藋根四两，将以上十味药切碎置于臼中细捣，再放于容器内，以三升水浸泡半天，再用猪油煎煮至水蒸发干，去药渣，外敷于患处，每日五次。如果急用，立即用水煎煮，极有效验。

葛氏治疗突发毒肿伴剧痛的药方

柳白皮用酒煎煮至热，熨患处，感到疼痛即停止。

附方

《胜金方》治疗发脑、发背、痈疽、热疖、恶疮等的药方：取腊月的兔头锉细，装在瓶内密封，存放越久越好。用时涂在布帛上，厚厚地封住患处，热痛外敷，就会有冰凉的感觉，多次更换，即可痊愈。

《千金方》治疗发背、痈肿，已溃或未溃：香豆豉三升，加少量水和匀，充分捣碎成豆泥，可按照痈肿处的面积制作成厚三分以上的饼子，如果肿处有孔，不要将孔覆盖。铺好豆豉饼后用热艾在上面灸，使患处慢慢加温至热，切勿使皮肉破损。如果有热痛感，应及时更换，患处症状当能逐步减轻，就这样一天两次艾灸治疗。如果从疮孔中已有脓液流出，即可痊愈。

《外台秘要》治疗恶寒身体收缩，背部好像要生痈疽一样，或者已经生了疮肿，出现瘾疹的药方：硝石三两，用一升温水使硝石溶解，待冷后，取旧青布叠三层，面积应与患处相仿，用药液浸湿布加压外敷，湿布捂热了就更换，频频更换，即可痊愈。

《集验方》治发背的药方：用活蜗牛一百个，把蜗牛放入一升大的干净容器里，用一盏新打来的井水倒入瓶中浸淹蜗牛，将口封牢。从当日傍晚至次日天明，取出蜗牛放掉，可见瓶中的水已经像涎水一样了。然后取真蛤粉，量不拘多少，与瓶中的水慢慢调匀，立即敷在患处，并用鸡毛在疮上扫匀，每日可敷药十几次，等其热痛消散后，疮肿就会痊愈。

《崔元亮海上方》治疗发背秘方，李北海说这个方子是神仙传授的，是极奇保密的秘方，治疗如下：取生甘草三大两（捣碎过筛，制成细末），大麦面九两，置于大盘内相互混合均匀。取少量上等好酥油，再用手搓揉让酥油充分且均匀入药，用百沸水搅和制成药饼，每个药饼面积比疮肿处大一分，趁热敷于肿处，药饼要用油纸或旧纸相隔叠放，并使其通风，冷后立即

更换热的。对于已成脓的，敷药后脓液自然流出；对于未成脓的，敷后肿块便从内部消散。当肿处外敷药物时，经常要同时吃黄芪粥，这样有很好的疗效。

还有一种疗法：甘草一大两，微炙后捣碎，再用一大升水浸泡。在浸泡用的容器上横放一把小刀子，置于露天处过夜，天亮时，用东西搅拌至出泡沫，吹取泡沫服下。凡是疮肿、发背都可服用，非常有效。

《梅师方》治疗各种痈疽、发背或乳痈，初起时见肤色微红，如果不及时治疗，马上就会有生命危险。快速消肿的药方如下：取苎麻根捣碎外敷，多次更换。

《圣惠方》治疗附骨疽及鱼眼疮的药方：用狗头骨，烧烟熏患处。

"张文仲方"治疗石痈，症见痈肿像石头一样坚硬，不成脓的药方：取生商陆根捣烂后涂抹于患处，待药干后更换，至患处变软为止。

《子母秘录》治疗痈疽、痔瘘疮及小儿丹毒的药方。

处方一：用水煎煮棘根，用煎得的药汤外洗患处。

处方二：取金龟子的幼虫捣成末，外敷在患处。

《小品方》治疗疽疮初起的药方：取赤小豆捣成粉末，用醋和匀，外敷于患处，也可使疽疮消散。

《博济方》治疗各种未溃痈疽，伴疼痛，可从内消散的药方：取生地黄，放在臼中用杵捣烂成泥，按肿处面积大小，将药膏涂于布上，再在上面匀撒一层木香末，上面再摊一层地黄泥，贴敷在患处，不超过三五次就可痊愈。

《日华子本草》记载消毒肿的药方：用水调决明子末涂抹在患处。

《食疗》治疗痈肿的药方：取瓜蒌根放置在醋中，上锅炒到干燥，捣碎过筛制成细末，再用醋和匀，涂在纸上，贴敷到患处。本方适于经常服用金石之药的人服用。

"杨文蔚方"治疗痈肿尚未溃烂的药方：取瓜蒌根、赤小豆各等份，共同捣成粉末，再用醋调匀，外涂于患处。

《千金方》治疗各种患恶肿没及时治疗而出现化脓的药方：取棘针烧作灰用水冲服，过夜脓头就可出来。

另有治疗痈疮冰冷，疮口不愈合的药方：取鼠皮一张，烧成灰，研细后封在疮口上。

孙真人说的主治身上多发痈肿的方子：取牛粪烧作灰，用鸡蛋清和匀外敷在患处，待药膏干后就更换。

《孙真人食忌》中主治各种热性毒肿的药方：取商陆根与少量盐混合，

捣烂外敷在患处，每日换两次。

《集验方》治疗毒肿的药方：取二十根长三尺，像脚趾粗细的柳枝，用水煎煮到非常热，先用旧布包裹肿处，再取煎好的热药汤淋洗患处，即可痊愈。

另有治疗各种未成脓的痈肿，具有拔毒作用的药方：取白色的牡蛎捣为细末，用水调匀外涂于患处，待药膏干后再涂。

还有治疗毒热的药方，症见脚肿疼痛，痛得快要虚脱：用酒煎煮苦参，再用这酒浸泡患处。

《外台秘要》治疗痈肿的药方：取灶心土跟蒜共同捣碎搅和成泥一样，涂在布上贴敷于患处，待药膏干后再更换。

另外，所有痈肿无论已经溃烂还是没有溃烂，都可用下方治疗。

处方一：取一片白胶，用水浸泡至柔软湿黏，然后按痈肿处大小做成药贴外用，并在上面开一个小孔。如果已溃破而没有愈合，脓很快会被胶聚合，从而全部被排出。未形成脓的，肿块会自动消散。

处方二：取鲤鱼烧作灰，用醋调和，可涂敷在各种痈肿，直到治愈。

另外，治疗热毒病所致的手足生痈肿，疼痛得快要虚脱的药方。

处方一：取苍耳汁，浸泡患处。

处方二：用水煮马粪取汁液，用这汁液浸泡患处。

《肘后备急方》治疗热毒攻窜致手足痈肿，疼痛得感觉手脚快要断了一样：取猪蹄一只，加葱一同煎煮，煎好去药渣，加入少量的盐，用这猪蹄汤浸泡患处。

《经验后方》治疗各种没有出脓头的痈肿的药方：取葵菜子一粒，用新打上来的井水吞服，服后不久痈肿就会溃破。如果要使两处溃破，则服两粒；要溃破几处，就逐渐增加药量到几粒，这个办法非常有效。

治疗各种痈肿不消已经成脓，因怕针刺不能挑破，应快速让痈肿自行破溃，治方如下：取白鸡翅下的第一根羽毛，双翅各取一根，烧为灰研末后用水调服。另外，《梅师方》记载，取雀粪涂在痈肿头上，很容易使痈肿溃破出脓。雄雀粪效果更好，雀粪里更坚硬的就是雄雀粪。

据记载，雄黄治疗疮疡效果非常好。

《周礼·疡医》记载：凡是治疗痈疡，都要以五毒相攻。郑康成注释说：现在的药方有五毒的药物，在制作时用瓦器黄垒加入石胆、丹砂、雄黄、矾石、磁石，用火烧三天三夜，烟尘就会积聚上面，用鸡羽毛扫下收集烟尘，用来注入疮内，烂肉、破骨等就都会从患处出来。翰林学士杨亿曾记载，直史馆的杨嵎在年少时曾患痈疡，生在脸颊处，牵连牙床，外面肿得高高的，就像盖了一个瓦盆，里面溃烂，流出脓血并不停地吐出，疼痛难忍，多年来用各种方药治疗都不见效。有人告诉他用郑康成的方法，按照处方烧药制作，填入疮内。不久，烂骨连着两颗牙溃烂而出，遂之痊愈，后来也一直没有复发。由此可见这个古方治病效果之快。黄垫就像现在市场上所卖的一样，但应有瓦盖可以合上的。近代炼制丹药特别喜欢用黄瓦罐，也叫黄垫，这是从古代传来的。垫，发音为"武"。

《梅师方》治疗产后不能自己哺乳，导致乳房内乳汁蓄积成痈的药方。取蒲公草全草捣烂，外敷在肿处，每日换药三四次。俗称为蒲公英，因语音讹传为仆公罂。用水煎汤服也很有效。

另有治疗妒乳乳痈的药方：取丁香捣成细末，用水调匀，每次服一方寸匕的量。

另有治疗乳头破裂的药方：取丁香捣成粉末，外敷在患处。

《千金方》治疗乳痈的药方：取房梁上的尘土用醋和匀，涂抹在患处。本方也治疗阴肿。

《灵苑方》治疗乳房疼痛，乳痈初起，肿痛硬结且快要破脓，服用一次就会好的药方：取北方所产真正的桦树皮，用没添加石灰的酒冲服一方寸匕的量，服后就马上睡，等到睡醒时病就好了。

《圣惠方》主治妇女乳痈不消的药方：取半斤白面炒至黄色，用醋煮成糊，涂抹在乳房上就可消肿去痈。

《产宝》治疗乳腺结块及痈肿的药方：取鸡粪捣成细末，每次服一方寸匕的量，短时间内连续服三次，即可痊愈。《梅师方》里也用来治疗乳头破裂，与这个方子相同。

《简要济众》治疗妇女生乳痈，这是因乳汁不能排出从而导致凝结成痈肿，这病叫妒乳，治方如下：取露蜂房烧成灰，研成细末，每次取二钱，放到一中盏水中煎煮至六分，去药渣，趁温服用。

另有治疗吹奶（即乳痈）的独胜散，药方如下：取白丁香半两，捣碎过筛制成散剂，每次服一钱匕的量，用温酒调服，可随时服用。

《子母秘录》治疗吹奶，症见恶寒高热的药方：取猪油，用冷水浸泡后按敷患处，待猪油热后就更换，可立即见效。

杨炎《南行方》治疗吹奶，症见乳腺疼痛难忍的药方：取穿山甲（炙黄）、木通各一两，自然铜半两（生用），将这三味药共同捣碎过筛制成散剂，每次服二钱，用温酒调服，可随时服用。

《食医心镜》说：治吹奶，症见乳腺肿块不痒不痛，像石头一样硬的药方。取青橘皮二两，用热水浸泡去瓤，焙干后捣成细末。随时用温酒调服二钱匕的量。

治肠痈肺痈方第三十七

此篇仅有标题而无正文。

治卒发丹火恶毒疮方第三十八

葛氏，大人小儿，卒得恶疮，不可名识者

烧竹叶，和鸡子中黄，涂，瘥。

又方，取蛇床子合黄连二两，末，粉疮上。燥者，猪脂和，涂，瘥。

又方，烧蛇皮，末，以猪膏和，涂之。

又方，煮柳叶若皮，洗之。亦可纳少盐。此又疗面上疮。

又方，腊月猪膏一升，乱发如鸡子大，生鲫鱼一头，令煎，令消尽，又纳雄黄、苦参末二两，大附子一枚（末），绞令凝，以敷诸疮，无不瘥。《胡洽》疗痦疽疥，大效。

疮中突出恶肉者

末乌梅屑，敷之。又，末硫黄敷上，燥者，唾和涂之。

恶疮连痂痒痛

捣扁豆封，痂落即瘥。近方。

白话译文

葛氏治疗成年人、小孩突然患恶疮，具体为不知道疮名的药方

处方一：取竹叶烧成灰，再用鸡蛋黄与竹叶灰混合调匀，涂在疮上，即可痊愈。

处方二：取蛇床子和黄连共二两，共同捣为细末，撒在疮上。如果疮面干燥，就将两味药用猪油和匀，涂在患处，即可痊愈。

处方三：取蛇皮烧成灰末，用猪油和匀后涂在疮上。

处方四：取柳树叶或者柳树皮加水煎煮，用煎好的药汤清洗疮面。也可以在药汤中加入少量的盐。本方还可治疗面部的疮。

处方五：取腊月的猪油一升，鸡蛋大的一团乱发，生鲫鱼一条，将这三样食材共同煎煮，另猪油和乱发完全消融，再加入雄黄末、苦参末各二两，大个附子一枚（捣成细末），搅拌到快凝固的状态，可外敷各种恶疮，没有不能治愈的。胡洽用本方治疗恶疮、痈疽、疥疮，效果非常好。

治疗疮中向外突出生长的腐肉药方

取乌梅捣碎制成粉末外敷到患处。还可以用硫黄末敷患处。如果疮面干燥，可用唾液和匀，涂在患处。

治疗恶疮结痂伴又痒又痛的药方

取扁豆捣烂，封住疮痂，待痂脱落即可痊愈。这是近代方。

治瘑癣疥漆疮诸恶疮方第三十九

《小品》疗瘑癣疥恶疮方

水银、矾石、蛇床子、黄连各二两。四物捣，筛，以腊月猪膏七合，并下水银，搅万度，不见水银，膏成。敷疮，并小儿头疮，良。龚庆宣加蔄茹一两，疗诸疮，神验无比。

姚疗瘑疥

雄黄一两，黄连二两，松脂二两，发灰如弹丸。四物熔猪膏与松脂合，热捣，以敷疮上，则大良。

又，疗恶疮粉方

水银、黄连、胡粉（熬令黄）各二两。下筛，粉疮。疮无汁者，唾和之。

小儿身中恶疮

取笋汁，自澡洗，以笋壳作散，敷之，效。

人体生恶疮似火，自烂

胡粉（熬黑）、黄檗、黄连分等。下筛，粉之也。

卒得恶疮

苍耳、桃皮，作屑，纳疮中，佳。

头中恶疮

胡粉、水银、白松脂各二两，腊月猪膏四两，合松脂煎，以水银、胡粉合研，以涂上，日再。胡洽云：疗小儿头面疮。又一方加黄连二两，亦疗得秃疮。

恶疮雄黄膏方

雄黄、雌黄（并末）、水银各一两，松脂二两，猪脂半斤，乱发如鸡子大。以上合煎，去滓，纳水银，敷疮，日再。

效方，恶疮食肉雄黄散

雄黄六分，蔄茹、矾石各二分，末疮中，日二。

疗疮方，最去面上粉刺方

黄连八分，糯米、赤小豆各五分，吴茱萸一分，胡粉、水银各六分。捣黄连等，下筛，先于掌中研水银，使极细，和药使相入，以生麻油总稀稠得所，洗疮拭干，敷之。但是疮即疗，神验不传。

甘家松脂膏，疗热疮，尤嘲脓，不痂无瘢方

松脂、白胶香、薰陆香各一两，当归、蜡各一两半，甘草一两，并切猪脂、羊肾脂各半合许，生地黄汁亦半合。以松脂等末，纳脂膏、地黄汁中，微火煎令黄，下腊，绞去滓，涂布贴疮，极有验。甘家秘不能传，此是半剂。

地黄膏疗一切疮已溃者，及炙贴之，无痂生肉，去脓，神秘方

地黄汁一升，松脂二两，薰陆香一两，羊肾脂及牛酥各如鸡子大。先于地黄汁煎松脂及香令消，即纳羊脂、酥，并更用蜡半鸡子大，一时相和，缓火煎，水尽膏成，去滓。涂帛，贴疮，日一二易。加故绯一片，乱发一鸡子许大，疗年深者，十余日即瘥。生肉秘法。

妇人颊上疮，瘥后每年又发，甘家秘方涂之，永瘥

黄矾石二两（烧令汁尽），胡粉一两，水银一两半。捣筛，矾石、胡粉更筛，先以片许猪脂于瓷器内，熟研水银令消尽，更加猪脂并矾石、胡粉，

和使黏稠。洗面疮以涂上，又别熬胡粉令黄，涂膏讫，则敷此粉，数日即瘥。甘家用大验。

疗瘑疮，但是腰脚已下，名为瘑。此皆有虫食之，虫死即瘥，此方立验

醋沺淀一碗，大麻子一盏，白沙、盐末各一抄，和掩以敷疮，干更敷，先温沺净洗，拭干，敷一二度，即瘥。孔如针穴，皆虫食，大验。

效方，恶疮三十年不愈者

大黄、黄芩、黄连各一两。为散，洗疮净，以粉之，日三，无不瘥。又，黄檗分等，亦佳。

葛氏疗白秃方

杀猪即取肚，破去屎，及热以反搨头上，须臾，虫出着肚。若不尽，更作，取令无虫，即休。

又方，末藜芦，以腊月猪膏和涂之。五月漏芦草，烧作灰，膏和使涂之。皆先用盐汤洗，乃敷。

又方，羊蹄草根，独根者，勿见风日及妇女鸡犬，以三年醋研和如泥，生布拭疮令赤，以敷之。

姚方，以羊肉如作脯法，炙令香及热，以搨上，不过三四日，瘥。

又方，先以皂荚汤热洗，拭干，以少油麻涂，再三，即瘥。

附方

《千金方》治身风痒生疮疥。以蒺藜子苗，煮汤洗之，立瘥。《千金翼方》同。

又方，茵陈蒿不计多少，煮浓汁洗之，立瘥。

《千金翼方》疮癣初生，或始痛痒。以姜黄敷之，妙。

又方，嚼盐，涂之，妙。

又方，漏瘤疮湿，癣痒浸淫，日瘙痒不可忍，搔之黄水出，瘥后复发。取羊蹄根，去土，细切，捣，以大醋和，净洗敷上，一时间，以冷水洗之，日一敷，瘥。若为末敷之，妙。

《外台秘要》治癣疮方。取蟾蜍，烧灰，末，以猪脂和，敷之。

又方，治干癣，积年生痂，搔之黄水出，每逢阴雨即痒。用斑蝥半两，

微炒为末，蜜调敷之。

又，治疥方。捣羊蹄根，和猪脂涂上，或着盐少许，佳。

《斗门方》治疥癣。用藜芦，细捣为末，以生油调，敷之。

王氏《博济》治疥癣，满身作疮，不可治者。何首乌、艾等份，以水煎令浓，于盆内洗之，甚能解痛，生肌肉。

《简要济众》治癣疮久不瘥。羊蹄根，捣绞取汁，用调腻粉少许如膏，涂敷癣上，三五遍，即瘥。如干，即猪脂调和敷之。

《鬼遗方》治疥癣。松胶香，研细，约酌入少轻粉，衮令匀。凡疥癣上，先用油涂了，擦末，一日便干，顽者三两度。

《圣惠方》治癣湿痒。用楮叶半斤，细切，捣烂，敷癣上。

《杨氏产乳》疗疮疥。烧竹叶为末，以鸡子白和之，涂上，不过三四次，立瘥。

《十全方》治疥疮。巴豆十粒，火炮过黄色，去皮膜。右顺手研如面，入酥少许，腻粉少许，同研匀。爪破，以竹篦子点药。不得落眼里及外肾上，如熏炙着外肾，以黄丹涂，甚妙。

《经验方》治五般疮癣。以韭根炒存性，旋捣末，以猪脂油调，敷之，三度，瘥。

《千金方》疗漆疮。用汤渍芒硝令浓，涂之，干即易之。

谭氏治漆疮。汉椒汤洗之，即愈。

《千金翼》治漆疮。羊乳敷之。

《集验方》治漆疮。取莲叶干者一斤，水一斗，煮取五升，洗疮上，日再，瘥。

《斗门方》治漆咬。用韭叶，研，敷之。《食医心镜》同。

《千金方》主大人小儿风瘙瘾疹，心迷闷方。巴豆二两，槌破，以水七升，煮取三升，以帛染拭之。

《外台秘要》涂风疹。取枳实，以醋渍令湿，火炙令热，适寒温，用熨上，即消。

《斗门方》治瘾疹。楝皮，浓煎，浴之。

《梅师方》治一切疹。以水煮枳壳为煎，涂之，干即又涂之。

又方，以水煮芒硝涂之。

又，治风瘾疹方。以水煮蜂房，取二升，入芒硝，敷上，日五度，即瘥。

《圣惠方》治风瘙瘾疹，遍身痒成疮。用蚕砂一升，水二斗，煮取一斗二升，去滓，温热得所，以洗之。宜避风。

《千金翼》疗丹瘾疹方。酪和盐热煮，以摩之，手下消。

又，主大人小儿风疹。茱萸一升，酒五升，煮取一升，帛染拭之。

《初虞世》治皮肤风热，遍身生瘾疹。牛蒡子、浮萍等份。以薄荷汤调下二钱，日二服。

《经验后方》治肺毒疮如大风疾，绿云散。以桑叶好者，净洗过，熟蒸一宿后，日干为末，水调二钱匕，服。

《肘后方》治卒得浸淫疮，转有汁多起，心早治之，续身周匝则杀人。以鸡冠血敷之，瘥。

又方，疗大人小儿卒得月蚀方。于月望夕取兔屎，及纳虾蟆腹中，合烧为灰，末，以敷疮上，瘥。

《集验方》疗月蚀疮。虎头骨二两，捣碎，同猪脂一升，熬成膏，黄，取涂疮上。

《圣惠方》治反花疮。用马齿苋一斤，烧作灰，细研，猪脂调敷之。

又方，治诸疮胬肉，如蟮出数寸。用硫黄一两，细研，胬肉上薄涂之，即便缩。

《鬼遗方》治一切疮肉出。以乌梅烧为灰，研末，敷上，恶肉立尽，极妙。

《简要济众方》敷疮药。黄药子四两，为末，以冷水调敷疮上，干即旋敷之。

《兵部手集》治服丹石人有热疮，疼不可忍方。用纸环围肿处，中心填硝石令满，匙抄水淋之，觉其不热，疼即止。

治头疮，及诸热疮。先用醋少许，和水净洗，去痂，再用温水洗，裛干，百草霜，细研，入腻粉少许，生油调涂，立愈。

治恶疮。唐人记其事云：江左尝有商人左膊上有疮如人面，亦无它苦，商人戏滴酒口中，其面亦赤色，以物食之，亦能食，食多则宽，膊内肉胀起，或不食之，则一臂痹。有善医者，教其历试诸药，金石草木之类，悉试之无苦，至贝母，其疮乃聚眉闭口，商人喜曰，此药可治也。因以小苇筒毁其口，灌之，数日成痂，遂愈，然不知何疾也。谨按《本经》主金疮，此岂金疮之类欤。

白话译文

《小品方》治疗瘑、癣、疥疮、恶疮的药方

水银、矾石、蛇床子、黄连各二两，将四种药物捣细过筛制成药粉，再用腊月的猪油七合，加入水银一起混合搅拌一万次，待水银完全融合不见后，药膏就制成了。敷疮肿和小儿头疮有很好的效果。龚庆宣用本方加菖茹一两，可治疗各种疮肿，效果神奇。

姚氏治疗疥疮的药方

雄黄一两，黄连二两，松脂二两，像弹丸大小的发灰一团，将四种药物放入溶解的猪油里，加热搅匀，待不烫后外敷于疮面，有很好的效果。

另外，治疗恶疮的粉方

水银、黄连、胡粉（炒到发黄）各取二两，过筛制成药粉撒在疮面上。如果疮面无脓、水时，可用唾液调和湿润药粉。

治小儿身上长恶疮的药方

取竹笋汁洗澡，并用笋壳研成细末做成散剂外敷患处，有明显的效果。

治疗人体生恶疮，症状像火烧过一样，并自行溃烂的药方

取炒黑的胡粉、黄檗、黄连各等份，共同捣碎过筛研成药粉，将药粉撒到疮上。

治疗突发恶疮的药方

取苍耳子、桃皮共同捣碎成屑，填入疮中，有良效。

治头上恶疮的药方

胡粉、水银、白松脂各二两，腊月的猪油四两，先将猪油与松脂共同煎煮，然后将水银与胡粉共同研为细末，涂于疮肿上，每日二次。胡洽说，这个药方可治疗小儿头面所长的疮。还有一个方加黄连二两，也可治秃疮。

治疗恶疮，雄黄膏药方

雄黄、雌黄（共同捣成细末）、水银各一两，松脂二两，猪油半斤，像鸡蛋大的乱发一团。除水银外，将以上各味药共同煎煮，煮好去药渣，加入水银，敷于疮肿处，每日二次。

治疗恶疮腐蚀皮肉的有效方剂雄黄散

雄黄六分，蔄茹、矾石各二分，共同捣成细末，将药末散到疮内，每日用二次。

治疗各种恶疮的药方，尤其最擅长去除脸上粉刺的药方

黄连八分，糯米、赤小豆各五分，吴茱萸一分，胡粉、水银各六分。将黄连等不是粉末的药材捣碎过筛制成药粉，先在手掌中将水银研为极细的粉末，再将原先捣好的药末倒入和匀，再用生麻油调和到合适的浓稠度，把疮面洗净擦干，敷药。只要是疮，就可以治好，效验很神奇，该方从不外传。

甘家松脂膏，治疗热疮，尤其吸脓效果好，治疗恶疮不结痂，病愈后也不会留下疤痕，具体组方如下

松脂、白胶香、熏陆香各一两，当归、蜡各一两半，甘草一两，将这些药全部捣成粉末，并取猪油、羊肾油各半合左右，生地黄汁半合。先将松脂等药末及猪油、羊肾油加入地黄汁内，在微火上煎煮至汤液呈黄色后放入蜡，绞去渣，涂在布上，然后贴敷在疮上，极有疗效。甘家秘方不外传，本方只是原方的一半。

地黄膏，治疗各种疮肿已溃，灸贴患处，不结痂而生新肉，可去脓，这是神奇的秘方

地黄汁一升，松脂二两，熏陆香一两，羊肾油及牛酥各一块，大小如鸡蛋。先将松脂放入地黄汁中共同煎煮，等香气飘出，松脂完全溶化时，就加入羊肾油、牛酥，再放入半个鸡蛋大的蜡一同搅和，微火煎煮，等水熬尽时，膏就制成，去药渣，涂在布上，贴敷在疮上，每日更换一二次。如果加入一片旧红布、鸡蛋大的乱发一团，多年不愈的疮肿使用十几天也可以治愈。本方子是生新肉的秘法。

治疗妇女脸上生疮，治愈后每年又发，用甘家秘方外涂，永不复发的药方

黄矾石二两（放在火上烧至水分耗尽），胡粉一两，水银一两半，将矾石、胡粉捣碎过筛制成细末。先用一片猪油置于一瓷器内，将水银充分研磨到完全溶解，再加入猪油及矾石胡粉末，和匀并熬至黏稠。将面疮洗净干净后涂上药膏。还可另将胡粉炒至黄色，待涂上药膏后，再薄薄撒一层药粉，数天后就会痊愈。甘家用过此方有特效。

治疗瘑疮，只生在腰腿以下的名为瘑疮，这种病都是因有毒虫啃食皮肉所致，虫死就可痊愈。本方有速效

醋泔水沉渣一碗，大麻子一盏，白砂糖、盐末各一抄，共同研匀后敷到疮肿上，待药干后再敷。先用温泔水洗净疮面并擦拭干净，敷一二次即可痊愈。疮面有针穴大的孔眼，这都是被虫子吃的，本方对这种病有特效。

治疗三十年不能治愈的恶疮有效药方如下

大黄、黄芩、黄连各一两，共同捣碎为散，先将疮面洗净再把药粉撒疮上，每日三次，没有不能治愈的。另外，还可加黄檗等份，效果也很好。

葛氏治疗白秃的药方

处方一：杀猪时及时取出猪肚，去净粪便，趁热将它反过来敷在头上，一会儿虫就会爬到猪肚上。如果一次不能除尽则再敷，直到虫全部爬出为止。

处方二：取藜芦研成末，与腊月的猪油和匀，涂于患处。五月取漏芦草烧作灰，与猪油和匀涂患处。以上两方都需用盐水洗净患处再敷药。

处方三：取独根的羊蹄草根，不要见风、太阳及妇女、鸡、狗等，放入三年的陈醋内碾碎调和成泥。先用生布将疮擦至红色再敷药。

处方四：《姚氏方》记载取羊肉，用制作肉脯的方法烤到散发出肉香，趁热敷到疮上，不超过三四天即可痊愈。

处方五：先把皂荚煎汤，用热汤清洗疮面后擦干，再涂少量的麻油，用二三次后即可痊愈。

附方

《千金方》治疗遍身风痒，生疥疮的药方。

处方一：取蒺藜子苗煎汤清洗患处，很快可以痊愈。《千金翼方》记载的药方与本方相同。

处方二：取茵陈蒿不计多少，煎煮取浓汤，清洗患处，即可痊愈。

《千金翼方》治疗初生的疮或癣，或刚刚开始痛痒的药方。

处方一：用姜黄敷患处，效果奇妙。

处方二：嚼盐敷于患处，效果奇妙。

因漏、瘤、疮、湿疹、癣等导致的瘙痒蔓延，每天瘙痒难忍，搔挠就会出黄水，治愈后又复发的治方如下：取羊蹄根，去土清洗干净，切细捣碎，用大醋调和，洗净患处将药敷上，过二小时后用冷水洗掉，每日敷一次，即可病愈。如果捣成细末外敷，效果更好。

《外台秘要》治癣、疮的药方：取蟾蜍烧成灰末，用猪油和匀敷在患处。

治疗多年干癣生痂，搔挠后出黄水，每逢阴雨天即痒的药方：用斑蝥半两，微炒后研成细末，用蜂蜜调匀敷在患处。

另有治疗疥疮的药方：取羊蹄根捣为细末，与猪油调和均匀后涂到疮上。或加少量的盐，效果更好。

《斗门方》治疗疥疮、皮肤癣的药方：用藜芦捣细为末，用生油调匀敷在患处。

《王氏博济方》治疗疥疮、皮癣，满身生疮，很难治愈的药方：何首乌、艾各等份，用水煎煮取浓汤，将汤倒入盆内泡洗患处，具有很好的止痛效果，而且可生肌肉。

《简要济众》治疗经久不愈的癣、疮的药方：取羊蹄根捣碎，绞取汁，另取少量腻粉与药汁调和成膏状，再涂敷在癣上，涂三五遍就会痊愈。如果癣疮面比较干燥，可加猪油调和后外敷。

《刘涓子鬼遗方》治疗疥疮、皮肤癣的药方：取松胶香研为细末，加入少量轻粉调匀。先用油涂在疥癣面上，再敷药末，疥癣一天就会干，顽固的敷药二三次也可治愈。

《圣惠方》治疗皮癣湿疹等瘙痒的药方：用半斤楮树叶，切细捣烂，敷在癣上。

《杨氏产乳方》治疗疥疮的药方：将竹叶烧成灰末，用鸡蛋清调和后涂在疮上，不用三四次即可痊愈。

《十全方》治疗疥疮的药方：巴豆十枚，用火炮制为黄色，去皮膜，按顺时针方向研磨成面粉一样，加入少量酥油、腻粉，共同研细调匀。刮破疮面，用竹篦子蘸药末，涂在疮上，注意不要将药末落到眼睛里和外生殖器上。如熏烤时碰到外生殖器，可用黄丹外涂，效果很好。

《经验方》治疗五种疮癣的药方：取韭菜根，微炒存性，捣成粉末后用猪油调匀，敷在患处，这样治疗三次就会痊愈。

《千金方》治疗漆疮的药方：用热水浸泡芒硝，取浓汁，涂在患处，待药汁干后就更换。

谭氏治疗漆疮的药方：用蜀椒煎汤清洗患处，很快就会痊愈。

《千金翼方》治疗漆疮的药方：用羊奶敷患处。

《集验方》治疗漆疮的药方：取一斤干荷叶加一斗水，煎煮得五升，清洗疮面，每日二次，即可痊愈。

《斗门方》治疗漆疮的药方：取韭菜叶研碎，敷在患处。《食医心镜》与本方相同。

《千金方》主治大人、小儿皮肤瘙痒、瘾疹，伴胸闷不适的药方：取巴豆二两，捣碎，加七升水煎煮得三升，用棉布蘸药液擦拭患处。

《外台秘要》治疗风疹的药方：取枳实，用醋浸湿，再用火炙热，等温度合适时，熨敷患处，风疹就会消散。

《斗门方》治疗瘾疹的药方：取楝树皮，浓煎后外洗患处。

《梅师方》治疗各种皮疹的药方。

处方一：用水煎煮枳壳，煎好后将药汤涂在患处，待药汤干后再涂。

处方二：用水煎煮芒硝外涂于患处。

另有治疗风疹、瘾疹方的药方：水煎蜂房，得二升汤液，加入芒硝，敷于患处，每日五次即可痊愈。

《圣惠方》治疗伴皮肤瘙痒的瘾疹，遍身痒到变成疮的药方：取蚕砂一升，水二斗，煎煮得一斗二升，去药渣，等温度合适时，清洗患处，洗后应该避风。

《千金翼方》治红色瘾疹的药方：取奶酪和盐共同煮热，涂在手上摩敷患处，很快就能消疹。

另有主治大人、小儿风疹的药方：茱萸一升，加五升酒，煎煮得一升，用布蘸药汁擦拭患处。

《初虞世方》治疗皮肤患风热病证，症见全身生出瘾疹的药方：牛蒡子、浮萍各等份，研成粉末，每次用薄荷汤调服二钱，每日服二次。

《经验后方》治疗类似麻风病的肺毒疮，药用绿云散。用上好的桑叶洗净后，充分蒸透一夜后晒干，捣为细末，每次用水调服二钱匕的量。

《肘后方》治疗突然患上浸淫疮，发展成流水，多因心火所致，必须及早治疗。如果蔓延到周身，就有生命危险，治方如下：用鸡冠血外敷，即可痊愈。

另有治疗大人、小儿突发月蚀疮的药方：在农历十五的傍晚取兔粪，并塞入蛤蟆腹内，共同烧成灰，捣成细末，敷到疮上，即可治愈。

《集验方》治疗月蚀疮的药方：虎头骨二两，捣碎，与一升猪油熬成黄色膏，涂抹在疮上。

《圣惠方》治疗反花疮的药方：取一斤马齿苋烧成灰，研为细末，再用猪油调匀，敷在患处。

另有治疗各种疮上生胬肉，像蚂蚁从窝里出来一样向四周长出数寸的药方：用一两硫黄研为细末，在胬肉上薄薄涂一层，胬肉就会缩小。

《刘涓子鬼遗方》治疗各种疮口上长出胬肉的药方：取乌梅烧成灰，研成细末，敷在疮上，恶肉马上消尽，效果非常奇妙。

《简要济众方》敷疮药的药方：黄药子四两，研为细末，用冷水调匀敷于疮上，待药膏干后立即再敷。

《兵部手集方》治疗服用丹石类药的患者发热疮，症见剧痛难忍的药方：用纸环围绕疮肿，在中间填满硝石，用调羹抄水淋湿，感觉没有热痛时即停止。

治疗头疮及各种热疮的药方：先用少量醋和水洗去疮痂，再用温水洗净擦拭干。取百草霜研成细末，加入少量腻粉，用生油调匀，涂在患处，即可痊愈。

治疗恶疮的药方。唐代人记录了这样一个故事：江东曾有一商人，左胳膊上生了一个疮，样子像人脸，却没有觉得有什么痛苦。商人戏玩，把酒滴入疮面内，疮面就发红，若用东西喂它，也能吃下去，吃多了就觉得胳膊变宽，肌肉胀起，如果不喂食，则整个胳膊有痹痛感。有一位擅长治疗疮肿的医生教这个商人试着给疮脸喂各种金石草木之类的药物，疮脸都没有表现出痛苦的表情。直到给疮脸口中喂贝母时，疮脸就皱起眉闭口不吃。商人高兴地说：这种药可以治疗我的疮。因而就用小苇筒捣烂疮面的口，将贝母灌进，几天后疮面结痂，病就痊愈了，但不知这是什么病。据记载：《神农本草经》说贝母主治金疮，从这个例子看，这药难道仅仅治疗金疮之类的病吗？

治卒得癩皮毛变黑方第四十

癩病方

初觉皮肤不仁，或淫淫苦痒如虫行，或眼前见物如垂丝，或瘾疹赤黑。此即急疗。蛮夷酒佳善。

疗白癩

苦参五斤，酒三斗，渍，饮勿绝。并取皮根，末，服，效验。

又方，艾千茎，浓煮，以汁渍曲作酒，常饮使醺醺。姚同。

姚方，大蝮蛇一枚，切，勿令伤，以酒渍之，大者一斗，小者五升，以糠火温令，取蛇一寸许，以腊月猪膏和，敷疮，瘥。

亦疗鼠瘘诸恶疮

苦参二斤，露蜂房二两，曲二斤，水三斗，渍药二宿，去滓，黍米二升，酿熟。稍饮，日三。一方加猬皮，更佳。

附方

《圣惠方》治大风癞疾，骨肉疽败，百节疼酸，眉鬓堕落，身体习习痒痛。以马先蒿，细锉，炒为末，每空心及晚食前，温酒调下二钱匕。

又方，治大风疾，令眉鬓再生。用侧柏叶，九蒸九曝，捣罗为末，炼蜜和丸，如梧桐子大。日三服，夜一服，熟水下五丸十丸，百日即生。

又方，治大风，头面髭发脱落。以桑柴灰，热汤淋取汁洗面，以大豆水研取浆，解泽灰味，弥佳。次用熟水入绿豆，取净，不过十度，良，三日一沐头，一日一洗面。

又方，治白癞。用马鞭草不限多少，为末，每服食前用荆芥薄荷汤调下一钱匕。

《食疗》治癞。可取白蜜一斤，生姜二斤，捣取汁。先称铜铛令知斤两，即下蜜于铛中消之，又秤知斤两，下姜汁于蜜中，微火煎，令姜汁尽，秤蜜斤两在即休，药已成矣。患三十年癞者，平旦服枣许大一丸，一日三服，酒饮任下。忌生冷、醋、滑臭物。功用甚多，活人众矣，不能一一具之。

《外台秘要》治恶风疾。松脂，炼，投冷水中二十次，蜜丸。服二两，饥即服之，日三。鼻柱断离者，三百日瘥。断盐及房室。

《抱朴子》云：赵瞿病癞，历年医不瘥，家乃赍粮弃送于山穴中，瞿自怨不幸，悲叹涕泣。经月，有仙人经穴见之，哀之，具问其详。瞿知其异人也，叩头自陈乞命，于是仙人取囊中药，赐之。教其服百余日，疮愈，颜色悦，肌肤润。仙人再过视之，瞿谢活命之恩，乞遗其方，仙人曰：此是松脂，彼中极多，汝可炼服之，长服身转轻，力百倍，登危涉险，终日不困，年百岁齿不堕，发不白，夜卧常见有光大如镜。

《感应神仙传》云：崔言者，职隶左亲骑军一旦得疾，双眼昏，咫尺不辨人物，眉发自落，鼻梁崩倒，肌肤有疮如癣，皆谓恶疾，势不可救。因为洋州骆谷子归寨使，遇一道流，自谷中出，不言名姓，授其方曰：皂角刺一二斤，为灰，蒸久晒，研为末，食上浓煎大黄汤调一钱匕服。一旬，鬓发再生，肌肤悦润，愈，眼目倍常明。得此方后，却入山不知所之。

《朝野佥载》云：商州有人患大风，家人恶之，山中为起茅屋，有乌蛇坠酒罂中。患者不知，饮酒渐瘥，罂底尚有蛇骨，方知其由也。用道谨按，李肇国史补云：李舟之弟患风，或说蛇酒治风，乃求黑蛇，生置瓮中，酘以曲蘗，数日蛇声不绝，及熟，香气酷烈，引满而饮之，斯须，悉化为水，唯毛发存焉。《佥载》之说，恐不可轻用。

白话译文

治疗癞病方

本病初发时感觉皮肤麻木不仁，或皮肤奇痒不止，就像虫子在皮肤上爬行，或眼前老是看见有像垂丝样的东西，或出现红黑色瘾疹。有这种症状即应赶紧治疗。服蛮夷酒有很好的效果。

治疗白癞方

处方一：取苦参五斤，用三斗酒浸泡，长期服用，不要停。同时取苦参皮、根，捣为细末服用，效果很好。

处方二：取上千根艾草浓煎，用药汁浸泡酒曲酿酒，经常喝这酒喝到微醉。《姚氏方》与本方相同。

《姚氏方》：大蝮蛇一条，切开去掉蛇的内脏，切时注意不要被蛇咬到，再用酒浸泡，大蛇用一斗酒浸，小蛇用五升酒浸，用谷糠烧火加热煮熟，煮好后切取一寸左右长的蛇身，用腊月的猪油捣烂和匀，敷在疮处，即可痊愈。

治疗鼠瘘以及各种恶疮方

苦参二斤，露蜂房二两，曲二斤，用水三斗浸泡两夜，去掉渣，放入黍米二升，酿熟，每次少量饮酒，每天三次。还有一方，加入刺猬皮，效果更好。

附方

《圣惠方》治麻风病、癞病，症见骨肉疽烂，关节酸痛，眉发脱落，身体阵阵作痒疼痛：取马先蒿，锉细，炒后捣成粉末，每次空腹时或者晚饭前用温酒调服二钱匕的量。

另有治疗麻风病，能使眉毛头发再生方：用侧柏叶九蒸九晒，捣碎过筛，制成细末，用炼蜜调和做成梧桐子大的药丸，白天服三次，夜间服一次，每次用温开水服五丸、十丸，一百天后眉毛头发就会长出来。

另外，治疗麻风病，症见头面胡须头发脱落：取桑柴烧为灰，用热水淋到灰中取灰水洗脸。也可取大豆，用水研磨成豆浆，再加入小便池灰垢，味重的效果更好。然后将绿豆放入开水中煮取绿豆水，用绿豆水洗去头和脸上的皮屑，以洗干净为度，不超过十次，就会有很好的效果。三天洗一次头，一天洗一次脸。

还有治疗白癞方：取马鞭草，不拘量多少，研为细末，每次用荆芥、薄荷汤调服一钱匕的量。

《食疗》记载治癞病方：取白蜜一斤，生姜二斤（捣烂取姜汁）。取一口铜锅，先称铜锅的重量，然后把蜜放入铜锅内溶化，再称铜锅的重量，将姜汁放入蜜内，用微火煎煮到姜汁耗尽，再称白蜜的重量，这样药就制成了。三十年的癞病患者，早晨服如枣子大的一丸，一天三次，用酒调服。服药期间不要吃生冷、醋泡、滑臭的食物。这个方子功用是很多方面的，治好了很多的患者，难以在此一一说明。

《外台秘要》治疗恶风病：松脂熬炼熔化，投到冷水中让其凝固，然后再熬炼熔化后投入冷水，这样反复二十次后用蜂蜜调和制成蜜丸。每次服二两，感到饥饿就服用，每天三次。鼻梁坍塌的患者，服药三百天即可痊愈。服药期间不吃盐，并且不要行房事。

《抱朴子》记载：一位叫赵瞿的人得了癞病，治疗很多年都没有治好，家人就带着粮食把他丢弃到深山洞穴内，赵瞿埋怨自己的不幸，悲痛叹息、哭泣流泪。经过一个月多，有一仙人从这个山洞路过，见到赵瞿，对他很怜悯，并详细询问了他的情况。赵瞿也感到这不是一位普通人，便向仙人叩头乞求救命。于是仙人从囊袋中取出药物赐给赵瞿，让他使用一百多天。一百多天后，赵瞿的病疮痊愈，面色悦泽，肌肤光润。仙人再次从此路过见到赵瞿，赵瞿感谢仙人的救命之恩，并乞求仙人把这个药方留下来。仙人说：这就是松脂，此处周围很多，你可以熬炼后服用，长期服用，身体会变得轻巧，力气也会增加百倍，跋山涉水也不会感到疲劳，到一百岁时，牙齿也不脱落，头发也不会花白，夜里眼睛还可看清东西。

《感应神仙传》记载：一位叫崔言的人，担任左亲骑军的官职。一天早晨突然患病，双眼昏花，眼前的人也看不清，眉毛和头发自行脱落，鼻梁崩塌，皮肤上生出癣一样的疮，大家都说是恶疾，病势严重难以救治。恰好洋州的骆谷子返回山寨时遇到一位道士模样的人，从山谷中走出，也不说自己的姓名，就直接传授治疗此病的药：皂角刺一二斤，烧为灰，久蒸后再晒，研为细末，再煎煮大黄取浓汁，饭前用大黄汁调服皂角末一钱匕的量。服十天后，两鬓头发就可再长出来了，皮肤也会润泽，病可痊愈，而且视力会比平常加倍好。传授这个药方后，道人即进入深山不知去向。

《朝野佥载》记载：商州有一人得了麻风病，家里人厌恶他，在山中为他搭建起了一座茅屋。恰有一条乌蛇掉进酒瓶里，患者不知，每日饮服此酒竟逐渐痊愈了。酒喝完见瓶底还留有蛇的骨头，才知道病情痊愈的原因。金代医家杨用道引用李肇写的《唐国史补》说：李舟的弟弟患麻风病，听说蛇酒治麻风，于是就去寻找黑蛇，把找到的蛇活着放到瓶中，用酒曲酿酒，蛇几天都叫声不断。待酒熟时，酒香浓烈，倒了满满一杯服下，服后一会儿，这个人就溶化为水，只有毛发还留存着。可见，《朝野佥载》记载的用蛇泡酒治疗麻风病的方法恐怕不可以轻易使用。

治卒得虫鼠诸瘘方第四十一

姚云，凡有肿，皆有相主，患者宜检本方。多发头两边，累累有核。

姚方，鼠瘘肿核痛，未成脓方

以柏叶敷着肿上，熬盐着叶上，熨令热气下，即消。

葛氏，卒得鼠瘘，有瘰疬未发疮而速热者，速疗方

捣乌鸡足若车前草，敷之。

若已有核，脓血出者

以热牛屎涂之，日三。

又方，取白薇皮，煮服一升，当吐鼠子。

又方，取猫狸一物，料理作羹如食法。空心进之，鼠子死出。又，当生吞，其功弥效。

又方，取鼠中者一枚，乱发如鸡子大，以三岁腊月猪脂煎之，令鼠骨肉及发消尽，半涂之，半酒服，鼠从疮中出。姚云：秘不传之法。

刘涓子鼠瘘方

以龟壳、甘草（炙）、桂心、雄黄、干姜、狸骨（炙），六物分等，捣，下蜜和，纳疮中，无不瘥。先灸作疮，后与药，良。

又方，柞木皮五升，以酒一斗，合煎，熟出皮，煎汁令得二升，服之尽，有宿肉出，愈。

291

又，瘘疮坐肉膏

楝树白皮、鼠肉、当归各二两，薤白三两，生地黄五两，腊月猪脂三升。煎膏成，敷之孔上，令生肉。

葛氏，若疮多而孔小，是蚁瘘。方

烧鳢鲤甲，猪膏和，敷。

又方，烧蜘蛛二七枚，敷，良。

又，瘘方

煎桃叶，枝作煎，净洗疮了，纳孔中，大验方。

葛氏，若着口里

东行楝根，细锉，水煮，取清汁含之，数吐，勿咽。

肉瘘方

槐白皮，捣丸，绵裹，纳下部中，敷，效。

鼠瘘方

石南、生地黄、雌黄、茯苓、黄连各二两。为散，敷疮上，日再。

又方，矾石三分（烧），斑蝥一分（炙，去头足）。捣下，用醋和，服半匕，须臾，瘘虫从小便中出。《删繁方》。

附方

《肘后方》治风瘘。露蜂房一枚，炙令黄赤色，为末。每用一钱，腊月猪脂匀调，敷疮上。

《千金方》治鼠。以鸡子一枚，米下熬半日，取出黄，熬令黑，先拭疮上汁，令干，以药纳疮孔中，三度，即瘥。

《千金翼》，治蚁瘘。取鲮鲤甲二七枚，末，猪膏和，敷之。

《圣惠方》治蝼蛄瘘。用槲叶烧灰，细研，以泔别浸槲叶，取洗疮，拭之，纳少许灰于疮中。

又方，治一切瘘。炼成松脂，末，填疮孔令满，日三四度用之。

白话译文

姚氏说：凡是身体长了肿块，都有主治的方子，患者应检阅本方选择对应的方子使用。本病常发于头部两侧，形成成串的硬核。

《姚氏方》，治疗瘰疬肿核疼痛，还未成脓方

取柏叶敷在肿处，把盐炒热放在柏叶上，熨时使热气向下透，肿块就会消散。

葛氏对突然患上瘰疬，还没有溃破但很快发热的患者有紧急治疗的方子

取乌鸡足，或者车前草捣烂，敷在患处。

如果已生成肿核，并流出脓血，治方如下

处方一：取热牛粪涂在患处，每天三次。

处方二：取白鲜皮，用水煎煮，煮好后服一升，就会吐出像小鼠仔一样的肿核。

处方三：取猫狸一只，用普通食用方法调制做羹，空腹服下，鼠瘘的肿核就会坏死并排出。另外，如果生吃，效果会更好。

处方四：取一只中等大的老鼠，再取像鸡蛋大的一团乱发，用腊月宰杀的三岁猪的猪油煎煮，煎至老鼠的骨肉及乱发完全消融。一半涂在患处，一半用酒服下，鼠瘘的肿核就会从疮里出来。姚氏说，这是秘不外传的方法。

《刘涓子鬼遗方》治鼠瘘方

处方一：取龟板、炙甘草、桂心、雄黄、干姜、炙狸骨六味药等份，共同捣成细末，再放入蜂蜜和匀，然后放入疮内，都能治愈。先在疮上灸，再给药，效果更好。

处方二：取柞木皮五升，用酒一斗，煎煮熟后把皮取出，再煎药汁到二升，一次服尽，疮中会有陈腐烂肉排出，病则痊愈。

另有治疗瘘疮的生肉膏

楝树白皮、鼠肉、当归各二两，薤白三两，生地黄五两，腊月猪油三升，以上药材共同煎煮成膏，敷在疮孔上，就可以使疮口生出新肉。

葛氏说，如果疮面较大但疮孔小，这是蚁瘘，治方如下

处方一：取穿山甲鳞片（已禁用）烧成灰，用猪油和匀，敷在患处。

处方二：取蜘蛛十四只烧成灰，将灰敷于患处，有良效。

另有治疗鼠瘘方

取桃树枝、叶，煎汤，先将疮口洗净，再将药液放入疮孔内，是非常有效的方子。

葛氏治疗口内生疮方

取东向生长的楝树根，锉细，用水煎煮，取清汁含漱数次后吐出，不要咽下。

治肉瘘方

取槐白皮，捣为细末，调和制成药丸，用棉布裹好放在疮内敷，很有效。

治鼠瘘方

处方一：石南、生地黄、雌黄、茯苓、黄连各二两，共同捣碎制成散，再敷在疮上，每日二次。

处方二：矾石三分（烧），斑蝥一分（炙，去头足），捣碎，用醋和匀，每次服半匕的量，不一会儿瘘虫便从小便中排出。本方出自《删繁方》。

附方

《肘后方》治疗风瘘：露蜂房一枚，炙为黄红色，捣为细末，每次用一钱，用腊月猪油调匀，敷在疮上。

《千金方》治疗鼠瘘：取鸡蛋一个和米一同炒半天，取出蛋黄，再炒黑，先把疮上脓汁擦拭干净，再取药放入疮孔内，三次即可痊愈。

《千金翼方》治蚁瘘：取穿山甲鳞片（已禁用）十四片，捣为细末，用猪油调匀，敷在患处。

《圣惠方》治疗蝼蛄瘘方：取榭树叶烧为灰，研为细末，另取榭树叶浸泡于泔水中，用这种浸泡过的水洗疮擦干，再把少量叶灰涂在疮内。

又有治各种瘘疮方：取松脂煎炼好后捣成细末，再把药末填满在疮孔内，每日用三四次。

治卒阴肿痛颓卵方第四十二

葛氏，男子阴卒肿痛方

灸足大趾第二节下横纹理正中央五壮，佳。姚云：足大趾本，三壮。

又方，桃核中仁，熬，末，酒服如弹丸。姚云：不过三。

又方，灶中黄土，末，以鸡子黄和，敷之。蛇床子，末，和鸡子黄，敷之，亦良。

又方，捣芜菁根，若马鞭草，敷，并良。姚同。

又方，鸡翮六枚，烧，并蛇床子末分等，合服，少随卵左右，敷卵，佳。姚方无蛇床子。

小儿阴疝，发时肿痛

依仙翁前灸法，随左右灸，瘥。

随痛如刺方

但服生夜干汁取下，亦可服丸药下之。云作走马汤，亦在尸注中有。

阴丸卒缩入腹，急痛欲死，名阴疝

狼毒四两，防风二两，附子三两。烧蜜丸，服三丸，如桐子大，日夜三度。

阴茎中卒痛不可忍

雄黄、矾石各二两，甘草一尺。水五升，煮取二升，渍。姚云：疗大如斗者。

葛氏，男子阴疮损烂

煮黄檗洗之，又白蜜涂之。

又方，黄连、黄檗分等。末之，煮取肥猪肉汁，渍疮讫，粉之。姚方，蜜煎甘草，末涂之，比者见有阴头肿，项下疮欲断者，猪肉汁渍。依姚方，即神效。

阴蚀欲尽者

虾蟆、兔矢分等。末，勃疮上。

阴痒汁出

嚼生大豆黄，涂之。亦疗尿灰疮。

姚疗阴痒生疮

嚼胡麻，涂之。

葛疗阴囊下湿痒皮剥

乌梅十四枚，钱四十文，三指撮盐，苦酒一升。于铜器内总渍九日，日洗之。又，煮槐皮若黄檗汁及香叶汁，并良。

疗人阴生疮，脓出臼方

高昌白矾一小两，捣细，麻人等份。研，炼猪脂一合，于瓷器中和搅如膏，然后取槐白皮，切，作汤，以洗疮上，拭令干，即取膏涂上，然后以楸叶贴上，不过三。

又，阴疮有二种，一者作白脓出，曰阴蚀疮。二者但亦作疮，名为热疮。若是热，即取黄檗一两，黄芩一两，切，作汤洗之，仍取黄连、黄檗，作末，敷之。

女子阴疮

末硫黄，敷上。姚同。

又，烧杏仁，捣，涂之。

又方，末雄黄、矾石各二分，麝香半分，捣，敷，姚同。

若阴中痛

矾石二分（熬），大黄一分，甘草半分。末，绵裹如枣以导之，取瘥。

若有息肉突出

以苦酒三升，渍乌喙五枚三日，以洗之，日夜三四度。

若苦痒，搔之痛闷

取猪肝，炙热，纳阴中，当有虫着肝。

小儿秃方

取白头翁根，捣，敷一宿，或作疮二十日，愈。

灸颓

但灸其上，又灸茎上，又灸白小腹脉上，及灸脚大指三中，灸一壮，又灸小指头，随颓左右着灸。

《姚氏方》

杨柳枝如足大指大，长三尺，二十枚。水煮令极热，以故纸及毡掩肿处，取热柳枝，更取拄之，如此取得瘥，止。

又卵颓

熟捣桃仁，敷之。亦疗妇人阴肿，燥即易之。

《小品》牡丹散，疗颓偏大气胀方

牡丹、防风、桂心、豉（熬）、铁精分等。合捣下，服方寸匕，小儿一刀圭，二十日愈。大良。婴儿以乳汁和，如大豆与之。

不用药法，疗颓必瘥方

令病人自把糯米饼子一枚，并皂荚刺一百个，就百姓间坐社处，先将皂荚刺分合社人、社官，三老以下各付一针，即出饼子示人。从头至尾，皆言从社官以下，乞针捶，社人问云：捶何物？患者云：捶人魁。周匝总遍讫，针并插尽，即时饼却到家，收掌于一处，饼干，颓不觉自散，永瘥，极神效。

附方

《千金方》有人阴冷，渐渐冷气入阴囊，肿满恐死，日夜疼闷不得眠。取生椒，择之令净，以布帛裹着丸囊，令厚半寸，须臾热气大通，日再易之，取消，瘥。

又，《外台秘要方》煮大蓟根汁，服之，立瘥。

《梅师方》治卒外肾偏肿疼痛。大黄，末，和醋涂之，干即易之。

又方，桂心，末，和水调方寸匕，涂之。

又方，治卒外肾偏疼。皂荚和皮为末，水调，敷之，良。

《初虞世方》治水癫偏大，上下不定疼痛。牡蛎不限多少，盐泥固济，炭三斤，煅令火尽，冷，取二两，干姜一两，炮。右为细末，用冷水调，稀稠得所，涂病处，小便利，即愈。

《经验方》治丈夫本藏气伤，膀胱连小肠等气。金铃子一百个，温汤浸过，去皮，巴豆二百个，槌微破，麸二升，同于铜锅内炒，金铃子赤熟为度，放冷，取出去核，为末。每服三钱，非时热酒，醋汤调并得。其麸，巴豆不用也。

《外台秘要》治膀胱气急，宜下气。芫荑，捣，和食盐末，二物等份，以绵裹如枣大，纳下部，或下水恶汁，并下气，佳。

又，治阴下湿。吴茱萸一升，水三升，煮三沸，去滓，洗，痒瘥。

又，治阴头生疮。以蜜煎甘草，涂之，瘥。

《千金方》治丈夫阴头痈，师所不能治。乌贼鱼骨，末粉敷之，良。

又，《千金翼方》鳖甲一枚，烧，令末，以鸡子白和，敷之，良。

白话译文

葛氏治疗男子阴部突发肿痛方

处方一：在足大指第二节的下横纹理正中央处，灸五壮，效果很好。姚氏说，在足大指根部，灸三壮。

处方二：取桃仁炒熟，捣为细末，每次以酒冲服弹丸大。姚氏说，不过三次即可痊愈。

处方三：取灶心土，捣碎成末，用鸡蛋黄和匀敷在患处。用蛇床子末加鸡蛋黄调匀后外敷，也有很好的效果。

处方四：取芜青根或者马鞭草，捣烂敷在患处，都有很好的效果。姚氏记载的药方与本方相同。

处方五：取鸡翅羽毛六根，烧为灰，另取蛇床子末等份，一同服用。稍后在睾丸的左右外敷，效果很好。姚氏记载的药方不用蛇床子。

治疗小儿阴部疝气，发作时肿痛

按照前面所说的葛仙翁灸法，在睾丸左右两侧灸，即可痊愈。

治疗刺痛方

服生射干汁使泄下，也可以做成丸药服下使泄下。据说这个方叫"走马汤"，在"尸注"篇中也有记载。

睾丸突然缩入腹内，剧烈疼痛像要死一样，这种病叫"阴疝"，治方如下

狼毒四两，防风二两，附子三两，研末后用炼蜜调和制成梧桐子大小的蜜丸，每日服三次。

治疗阴茎中突然疼痛难忍

雄黄、矾石各二两，甘草一尺，用水五升，煎煮到二升，浸泡。姚氏说，可以治疗肿得像斗一样大的阴茎肿痛。

葛氏治疗男子阴部生疮溃烂

处方一：用黄檗煎煮取汤清洗患处。还可以用白蜜涂敷患处。

处方二：黄连、黄檗各等份，研为细末。另外煎煮肥肉汤，浸泡疮处，擦拭干后，把药末撒在疮上。《姚氏方》则用蜂蜜煎甘草后，将甘草研为细末，涂在患处。近来有阴茎龟头肿大或阴茎冠状沟处将要断裂的，用猪肉汤浸泡，再依照姚氏方治疗，即可有神奇的效果。

治疗阴蚀病，见溃烂明显

取蛤蟆、兔粪各等份，共同研成粉末撒在疮上。

治疗阴部瘙痒流脓水方

取生的黄大豆，嚼烂后敷在患处。本方也能治疗尿灰疮。

姚氏治疗阴部瘙痒生疮方

取胡麻嚼烂后涂敷患处。

葛氏治疗阴囊下部湿痒，皮肤剥脱方

乌梅十四枚，铜钱四十文，食盐三指撮，醋一升，放在一个铜器内浸泡九天，然后用此药汁每天洗患处。另外，煎煮槐树皮或用黄檗汁及香叶汁外洗患处，都有很好的效果。

治疗阴部生疮，脓出后成臼方

高昌白矾一小两，捣为细末，取麻仁等份，研为细末，煎炼猪油一合，一起放入瓷器中，搅和成膏状。再取槐白皮切细，煎汤，洗疮处，擦干后，取药膏涂在疮上，然后取楸树叶敷上。不超过三次即可痊愈。

另外，阴疮有二种，一种形成凹臼，流脓，叫作阴蚀疮；另一种只成疮，名叫热疮。如果只是热疮，就取黄檗一两，黄芩一两，切细，煎煮做汤，用此药汁洗患处。另外取黄连、黄檗捣为细末，敷在患处。

治疗女子阴疮

处方一：把硫黄研为细末，敷在疮上。姚氏记载的药方和本方相同。
处方二：将杏仁烧后捣成细末涂到疮上。
处方三：取雄黄末、矾石各二分，麝香半分，捣为细末，敷在疮上。姚氏记载的药方和本方相同。

如果阴户疼痛，治方如下

矾石二分（炒），大黄一分，甘草半分，共同研为细末，用棉布裹成大枣形状，塞入阴道内，直到有效为止。

如果生出息肉，治方如下

用醋三升，浸泡乌喙五枚，浸泡三天后用此药汁洗患处，每日清洗三四次。

如果奇痒难忍，搔挠后又痛闷，治方如下

取猪肝烤热，塞入阴道中，就会有虫子附于猪肝上而出来。

治疗小儿秃疮方

把白头翁根捣烂，敷在患处一夜，也可以治痤疮，二十天就会痊愈。

灸阴部疝气

先在疝囊上灸，再在阴茎上灸，并灸白色小腹经脉上，以及脚大指三中灸一壮，再灸小指头，随疝气左右侧灸。

《姚氏方》

取二十根三尺长足大指粗的杨柳枝，用水煎煮到极热，用旧纸或者毛毯掩盖在肿处，再取热柳枝，趁热拄塞疝囊令囊回纳，柳枝冷后就更换，直到疝囊回纳病愈为止。

又有治疗阴囊疝的方子

取桃仁炒熟，捣成粉末，敷在患处。本方也可以治疗妇女阴肿，干后就更换。

《小品方》记载牡丹散治疗阴囊疝气，症见肿大胀痛明显，具体方药如下

牡丹、防风、桂心、豆豉（炒）、铁精各等份，一起捣成细末，每次服一方寸匕的量，小儿一刀圭的量，二十天就可痊愈，非常有效。如果是治疗婴儿，用乳汁调和成像大豆大的药丸喂服。

不服用药物，治疗阴囊疝气必愈方

让患者自己手持糯米饼一枚，以及皂荚刺一百个。到民间神社的地方，先把皂荚刺分给神社里的人，自三老以下不管社官还是社人，每人给一根刺，随即拿出饼给人看。从头到尾，都说从社官以下请求让人在饼子上面刺入皂荚刺。如果社人问：扎什么东西？患者就回答：扎人魁。走遍一周，最后皂荚刺分完插尽，及时把刺满皂荚刺的饼子拿回家中，收藏在一个地方。饼子干燥后，阴囊疝气不知不觉就好了，永不复发，非常有效。

附方

《千金方》记载有人患阴冷病，冷气逐渐侵入阴囊，肿胀严重，患者恐惧得要死，白天晚上疼痛烦闷不能入睡，治方如下：取生椒，挑拣洗净，用布帛包裹着放到阴囊上，裹半寸厚，一会儿就会生热气，感觉通畅，每天更换两次，至肿消即可痊愈。

另外，《外台秘要》记载一个方子：取大蓟根煮汤，服下立刻病愈。

《梅师方》治疗突发外阴一边肿并伴疼痛方。

处方一：把大黄研为粉末，用醋和匀，涂在患处，干后就更换。

处方二：把桂心研为粉末，用水调匀，取一方寸匕的量涂在患处。

治疗突发外阴一边疼痛：把皂荚连皮研为细末，用水调匀，敷在患处，有很好的效果。

《初虞世方》记载治疗阴部水肿胀大，阴部上下疼痛不定方：牡蛎不拘多少量，用盐泥包裹固定，取炭三斤，将牡蛎煅烧至炭火燃尽，冷却后取出二两，另取干姜一两（炮），共研为细末，用冷水调至稀稠适宜，涂到患处，小便通利就痊愈了。

《经验方》治疗男子肾气虚损至膀胱牵连小肠疼痛的这类疝气：金铃子一百个，用温水浸过，去皮；巴豆二百颗，用槌打到微微破裂；麦麸二升。上述药共同放在铜锅内炒，等金铃子红熟后，放冷后取出，去核研为末。每次服三钱，随时都可用热酒、醋、开水调服。其余的麦麸、巴豆不用。

《外台秘要》治疗膀胱气胀急迫，应该下气：芫荑，捣为细末，取相等量的食盐末共同调和均匀，再用棉布裹成像枣大小，塞入下部，有的可通下小便或恶水，还能下气，效果很好。

另有治疗阴下湿痒方：吴茱萸一升，水三升，煎煮三沸，去掉渣，洗痒处，即可痊愈。

另有治疗阴茎龟头生疮方：用蜂蜜煎甘草，涂在患处，即可痊愈。

《千金方》治疗男子阴茎龟头生痛痒，经多位医师治疗不愈。把乌贼骨研为细末，外敷到患处，有很好的效果。

另外《千金翼方》记载：取鳖甲一枚，烧后研成粉末，用鸡蛋清调和均匀后敷在患处，有很好的效果。

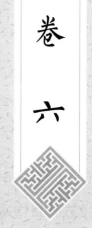

卷
六

治目赤痛暗昧刺诸病方第四十三

华佗禁方

令病人自用手两指擘所患眼，垂空咒之曰：疋疋，屋舍狭窄，不容宿客。即出也。

伤寒方末亦有眼方。

姚方，目中冷泪出，眦赤痒，乳汁煎方

黄连三分，蕤仁二分，干姜四分。以乳汁一升，渍一宿，微火煎取三合，去滓。取米大，敷眦。

睛为所伤损破方

牛旋，日二点，避风。黑睛破，亦瘥。

附方

《范注方》主目中泪出，不得开，即刺痛方。以盐如大豆许，纳目中，习习去盐，以冷水数洗目，瘥。

《博济方》治风毒上攻，眼肿痒涩，痛不可忍者，或上下睑眦赤烂，浮翳瘀肉侵睛，神效驱风散。五倍子一两，蔓荆子一两半。同杵末，每服二钱，水二盏，铜石器内煎及一盏，澄滓，热淋洗，留滓二服，又依前煎淋洗。大能明眼目，去涩痒。

《简要济众》治肝虚目睛疼，冷泪不止，筋脉痛，及眼羞明怕日，补肝散。夏枯草半两，香附子一两。共为末，每服一钱，蜡茶调下，无时。

《圣惠方》治眼痒急，赤涩。用犬胆汁注目中。

又方，治风赤眼。以地龙十条，炙干，为末，夜卧以冷茶调下二钱匕。

又方，治伤寒热毒气攻，眼生白翳。用乌贼鱼骨二两，不用大皮，杵末，入龙脑少许，更研令细，日三四度，取少许点之。

又方，治久患内障眼。车前子、干地黄、麦门冬等份。为末，蜜丸如梧桐子大，服屡效。

治目方，用黄连多矣，而羊肝丸尤奇异。取黄连（末）一大两，白羊子肝一具（去膜）。同于砂盆内研令极细，众手捻为丸，如梧桐子。每食以暖浆水吞二七枚，连作五剂，瘥。但是诸眼目疾，及障翳青盲，皆主之。禁食猪肉及冷水。刘禹锡云：有崔承元者，因官治一死罪囚出活之，因后数年，以病自致死。一旦崔为内障所苦，丧明，逾年后，半夜叹息独坐时，闻阶除间悉之声。崔问为谁，曰是昔所蒙活者囚，今故报恩至此。遂以此方告讫而没。崔依此合服，不数月眼复明，因传此方于世。

又方，今医家洗眼汤。以当归、芍药、黄连等份，停细，以雪水或甜水煎浓汁。乘热洗，冷即再温洗。甚益眼目，但是风毒，赤目花翳等，皆可用之。其说云：凡眼目之病，皆以血脉凝滞使然，故以行血药合黄连治之。血得热即行，故乘热洗之。用者无不神效。

又方，治雀目不计时月。用苍术二两，捣罗为散，每服一钱，不计时候。以好羊子肝一个，用竹刀子批破，糁药在内，麻绳缠定，以粟米泔一大盏，煮熟为度。患人先熏眼，药气绝，即吃之。《简要济众》治小儿雀目。

《梅师方》治目暗，黄昏不见物者。以青羊肝，切，淡醋食之。煮亦佳。

又方，治眼睛无故突一二寸者。以新汲水灌渍睛中，数易水，睛自入。

《崔元亮海上方》著此三名，一名西国草，一名毕楞伽，一名覆盆子。治眼暗不见物，冷泪浸淫不止，及青盲，天行目暗等。取西国草，日曝干，捣令极烂，薄绵裹之，以饮男乳汁中浸，如人行八九里久，用点目中，即仰卧，不过三四日，视物如少年。禁酒、油、面。

《千金方》点小儿黑花眼翳涩痛。用贝齿一两，烧作灰，研如面，入少龙脑，点之，妙。

又方，常服明目洞视。胡麻一石，蒸之三十遍，末，酒服，每日一升。

又方，古方明目黑发。槐子于牛胆中渍，阴干百日。食后吞一枚，十日身轻，三十日白发黑，百日内通神。

《孙真人食忌》主眼有翳。取芒硝一大两，置铜器中，急火上炼之，放冷后，以生绢细罗，点眼角中，每夜欲卧时一度点，妙。

305

《经验方》退翳明目白龙散。马牙消光净者，用厚纸裹，令按实，安在怀内着肉处，养一百二十日，取出，研如粉，入少龙脑，同研细。不计年岁深远，眼内生翳膜，渐渐昏暗，远视不明，但瞳仁不破散，并医得，每点用药末两米许，点目中。

又方，治内外障眼。苍术四两（米泔浸七日，逐日换水后，刮去黑皮，细切，入青盐一两，同炒黄色为度，去盐不用），木贼二两（以童子小便浸一宿，水淘，焙干）。同捣为末，每日不计时候，但饮食蔬菜，内调下一钱匕，服其验。

《经验后方》治虚劳眼暗。采三月蔓菁花，阴干，为末，以井花水，每空心调下二钱匕。久服长生，可读夜书。

《外台秘要》主目翳及努肉。用矾石最白者，纳一黍米大于翳上及努肉上，即冷泪出，绵拭之，令恶汁尽，其疾日日减，翳自消薄，便瘥。矾石须真白好者，方可使用。

又，补肝散，治三十年失明。蒺藜子，七月七日收，阴干，捣散，食后，水服方寸匕。

又，疗盲。猪胆一枚，微火上煎之，可丸如黍米大，纳眼中，食顷，良。

又方，治翳如重者。取猪胆白皮，曝干，合作小绳子如粗钗股大小，烧作灰，待冷。便以灰点翳上，不过三五度，即瘥。

又方，轻身益气明目。芜菁子一升，水九升，煮令汁尽，日干，如此三度，捣末，水服方寸匕，日三。

《斗门方》治火眼。用艾，烧令烟起，以碗盖之，候烟上碗成煤，取下，用温水调化，洗火眼，即瘥。更入黄连，甚妙。

《广利方》治眼筑损，努肉出。生杏仁七枚，去皮，细嚼，吐于掌中，及热以绵裹箸头，将点努肉上，不过四五度，瘥。

《药性论》云：空心用盐揩齿，少时吐水中洗眼，夜见小字，良。

顾含养嫂失明，含尝药视膳，不冠不食。嫂目疾须用蚺蛇胆，含计尽求不得。有一童子，以一合授含，含开乃蚺蛇胆也，童子出门，化为青鸟而去，嫂目遂瘥。

白话译文

华佗秘方

让患者自己用手指把患眼病的眼睑撑开，眼睛不看东西，并作咒语说："疋疋，房子狭窄，不能留客人过夜。"病就可好。

《伤寒方》末尾也记载有治眼病的药方。

《姚氏方》治眼中流冷泪，目眦红痒，治疗用乳汁煎方

黄连三分，蕤仁二分，干姜四分，上面三味药用乳汁一升浸泡一宿，小火煎煮得到三合，去掉渣，取米粒大，敷在目眦上。

眼睛为外物所伤，导致破损方

取牛尿，每天点眼二次，注意避风。黑眼珠破损，也能治好。

附方

《范注方》治疗眼中流泪，眼睛不能睁开，睁眼就刺痛方：取一小粒像黄豆大小般的盐，塞入眼中，慢慢去掉盐，用凉水冲洗眼睛几次，就可痊愈。

《博济方》治风毒上攻眼睛，眼睑红肿，眼睛干涩瘙痒，疼痛难以忍受，或者上下眼睑红肿，白膜胬肉遮住眼球，看东西不清楚。用神效祛风散。五倍子一两，蔓荆子一两半，共同捣为细末，每次用二钱，用水二盏，在铜器内煎得一盏，沉淀渣滓，取上层清液趁热淋洗眼睛，留下的渣滓，再按前面的煎法，煎水淋洗眼睛。这种方法使眼目明亮、止涩痒的效果非常好。

《简要济众》治疗肝虚所致眼睛痛，流冷泪不停，眼睛筋脉疼痛及眼睛怕见光及太阳。治疗用补肝散。夏枯草半两，香附子一两，共同捣为细末，每次服一钱，用蜡面茶调服，随时服用。

《圣惠方》治疗眼睛剧烈瘙痒，发红涩痛。取狗胆汁滴入眼睛内。

另有治疗风赤眼方：用地龙十条，炙干，研为末。晚上睡觉时用凉开水调服二钱匕的量。

治疗被寒热毒气上攻眼睛，眼睛内生出白翳方：用乌贼骨二两，除掉大皮，捣为细末，加入少量龙脑，再研为极细末，每天三四次，取少量点入眼内。

治疗患内障时间较长方：车前子、干地黄、麦门冬各等份，共同研成细末，用蜂蜜调和制成梧桐子大的药丸，内服，屡见疗效。

治疗眼病的药方大多用到黄连，而含有黄连的羊肝丸尤其具有神奇的疗效。取黄连末一大两，白羊肝一个，去掉表面的膜，共同放在砂盆内，研至极细，用手揉为丸，像梧桐子大。每次以热浆水吞服十四枚，连服五剂，即可痊愈。对于各种眼睛疾病，以及白内障、青光眼，都能治疗。服药期间，禁食猪肉及凉水。刘禹锡说：有一位叫崔承元的人，曾经救治过一个获死罪的囚徒，但几年之后这个囚徒因病而去世。有一天，崔承元因眼睛患内障而失明了。一年以后，半夜里崔承元一个人坐着叹息时，听到房间里窸窣的声音，崔承元问是谁。来人回答说是以前被他救活过的囚徒，今天前来报恩。于是告诉刘禹锡这个方子，说完就不见了。崔承元按照这个方子配药服用，数月之后，眼睛就可以看见东西了。因此，这个方子才得以传世。

又有现今医生所用的洗眼汤：用当归、芍药、黄连各等份，共同捣为细末，用雪水或甜水煎煮取浓汁，乘热洗眼，冷后再加温，对眼睛很有好处。如果患风毒火眼、花翳等，都可用这个处方。据说，凡是眼病，都是血脉凝滞所引起的，因此可以用活血的药物配合黄连来治疗。血得到温热后可以通行，所以要趁热洗眼。使用的人都取得很好的效果。

治疗夜盲不分时间早晚方：用苍术二两，捣细过筛后，为散剂，每次服用一钱，随时可服。取优质羊肝一个，用竹刀辟破，把药撒在里面，再用麻绳捆牢，取小米泔水一大盏，将羊肝煮熟。患者先用这种汤的热气熏眼，等药的气味消失后，再吃羊肝。这个方子出自《简要济众》治小儿夜盲篇。

《梅师方》治疗眼睛昏暗，黄昏后看不清东西：用青羊肝，切细，用淡醋蘸食。煮熟后食用也可以。

治疗眼睛不明原因向前突出一二寸：取新打的井水灌浸眼睛，换水几次，眼睛会自行缩回。

《崔元亮海上方》记载有以下三种药名：一个叫西国草，一个叫毕楞伽，一个叫覆盆子。治疗眼睛昏暗看不清东西，眼流冷泪不止，以及青光眼、天行目暗等。具体方药如下。取西国草在太阳下晒干，然后捣烂到极细，再用薄纱布包裹，浸泡在男婴儿母亲的乳汁中，浸泡大约人步行八九里路的时间。然后取乳汁点眼内，点完即仰卧，不过三四天，眼睛看东西就能像少年一样清晰。使用这个方子期间禁服酒及油面。

《千金方》治疗小儿眼睛患飞蚊症、眼翳、眼睛涩痛：用贝齿一两，烧为灰，将灰研细得像面粉一样，加入少量龙脑，点眼，有很好的效果。

长期服用可使眼睛明亮方：胡麻一石，上锅蒸三十遍，捣为细末，用酒冲服，每天一升。

可以明目黑发的古方：取槐树子放在牛胆汁中浸泡，阴干一百日。每次在饭后吞服一个，十日后可使身体轻健，三十日后可使白发变黑，百日内可收到神奇的效果。

《孙真人食忌》主治眼内生翳方：取芒硝一大两，放在铜器内，用急火熬炼，等冷却后用生绢做的细罗筛过取极细末，点在眼角内，每天夜晚睡前点一次，有很好的效果。

《经验方》中退翳明目的白龙散：取光亮洁净的马牙硝，用厚纸包裹，压实，放在怀中接触皮肤处，过一百二十日，取出来，研成细粉，加入少量龙脑，再一块研细。不论年龄大小或病情深浅，凡眼内生翳膜，眼睛昏暗，看不清东西，只要瞳仁没有破坏，都可医治。每次用药末两米粒大小左右，点入眼内。

治疗眼睛内外障方：取苍术四两，用米泔水浸泡七日，每日换水，取出后刮去黑皮，切细，加入青盐一两，共同炒至黄色，去掉青盐不用。另取木贼二两，用童子小便浸泡一宿，再用水淘净，焙干。上面两味药制好后共同捣为细末。每天不计时候，在吃蔬菜时调服一钱匕的量，服后很有效果。

《经验后方》治疗虚劳眼花目暗：采三月的蔓青花，阴干后研成细末。取用井花水，每次空腹调服二钱。常服可以延寿明目，深夜读书眼不花。

《外台秘要》主治目翳及胬肉方：白色光洁的矾石，取米粒大小，放在眼翳上及胬肉上，就可见有冷泪流出，用棉布擦去泪，使眼中的坏水流尽，病情可每日减轻，眼翳会逐渐消退，病也就痊愈了。矾石一定要用真品，白色上等的才能使用。

另有补肝散，可治疗三十年失明的眼病，方如下：于七月七日采收蒺藜子，阴干，细捣为散，每次在饭后用水冲服一方寸匕的量。

治疗目盲方：猪胆一个，用小火煎煮，做成米粒大的丸子，放在人眼内，一顿饭的时间后，效果很好。

治疗眼生翳膜像有几层东西隔着一样：用猪胆白皮，晒干，搓作小细绳的样子，像粗钗股大小，烧作灰，等冷却后，便取灰点在眼翳上，不超过三五次，就可痊愈。

能使人轻身益气明目方：芜青子一升，用水九升，煎煮到水耗尽，晒干，再加水煎煮至水尽，晒干，这样制作三遍，再捣为细末。每次以水冲服一方寸匕的量，每天服三次。

《斗门方》治疗火眼：用艾点燃，冒烟后即用碗盖上，使烟气在碗上凝集成灰，取下烟灰，用温水调和溶化，用此水洗火眼，就可痊愈。如果加入黄连，效果更好。

《广利方》治疗眼睛损伤后生胬肉方：生杏仁七个，去皮，嚼细碎后，吐在手掌上，趁热用棉布裹在筷子头上，点在胬肉上，不过四五次，就可痊愈。

《药性论》记载：空腹用食盐揩抹牙齿，揩一会儿吐在水中，用这种水洗眼，夜间可看清小字，有很好的效果。

顾含赡养失明的嫂子，他每天为嫂子亲自品尝药物，检查日常的饮食，为嫂子操劳而顾不上梳理自己的头发，饮食也时常不规律。嫂子的眼病必须要用蚺蛇胆治疗，但顾含想方设法也没有找到。有一天，有一个童子将一盒东西送给顾含，他打开盒子一看正是蚺蛇胆，童子出门后，变做青鸟飞走了。经过治疗，嫂子的眼病也逐渐痊愈了。

治卒耳聋诸病方第四十七

葛氏，耳卒聋

取鼠胆，纳耳内，不过三，愈。有人云：侧卧沥一胆尽，须臾胆汁从下边出，初出益聋，半日顷，乃瘥。治三十年老聋。

又方，巴豆十四枚，捣，鹅脂半两，火熔，纳巴豆，和取如小豆，绵裹纳耳中，瘥。日一易。姚云：瘥三十年聋。

若卒得风，觉耳中恍恍者

急取盐七升，甑蒸使热，以耳枕盐上，冷复易。亦疗耳卒疼痛，蒸熨。

又方，栝萎根，削令可入耳，以腊月猪脂煎三沸，出塞耳，每日作，三七日即愈。

姚氏，耳痛有汁出方

熬杏仁令赤黑，捣如膏，以绵裹塞耳，日三易，三日即愈。

聤耳，耳中痛，脓血出方

月下灰，吹满耳令深入，无苦即自出。

耳聋菖蒲根丸

菖蒲根一寸，巴豆一粒（去皮心）。二物合捣，筛，分作七丸，绵裹，卧即塞，夜易之，十日立愈，黄汁，立瘥。

耳中脓血出方

细附子末，以葱涕和，灌耳中，良。单葱涕亦佳，侧耳令入耳。

耳中常鸣方

生地黄，切，以塞耳，日十数易。

《小品》疗聤耳，出脓汁散方

矾石二两（烧），黄连一两，乌贼鱼骨一两。三物为散，即如枣核大，绵裹塞耳，日再易。更加龙骨。

耳聋巴豆丸

巴豆一枚（去心、皮），斑蝥一枚（去翅、足）。二物合，捣，筛，绵裹塞耳中，再易，甚验。云此来所用则良。

又方，磁石、菖蒲、通草、薰陆香、杏仁、蓖麻、松脂。捣，筛为末，分等，蜡及鹅脂和硬，和为丸，稍长，用钗子穿心为孔，先去耳塞，然后纳于药，日再。初着痒，及作声，月余总瘥。殿中侯监效。

耳卒痛

蒸盐熨之。

痛不可忍，求死者

菖蒲、附子各一分。末，和乌麻油炼，点耳中，则立止。

聤耳脓血出

车辖脂塞耳中，脓血出尽，愈。

附方

《肘后方》疗耳卒肿，出脓水方。矾石烧，末，以笔管吹耳内，日三四度，或以绵裹塞耳中，立瘥。

《经验方》治底耳方。用桑螵蛸一个，慢火炙，及八分熟，存性，细研，入麝香一字为末，掺在耳内。每用半字，如神效。如有脓，先用绵包子捻去，次后掺药末入耳内。

又方，治耳卒聋。巴豆一粒，蜡裹，针刺令通透，用塞耳中。

《梅师方》治耳久聋。松脂三两（炼），巴豆一两。相和，熟捣可丸，通过以薄绵裹，纳耳孔中塞之，日一度易。

《圣惠方》治肾气虚损耳聋。用鹿肾一对，去脂膜，切，于豉汁中，入粳米二合，和煮粥，入五味之法调和，空腹令之作羹及酒并得。

《杜壬方》治耳聋，因肾虚所致，十年内一服愈。蝎至小者四十九枚，生姜如蝎大四十九片。二物铜器内炒，至生姜干为度，为末，都作一服，初夜温酒下，至二更尽，尽量饮酒，至醉不妨。次日耳中如笙簧，即效。

《胜金方》治耳聋立效。以干地龙，入盐，贮在葱尾内为水，点之。

《千金方》治耳聋。以雄黄、硫黄等份。为末，绵裹，塞耳中。

又方，酒三升，渍牡荆子一升，碎之，浸七日，去滓。任性服尽，三十年聋，瘥。

又方，以醇酢微火煎附子，削令尖，塞耳，效。

《外台秘要》，治聋。芥子捣碎，以人乳调和，绵裹，塞耳，瘥。

《杨氏产乳方》疗耳鸣无昼夜。乌头（烧作灰）、菖蒲等份。为末，绵裹，塞耳中，日再用，效。

白话译文

葛氏治疗突然耳聋方

处方一：剖取老鼠胆，放入耳内，不过三次就可痊愈。还有人说，患者侧躺后，从一侧耳朵放入胆汁，一会儿后胆汁从另一侧耳中流出。刚开始流出时，聋得更厉害，半天后就可痊愈。用这个方法可治疗三十年的耳聋患者。

处方二：取巴豆十四枚，捣碎成末，取鹅油半两，用火加热熔化，放入巴豆末，和匀后取小豆粒大小，用棉布裹后，放在耳内，就可痊愈，一天一换。姚氏说，可治愈三十年的耳聋。

如果突然感觉了风邪，自觉耳内听觉不清

处方一：急用食盐七升，放甑内蒸热，把耳朵枕在盐上，冷后更换。也可治疗耳道急性疼痛，用时将蒸盐敷患处。

处方二：用瓜蒌根，削成可以放到耳内那样的粗细，用腊月的猪油煎三

沸，取出来，塞到耳内，每天一次，二十一天后就可痊愈。

姚氏治疗耳痛伴有脓水流出方

把杏仁炒到红黑，捣成膏状，用棉布裹住，塞在耳内，每天更换三次，三天后就可以痊愈。

治耳聤、耳道疼痛、出脓血方

取锅底灰，吹到耳道内，使耳满并没有痛苦，待锅底灰自行出来后病就可痊愈。

治疗耳聋的菖蒲根丸

取菖蒲根一寸，巴豆一枚（去皮、芯），以上两味药共同捣碎过筛制成细末，制成七个药丸，用棉布裹住，卧床时塞入耳内，夜间更换一次，十天后就可痊愈。如果治疗耳中流黄水，使用后马上可痊愈。

治疗耳中流浓血方

取细附子，捣为细末，用葱膜黏液和匀，灌到耳道中，有很好的效果。单用葱膜黏液也有效。使用时应侧耳，方便药物进入。

治疗经常耳鸣方

取生地黄切碎，塞入耳中，每天更换十余次。

《小品方》治疗耳聤、使脓液流出的散方

矾石二两（烧），黄连一两，乌贼骨一两，三味药共同捣为散，取出像枣核大小的量，用棉布裹好塞入耳道，每天换一次。另外也可再加入龙骨。

治疗耳聋方

处方一：巴豆丸，取巴豆一枚（去芯、皮），斑蝥一只（去翅、足），二味药共同捣碎过筛，用棉布裹好塞入耳道中，每天更换一次，效果很好。据说，凡是使用本方治疗的患者，都有良好效果。

处方二：取磁石、菖蒲、通草、熏陆香、杏仁、蓖麻、松脂各等份，共同捣碎过筛制成细末，再用蜡及鹅油调和制成略为长形的硬丸，用钗子从中心穿孔。用时先去净耳屎，然后将药丸放入耳内，每天换药两次。刚放入药

丸时有痒感并有耳鸣，经一个月后便会痊愈。殿中侯监使用有效。

治疗耳朵突发疼痛

取盐蒸热，熨敷。

治疗耳痛难忍，痛不欲生

菖蒲、附子各一分，捣为细末，和乌麻油煎炼，点耳中，点后疼痛立止。

治疗聤耳，症见耳中流脓血

取车轴油，塞入耳中，使脓血流尽，即愈。

附方

《肘后方》治疗耳朵突发肿痛，并有脓水流出方：取矾石烧成末，用笔管吹入耳内，每天三四次。或用棉布裹好塞入耳中，可立即痊愈。

《经验方》治疗耳底痛方：取桑螵蛸一个，用慢火炙成八成熟，存性，研至极细，加入麝香末一字的量，混合后撒到耳内，每次用半字的量，有神奇的疗效。如果有脓，先用棉球蘸去脓，然后再将药末撒入耳内。

又有治疗突发耳聋方：取巴豆一颗，用蜡包裹，用针从中穿透，塞入耳中。

《梅师方》治疗长期耳聋：松脂三两（炼制），巴豆一两，两药掺和在一起，充分捣烂至可以做成药丸的程度，然后用薄棉布包裹塞到耳道内，每天一换。

《圣惠方》治疗肾气虚损型耳聋：取鹿肾一对，去脂膜，切细，放到豆豉汁内，再加入粳米二合，共同煮粥，另加入五味调料，按一般调制法制作，空腹服用，做成羹或酒，都有效。

《杜壬方》治疗肾虚所引起的耳聋，患病十年以内的，服一次即可痊愈，治方如下：取体形较小的蝎子四十九只，与蝎子大小相仿的姜片四十九片，以上二味药置于铜器内炒至生姜干为度，捣为细末，全部一次服尽。刚入夜时开始用温酒冲服，至二更时全部服完，尽量多饮酒，喝到醉也不碍事。第二天耳中会有像笙簧奏响的声音，即有疗效。

《胜金方》治疗耳聋有速效方：取干地龙，加入食盐，放入葱根内贮藏，待化为水，点耳内。

《千金方》治疗耳聋方。

处方一：取雄黄、硫黄各等份，捣成细末，用棉布裹好塞入耳内。

处方二：取酒三升，将牡荆子一升捣碎，放入酒中浸泡七天，去掉药渣，任意服尽。三十年的耳聋也能治愈。

处方三：取醇醋，放入附子用微火煎煮，煮好后再将附子削尖，塞入耳内，有效。

《外台秘要》治疗耳聋方：取芥菜子捣碎成末，用人奶调和均匀，再用棉布裹好塞入耳内，即可病愈。

《杨氏产乳方》治疗不分昼夜的耳鸣：取乌头（烧成灰）、菖蒲各等份，共同捣成细末，再用棉布裹好塞入耳道内，每天塞两次，有效。

治耳为百虫杂物所入方第四十八

葛氏，百虫入耳

以好酒灌之，起行自出。

又方，闭气，令人以芦吹一耳。

又方，以桃叶塞两耳，立出。

蜈蚣入耳

以树叶裹盐灰令热，以掩耳，冷复易，立出。

蚰蜒入耳

熬胡麻，以葛囊贮，枕之，虫闻香，则自出。

蚁入耳

炙猪脂、香物，安耳孔边，即自出。

神效方蚰蜒入耳

以牛酪灌满耳，蚰蜒即出，出当半销。若入腹中，空腹食好酪一、二升，即化为黄水而出。不尽，更作服。手用神验无比，此方是近得。

又方，小鸡一只，去毛、足，以油煎令黄，箸穿作孔，枕之。

又方，取蚯蚓，纳葱叶中，并化为水，滴入耳中，蚰蜒亦化为水矣。

317

附方

《胜金方》主百虫入耳不出。以鸡冠血滴入耳内，即出。

又，《千金方》捣韭汁，灌耳中，瘥。

又方，治耳中有物不可出。以麻绳剪令头散，敷好胶，着耳中物上黏之，令相着，徐徐引之令出。

又，《梅师方》取车釭脂，涂耳孔中，自出。

《续十全方》治虫入耳。秦椒末一钱，醋半盏浸良久，少少灌耳，虫自出。

《外台秘要》《肘后》治蚁入耳。烧鲮鲤甲，末，以水调，灌之，即出。

刘禹锡《传信方》治蚰蜒入耳。以麻油作煎饼枕卧，须臾蚰蜒自出而瘥。李元淳尚书在河阳日，蚰蜒入耳，无计可为，半月后，脑中洪洪有声，脑闷不可彻，至以头自击门柱。奏疾状危极，因发御药以疗之，无瘥者。为受苦不念生存，忽有人献此方，乃愈。

《兵部手集》治蚰蜒入耳。小蒜汁，理一切虫入耳，皆同。

钱相公《箧中方》治百节蚰蜒并蚁入耳。以苦醋注之，起行即出。

《圣惠方》治飞蛾入耳。酱汁灌入耳，即出。又，击铜器于耳旁。

《经验方》治水入耳。以薄荷汁点，立效。

白话译文

葛氏治疗各种虫子进入耳朵

处方一：取好酒灌入耳内，然后站立行走，耳内之物自然出来。
处方二：用嘴憋气，另外一人取芦苇秆吹患者的另一只耳朵。
处方三：取桃树叶塞入两耳内，虫子立刻就会出来。

治疗蜈蚣钻入耳朵

取树叶包裹盐灰，并把盐灰加热，敷盖在耳道口，冷后再换热的，蜈蚣立刻就会出来。

治疗蚰蜒进入耳朵

取胡麻炒香，装入葛囊中，做枕头用。虫闻到胡麻的香气就会自己出来。

治疗蚂蚁进入耳朵

烤猪油及其他有香气的东西，放到耳孔边，蚂蚁就会自己出来。

《神效方》治疗蚰蜒进入耳朵

处方一：取牛乳酪灌满耳道，蚰蜒即出，出来的蚰蜒已消融近半。如果已进入腹内，空腹吃上好的牛乳酪一二升，蚰蜒即可化为黄水而被排出。若一次未能排尽，可再服。本方亲手使用，效果无比灵验，也是最近才得到的。

处方二：取小鸡一只，去毛、去爪，用油煎至黄色，用筷子从中穿孔，枕在头下。

处方三：取蚯蚓放入葱叶内，待蚯蚓及葱叶均化为水后，将此水滴入耳内，蚰蜒随之也化为水。

附方

《胜金方》主治各种虫子进入耳内不出来：取鸡冠血滴入耳内，虫子立即就会出来。

另外，《千金方》记载捣韭菜汁，滴入耳内，即可让虫子出来。

治疗耳内进入杂物不能出来。

处方一：取麻绳一段，将一头剪散，蘸上好胶，放入耳内，耳中杂物即可黏上，待其相黏稳，慢慢将杂物拉出来。

处方二：《梅师方》记载用车轴油涂入耳道内，杂物自然就出来了。

《续十全方》治疗虫子进入耳朵：辣椒末一钱，加醋半盏，长时间浸泡，取少量灌入耳内，虫子自己就会出来。

《外台秘要》《肘后方》治疗蚂蚁进入耳朵：取穿山甲，烧后捣为细末，用水调匀，灌入耳内，蚂蚁即出。

刘禹锡《传信方》治疗蚰蜒进入耳朵：用麻油做煎饼，躺平枕在头下，片刻后蚰蜒会自己出来，病就好了。李元淳尚书在河阳的时候，有蚰蜒进入耳朵，没办法能让它出来，半个月后，脑袋内嗡嗡作响，闷痛不止，痛得自己用头撞击门柱。他将自己的症状及病情危重情况向皇上奏明，宫廷因而下发御药给他治疗，但也没能治好。因为病痛难忍，他都不想活了，忽然有个人献给他这个方子，这病才痊愈。

《兵部手集》治疗蚰蜒进入耳朵：小蒜汁可治疗各种虫子进入耳道，用法都一样。

钱相公《箧中方》治疗百节虫、蚰蜒及蚂蚁进入耳朵：用苦醋滴入耳内，站立行走，虫子即会自己出来。

《圣惠方》治疗飞蛾进入耳朵：取酱汁灌入耳内，飞蛾立即就会出来。还有在耳旁敲击铜器也有效。

《经验方》治疗水进入耳朵：用薄荷汁滴入耳内，立即见效。

治卒食噎不下方第四十九

葛氏方

取少蜜含之，即立下。

又方，取老牛涎沫，如枣核大，置水中饮之，终身不复患噎也。

附方

《外台秘要》治噎。羚羊角屑一物，多少自在，末之。饮服方寸匕。亦可以角摩噎上，良。

《食医心镜》治卒食噎。以陈皮一两，汤浸去穣，焙，为末，以水一大盏，煎取半盏，热服。

《圣惠方》治膈气，咽喉噎塞，饮食不下。用碓觜上细糠，蜜丸，弹子大，非时含一丸，咽津。

《广五行记》云：永徽中，绛州僧病噎不下食，告弟子，吾死之后，便可开吾胸喉，视有何物。言终而卒。弟子依言，而开视胸中，得一物形似鱼，而有两头遍身是肉鳞，弟子置器中，跳跃不止，戏以诸味，皆随化尽。时夏中，蓝多作淀，有一僧以淀置器中，此虫遂绕器中走，须臾化为水。

白话译文

葛氏方

处方一：取少量蜂蜜含在口中，立即可吃下东西。

处方二：取枣核大的老牛口水，放到水中服下，终生都不会再患食物堵住食管的疾病。

附方

《外台秘要》治疗食噎症方：取羚羊角屑一味，不拘多少，研为细末，用水冲服一方寸匕的量。也可用羚羊角摩敷噎处，有良效。

《食医心镜》治疗突发噎食：取陈皮一两，用热水浸泡，去内瓤，焙干为末，用水一盏，煎煮至一半，趁热服用。

《圣惠方》治疗膈气、咽喉噎塞、饮食不下：取碓口处的细糠，用蜂蜜调和制成弹子大的药丸，随时含服一丸，将津液咽下。

《广五行记》记载：永徽中期，绛州一僧人患噎食病，饮食不能咽下。告诉弟子们说，我死以后，你们就可打开我的胸喉部，看一下到底是有什么东西塞住了。说完就死去了。弟子们按照他的遗嘱，打开胸部查看，看到一个动物，外形像鱼，但是有两个头，遍体都长满肉鳞。弟子将它放入器皿内，跳跃不止。弟子们觉得很新奇，就尝试拿来各种东西放入器皿内，这些东西都随之化尽。此时正值盛夏，这个时节有蓝淀，有一僧人将蓝淀放入器皿内，这个虫子就在器皿中绕开蓝淀走，片刻后化成了水。

治卒诸杂物鲠不下方第五十

食诸鱼骨鲠

以鱼骨于头上，立即愈。下云馨咳即出。

又方，小嚼薤白令柔，以绳系中，持绳端，吞薤到鲠处，引之，鲠当随出。

疗骨鲠

仍取所余者骨，左右手反复掷背后，立出。

杂物鲠方

解衣带，目窥下部，不下即出。

又方，好蜜，以匕抄，稍稍咽之，令下。

鱼骨鲠在喉中，众法不能去者方

取饴糖，丸如鸡子黄大，吞之，不去，又吞，以渐大作丸，用得效。

附方

《斗门方》治骨鲠。用鹿角为末，含津咽下，妙。

《外台秘要》疗鲠。取虎骨为末，水服方寸匕。

又方，蝼蛄脑一物，吞。亦治刺不出，敷之，刺即出。

又方，口称鸬鹚，则下。

又，《古今录验》疗鱼鲠骨横喉中，六七日不出。取鲤鱼鳞、皮，合烧作屑，以水服之则出，未出，更服。

《胜金方》治小儿大人一切骨鲠，或竹木签刺喉中不下方。于腊月中取鳜鱼胆，悬北檐下，令干。每鱼鲠，即取一皂子许，以酒煎化，温温呷。若得逆，便吐，骨即随顽涎出。若未吐，更吃温酒，但以吐为妙。酒即随性量力也，若未出，更煎一块子，无不出者。此药但是鲠物在脏腑中，日久痛，黄瘦甚者，服之皆出。若卒求鳜鱼不得，鲎鱼、鲩鱼、鲫鱼俱可，腊月收之，甚佳。

孟诜云：人患卒痦。取杏仁三分（去皮尖，熬，别杵），桂一分。和如泥，取李核，用绵裹含，细细咽之。日五夜三。

白话译文

吃各种鱼时被鱼骨鲠住咽喉

处方一：取鱼骨置于头上，可立愈。还说，随咳声即出。

处方二：慢慢咀嚼少量薤白，嚼到薤白变柔软后，用一段细绳系牢，手抓细绳的另一端，将薤白吞咽到鱼骨鲠住的地方，再将绳头牵引上来，鱼骨头就会随之而出。

治疗骨鲠方

取还没吃完的鱼的骨头，用左右手反复投向背后，鱼骨头立即就能排出。

治疗被杂物卡喉方

处方一：解开衣带，眼睛看着身体下部，卡住的东西不下去就会出来。

处方二：取上好蜂蜜，用勺子抄起慢慢咽服，可使卡喉的东西吞下。

鱼骨卡在咽喉内，用各种方法不能排除时

把饴糖做成鸡蛋黄大的丸，吞下去；如果鱼骨头仍不下去，就再吞，逐渐加大糖丸的量，一直用到有效。

附方

《斗门方》治疗鱼骨头卡喉：取鹿角研为细末，含服，用津液咽下，有良效。

《外台秘要》治疗鱼骨头卡喉。

处方一：取虎骨研为细末，用水冲服一方寸匕的量。

处方二：取蝼蛄脑一味，吞服。也治疗皮肤有刺拔不出来，以蝼蛄脑敷到有刺的地方，刺即可出来。

处方三：口中不断称呼"鸬鹚，鸬鹚"，即可排下。

又有《古今录验》治疗鱼骨头横卡在喉中，六七天都排不出：取鲤鱼鳞、皮，共同烧成屑，再用水冲服，鱼骨就会出来。如果仍没有排出，可再服。

《胜金方》治小儿、大人一切骨鲠，或竹木签刺入喉中不能吞下方：在腊月中取鳜鱼胆悬挂在北屋檐下，阴干。每当发生鱼鲠卡喉时，即可取一皂子大小，用酒煎煮溶化，趁温小口慢慢咽下。如果感觉有呕逆感，便可呕吐，鱼骨头即会随呕出的痰涎而出。如果没吐，可再服温酒，只以能呕吐为好。酒可随个人酒量而饮用，如果仍未排出，再煎煮一小块鳜鱼胆，没有排不出的。此药对于只要是鲠物在体内的，即使疼痛已经很久，患者明显黄瘦的，服后都能排出。如果是急要鳜鱼的时候又没有时，蠡鱼、鲩鱼、鲫鱼也都可用，腊月收制效果特别好。

孟诜说治疗人突患哑病，可用下方：取杏仁三分（去皮、尖，炒），桂枝一分，分别捣成细末，共同调和成泥状。取李子核大的药泥，用棉布裹好含在口中，慢慢咽津液，白天含服五次，夜里含服三次。

治卒误吞诸物及患方第五十一

葛氏，误吞钗方

取薤曝令萎，煮使熟，勿切，食一大束，钗即随出。生麦菜若节缕，皆可用。

误吞钉及箭、金针、钱铁等物方

多食肥羊脂、诸般肥肉等，自裹之，必得出。

吞诸珠珰铁而鲠方

烧弩铜令赤，纳水中，饮其汁，立愈。

误吞钱

烧火炭末，服方寸匕，即出。《小品》同。
又方，服蜜三升，即出。

姚氏，食中吞发，绕喉不出方

取梳头发，烧作灰，服一钱匕。

吞环若指驱

烧鹅羽数枚，末，饮之。

吞钱

腊月米饧，顿服半升。
又方，浓煎艾汁服，效。

附方

《圣惠方》治误吞银环子、钗子。以水银半两服之，再服，即出。

又方，治小儿误吞针。用磁石如枣核大，磨令光，钻作窍，丝穿，令含，针自出。

又方，治小儿误吞铜铁物，在咽喉内不下。用南烛根，烧，细研，熟水调一钱，下之。

钱相公《箧中方》疗误吞钱。以磁石枣许大一块，含之，立出。

又方，取艾蒿一把，细锉，用水五升，煎取一升，顿服，便下。

又《外台秘要》取饴糖一斤，渐渐尽食之，环及钗便出。

又《杨氏产乳》葈耳头一把，以水一升，浸水中，十余度饮水，愈。

《孙用和方》治误吞金银，或钱，在腹内不下方。石灰一杏核大，硫黄一皂子大，同研为末，酒调下，不计时候。

《姚氏方》治食中误吞发，绕喉不出。取己头乱发，烧作灰，服一钱匕，水调。

陈藏器云：故锯无毒，主误吞竹木入喉咽，出入不得者，烧令赤，渍酒中，及热饮，并得。

白话译文

葛氏治疗误吞钗方

取薤白，日光下曝晒到萎蔫的程度，再上锅煮熟，不用切，吃下一大把。钗即随之排出。生麦菜或节缕，也都可以使用。

治疗误吞铁钉或箭、金针、钱铁等物方

多服肥羊油、各种肥肉等，误吞的东西与肥油、肉等会相互裹在一起，就一定能排出。

治疗误吞下各种珠子、耳环、金属饰物而卡喉方

取弓弩铜器烧红，放入水中，饮服此水，立刻痊愈。

治疗误吞钱币

处方一：取火炭，烧为末，服一方寸匕的量，即可排出。《小品方》与本方相同。

处方二：服蜂蜜三升，即可排出。

327

姚氏治疗吃饭时误吞入头发，缠绕在喉咙里不能出来方

梳取头发，烧为灰，服一钱匕的量。

治疗误吞入耳环或戒指

取鹅羽毛数根，烧为末，冲服。

治疗误吞钱币

处方一：取腊月米糖，一次服下半升。
处方二：取艾，煎煮取浓汁服，有效。

附方

《圣惠方》治疗误吞银耳环、钗子：取水银半两口服，服两次即可排出。

另有治疗小孩误吞针方：取枣核大一块磁石，磨至光洁，中心钻一孔，用丝线穿过，将磁石含入口，针自会吸引出。

治疗小儿误吞铜铁物器，卡在咽喉部下不去：取南烛根，火烧后研成细末，用开水调服一钱，即可排下。

钱相公《箧中方》治疗误吞钱币。

处方一：取枣子大的一块磁石，含在口里，立刻可吸出钱币。
处方二：取艾蒿一把，锉细，用水五升，煎煮得一升，一次服尽，即可排下。

又有《外台秘要》治疗方：取饴糖一斤，慢慢吃完，误吞的环及钗等物即可排出。

《杨氏产乳》记载：取苍耳头一把，用水一升浸泡，喝这种水十余次，就可痊愈。

《孙用和方》治疗误吞金银或钱币，在腹中排不下方：取杏核大的石灰一块，皂子大的硫黄一块，共同研为细末，用酒调服，不计时候随时服下。

《姚氏方》治疗进食时误吞下头发，缠绕在喉咙不出来：取患者头上的乱发，烧为灰，用水调服一钱匕的量。

陈藏器说：旧锯没有毒，并主治误将竹、木吞入咽喉，下不去出不来。可将旧锯烧红，浸泡在酒中，趁热喝酒，都有效。

治面疱发秃身臭心惛鄙丑方第五十二

葛氏疗年少气充，面生疱疮

胡粉、水银、腊月猪脂，和熟研，令水银消散，向暝以粉面，晓拭去，勿水洗，至暝又涂之，三度即瘥。姚方同。

又方，涂麋脂，即瘥。

又方，三岁苦酒，渍鸡子三宿，软，取白，以涂上。

《隐居效方》疱疮方

黄连、牡蛎各二两。二物捣，筛，和水作泥。封疮上，浓汁粉之，神验。

冬葵散

冬葵子、柏子仁、茯苓、瓜瓣各一两。四物为散，食后服方寸匕，日三，酒下之。

疗面及鼻酒齇方

真珠、胡粉、水银分等，猪脂和涂。又，鸬鹚矢和腊月猪脂涂，亦大验，神效。

面多䵟𪒟，或似雀卵色者

苦酒煮术，常以拭面，稍稍自去。

又方，新生鸡子一枚，穿去其黄，以朱末一两，纳中漆固。别方云：蜡塞，以鸡伏着例，出取涂面，立去而白。又别方，出西王母枕中，陈朝张贵妃常用膏方，鸡子一枚，丹砂二两，末之，仍云，安白鸡腹下伏之，余同。鸡子令面皮急而光滑，丹砂发红色，不过五度敷面，面白如玉，光润照人，大佳。

卒病余面如米粉敷者

熬矾石，酒和涂之。姚云：不过三度。

又方，白蔹二分，杏仁半分，鸡矢白一分。捣下，以蜜和之，杂水以拭面，良。

疗人头面患疬疡方

雄黄、硫黄、矾石，末，猪脂和，涂之。

又方，取生树木孔中蚛汁拭之，末桂，和敷上，日再三。

又方，蛇蜕皮，熟，以磨之，数百度，令热。乃弃草中，勿顾。

疗人面体黧黑，肤色粗陋，皮厚状丑

细捣羖羊胫骨，鸡子白和，敷面，干，以白粱米泔汁洗之，三日如素，神效。

又方，芜菁子二两，杏仁一两，并捣，破栝蒌去子囊，猪胰五具。淳酒和，夜敷之。寒月以为手面膏。别方云：老者少，黑者白。亦可加土瓜根一两，大枣七枚，自渐白悦。姚方，猪胰五具。神验。

《隐居效验方》面黑令白，去黯方

乌贼鱼骨、细辛、栝蒌、干姜、椒各二两。五物切，以苦酒渍三日，以成炼牛髓二斤煎之，苦酒气尽药成。以粉面，丑人特异鲜好，神妙方。

又，令面白如玉色方

羊脂、狗脂各一升，白芷半升，甘草一尺，半夏半两，乌喙十四枚。合煎，以白器成，涂面，二十日即变，兄弟不相识，何况余人乎？

《传效方》疗化面方

真珠屑、光明砂，并别熟研，冬瓜、陈仁各二两，亦研，水银四两，以四五重帛练袋子贮之。铜铛中醋、浆微火煮之一宿一日，堪用。取水银和面脂，熟研使消，乃合珠屑、砂，并瓜子末，更合调，然后敷面。

又，疗人面无光润，黯及皱，常敷面脂方

细辛、葳蕤、黄芪、薯蓣、白附子、辛夷、芎藭、白芷各一两，栝蒌、木兰皮各一分，成炼猪脂二升。十一物切之，以绵裹，用少酒渍之一宿，纳猪脂煎之七上七下，别出一片白芷，内煎，候白芷黄色成，去滓，绞，用汁以敷面，千金不传，此膏亦疗金疮，并吐血。

疗人黯，令人面皮薄如舜华方

鹿角尖，取实白处，于平石上以磨之，稍浓取一大合，干姜一大两，捣，密绢筛，和鹿角汁，搅使调匀。每夜先以暖浆水洗面，软帛拭之，以白蜜涂面，以手拍使蜜尽，手指不黏为尽，然后涂药。平旦还以暖浆水洗，二三七日，颜色惊人。涂药不见风日，慎之。

又，面上暴生黯方

生杏仁，去皮，捣，以鸡子白和，如煎饼面，入夜洗面，干，涂之，旦以水洗之，立愈。姚方云：经宿拭去。

面上㾴癗子化面并疗，仍得光润皮急方

土瓜根，捣，筛，以浆水和，令调匀，入夜浆水以洗面，涂药，旦复洗之，百日光华射人，夫妻不相识。

葛氏服药取白方

取三树桃花，阴干，末之。食前，服方寸匕，日三。姚云：并细腰身。

又方，白瓜子中仁五分，白杨皮二分，桃花四分。捣，末，食后，服方寸匕，日三，欲白，加瓜子。欲赤，加桃花。三十日面白，五十日手足俱白。又，一方，有橘皮三分，无杨皮。

又方，女苑三分，铅丹一分。末，以醋浆服一刀圭。日三服，十日大便黑，十八十九日如漆，二十一日全白。便止，过此太白。其年过三十，难复疗。服药忌五辛。

又方，朱丹五两，桃花三两。末，井朝水服方寸匕，日三服。十日知，二十日太白，小便当出黑汁。

又方，白松脂十分，干地黄九分，干漆五分（熬），附子一分（炮），桂心二分。捣，下筛，蜜丸。服十丸，日三。诸虫悉出，便肥白。

又方，干姜、桂、甘草分等。末之，且以生鸡子一枚，纳一升酒中，搅温，以服方寸匕，十日知，一月白光润。

又方，去黑

羊胆、猪胰、细辛等分，煎三沸，涂面咽，且醋浆洗之。

又方，茯苓、白石脂分等。蜜和，涂之，日三度。

服一种药，一月即得肥白方

大豆黄炒，舂如作酱滓，取纯黄一大升，捣，筛，炼猪脂和令熟丸，酒服二十丸，日再，渐加至三四十丸，服尽五升，不出一月，即大能食，肥白。试用之。

疗人须鬓秃落不生长方

麻子仁三升，秦椒二合。置泔汁中一宿，去滓，日一沐，一月长二尺也。

又方，蔓荆子三分，附子二枚。碎，酒七升，合煮，器中封二七日，泽沐，十日长一尺。勿近面上，恐有毛生。

又方，桑白皮，锉三二升，以水淹，煮五六沸，去滓，以洗须鬓，数数为之，即自不落。

又方，麻子仁三升，白桐叶一把。米泔煮五六沸，去滓，以洗之，数之则长。

又方，东行桑根长三尺，中央当甑饭上蒸之，承取两头汁，以涂须鬓，则立愈。

疗须鬓黄方

烧梧桐灰，乳汁和。以涂肤及须鬓，佳。

染发须，白令黑方

醋浆煮豆，漆之，黑如漆色。

又方，先洗须发令净，取石灰、胡粉分等。浆和温，夕卧涂讫，用油衣包裹，明日洗去，便黑，大佳。

又，拔白毛，令黑毛生方

拔去白毛。以好白蜜任孔中，即生黑毛。眉中无毛，亦针挑伤，敷蜜，亦毛生。比见诸人水取石子研丁香汁，拔讫，急手敷孔中，亦即生黑毛。此法大神验。

若头风白屑，捡风条中方、脂泽等方，在此篇末。

姚方疗黚

白蜜和茯苓，涂上。满七日，即愈。

又，疗面胡粉刺方

捣生菟丝，绞取汁，涂之，不过三五上。

又，黑面方

牯羊胆、牛胆，淳酒三升。合煮三沸，以涂面，良。

面上恶疮方

黄连、黄檗、胡粉各五两。下筛，以粉面上疮。疮方并出本条中，患，宜捡用之。

葛氏疗身体及腋下狐臭方

正旦以小便洗腋下，即不臭。姚云：大神验。

又方，烧好矾石，作末，绢囊贮。常以粉腋下，又用马齿矾石，烧令汁尽，粉之，即瘥。

又方，青木香二两，附子一两，石灰一两。细末，着粉腋中。汁出，即粉之。姚方有矾石半两，烧。

又方，炊饭及热丸，以拭腋下臭，仍与犬食之，七日一如此，即瘥。

又方，煮两鸡子熟，去壳皮，各纳腋下，冷，弃三路口，勿反顾，三为之，良。

姚方，取牛脂、胡粉，合椒，以涂腋下，一宿即愈。可三两度作之，则永瘥。

又两腋下及手足掌、阴下股里，常汗湿致臭方

干枸杞根、干蓄根、甘草半两，干章陆、胡粉、滑石各一两。六物以苦酒和。涂腋下，当汁出，易衣更涂，不过三敷，便愈。或更发，复涂之。不可多敷，伤人腋。余处亦涂之。

若股内阴下常湿且臭，或作疮者方

但以胡粉一分，粉之，即瘥。常用验方。

《隐居效方》疗狐臭

鸡舌、藿香、青木香、胡粉各二两。为散，纳腋下，绵裹之，常作，瘥。

令人香方

白芷、熏草、杜若、杜衡、藁本分等。蜜丸为丸，但旦服三丸，暮服四丸，二十日足下悉香，云大神验。

又方，瓜子、芎䓖、藁本、当归、杜衡、细辛各二分，白芷、桂各五分。捣下，食后服方寸匕，日三服。五日口香，一十日肉中皆香，神良。

《小品》又方，甘草、松树根及皮、大枣、甜瓜子。四物分等，末，服方寸匕，日三。二十日觉效，五十日身体并香，百日衣服床帏皆香，姚同。

疗人心孔惛塞，多忘喜误

七月七日，取蜘蛛网着领中，勿令人知，则永不忘也。姚方同。

又方，丁酉日，密自至市买远志，着巾角中还，末服之，勿令人知。姚同。

又方，丙午日，取鳖甲着衣带上，良。

又方，取牛、马、猪、鸡心，干之，末，向日酒服方寸匕，日三，问一知十。

孔子大圣智枕中方，已出在第九卷。姚同。

又方，茯苓、茯神、人参五分，远志七分，菖蒲二分。末，服方寸匕，日三夜一服。

又方，章陆花阴干一百日，捣末，暮水服方寸匕，暮卧思念所欲知事，即于眠中醒悟。

又方，上党人参半斤，七月七日麻勃一升。合捣，蒸使气尽遍。服一刀圭，暮卧，逆知未然之事。

疗人嗜眠喜睡方

马头骨，烧作灰，末，服方寸匕，日三夜一。

又方，父鼠目一枚，烧作屑，鱼膏和，注目外眦，则不肯眠，兼取两目绛囊裹带。

又方，麻黄、术各五分，甘草三分。日中南捣末，服一方寸匕，日三。姚方，人不忘。

菖蒲三分，茯苓五分，伏神、人参各五分，远志七分。末，服方寸匕，日三夜一，五日则知，神良。

敷用方，头不光泽，腊泽饰发方

青木香、白芷、零陵香、甘松香、泽兰各一分。用绵裹，酒渍再宿，纳油里煎再宿，加腊泽斟量硬软，即火急煎，着少许胡粉、胭脂讫，又缓火煎令黏极，去滓作梃以饰发，神良。

作香泽涂发方

依腊泽药，纳渍油里煎，即用涂发，亦绵裹，煎之。

作手脂法

猪胰一具，白芷、桃仁（碎）各一两，辛夷各二分，冬瓜仁二分，细辛半分，黄瓜、栝蒌仁各三分。以油一大升，煮白芷等二三沸，去滓，挼猪胰取尽，乃纳冬瓜、桃仁末，合和之，膏成，以涂手掌，即光。

莘豆香藻法

莘豆一升，白附、芎䓖、白芍药、水栝蒌、当陆、桃仁、冬瓜仁各二两。捣，筛，和合，先用水洗手面，然后敷药粉饰之也。

六味熏衣香方

沉香一片，麝香一两，苏合香（蜜涂微火炙，少令变色），白胶香一两。捣沉香令破如大豆粒，丁香一两亦别捣，令作三两段，捣余香讫，蜜和为炷，烧之。若熏衣着半两许。又，藿香一两，佳。

葛氏，既有膏敷面染发等方，故疏脂泽等法，亦粉饰之所要云。

发生方

蔓荆子三分，附子二枚，生用并碎之，二物以酒七升和，纳瓷器中封闭，经二七日药成。先以灰汁净洗须发，痛拭干，取乌鸡脂揩，一日三遍，凡经七日，然后以药涂，日三四遍，四十日长一尺，余处则勿涂。

附方

《肘后方》姚氏疗黚。茯苓，末，白蜜和涂上，满七日，即愈。

又方，疗面多皯𪒟如雀卵色。以羖羊胆一枚，酒二升，合煮三沸，以涂拭之，日三度，瘥。

《千金方》治血黚面皱。取蔓菁子烂研，入常用面脂中，良。

《崔元亮海上方》灭瘢膏。以黄矾石（烧令汁出）、胡粉（炒令黄）各八分，惟须细研，以腊月猪脂和，更研如泥，先取生布揩令痛，则用药涂，五度。又取鹰屎白，燕窠中草烧作灰等份，和人乳涂之，其瘢自灭，肉平如故。

又方，治面黚黑子。取李核中人，去皮细研，以鸡子白和如稀饧，涂，至晚每以淡浆洗之，后涂胡粉，不过五六日，有神。慎风。

《孙真人食忌》去黡子。取石灰，炭上熬令热，插糯米于灰上，候米化，即取米点之。

《外台秘要》救急去黑子方。夜以暖浆水洗面，以布揩黑子令赤痛，水研白檀香，取浓汁以涂之，旦又复以浆水洗面，仍以鹰粪粉黑子。

又，令面生光方。以密陀僧用乳煎，涂面，佳。兼治齇鼻疱。

《圣惠方》治黚𪒟斑点方。用密陀僧二两，细研，以人乳汁调，涂面，每夜用之。

又方，治黑痣生于身面上。用藜芦灰五两，水一大碗，淋灰汁于铜器中贮，以重汤煮，令如黑膏。以针微拨破痣处点之，良。不过三遍，神验。

又方，生眉毛。用七月乌麻花，阴干为末，生乌麻油浸，每夜敷之。

《千金翼》老人令面光泽方。大猪蹄一具，洗净，理如食法，煮浆如胶，夜以涂面，晓以浆水洗面，皮急矣。

《谭氏小儿方》疗豆疮瘢面黡。以密陀僧细研，水调，夜涂之，明旦洗去，平复矣。有治病疮三方，具风条中。

《千金方》治诸腋臭。伏龙肝浇作泥，敷之，立瘥。

《外台秘要》治狐臭，若股内阴下恒湿臭，或作疮。青木香，好醋浸，致腋下夹之，即愈。

又，生狐臭。以三年酽醋，和石灰敷之。

《经验方》善治狐臭。用生姜涂腋下，绝根本。

又方，乌髭鬓，驻颜色，壮筋骨，明耳目，除风气，润肌肤，久服令人轻健。苍术不计多少，用米泔水浸三两日，逐日换水。候满日即出，刮去黑皮，切作片子，曝干，用慢火炒令黄色，细捣末，每一斤末，用蒸过茯苓半斤，炼蜜为丸，如梧桐子大。空心，卧时温熟水下十五丸。别用术末六两，甘草末一两，拌和匀，作汤点之下术丸，妙。忌桃、李、雀、蛤及三白。

《千金方》治发落不生，令长。麻子一升，熬黑，压油，以敷头，长发，妙。

又，治发不生。以羊屎灰，淋取汁，洗之，三日一洗，不过十度，即生。

又，治眉发髭落。石灰三升，以水拌匀，焰火炒令焦，以绢袋贮，使好酒一斗渍之，密封，冬十四日，春秋七日，取服一合，常令酒气相接。严云百日，即新髭发生，不落。

《孙真人食忌》生发方。取侧柏叶，阴干作末，和油涂之。

又方，令发鬓乌黑。醋煮大豆黑者，去豆，煎令稠，敷发。

又方，治头秃。芜菁子，末，酢和敷之，日三。

《梅师方》治年少发白，拔去白发。以白蜜涂毛孔中，即生黑者。发不生，取梧桐子捣汁涂上，必生黑者。

《千金翼》疗发黄。熊脂涂发，梳之散，头入床底，伏地一食顷即出，便尽黑，不过一升脂，验。

《杨氏产乳》疗白秃疮，及发中生癣。取熊白，敷之。

又，疗秃疮。取虎膏，涂之。

《圣惠方》治白秃。以白鸽粪，捣，细罗为散，先以醋、米泔洗了，敷之，立瘥。

又，治头赤秃。用白马蹄烧灰，末，以腊月猪脂和，敷之。

《简要济众》治头疮。大笋壳叶，烧为灰，量疮大小，用灰调生油敷。入少腻粉，佳。

白话译文

葛氏治疗年少气盛，面生痤疮

处方一：胡粉、水银、腊月猪油，和匀后充分研细，使水银完全溶解消

337

散。晚上睡前涂于面部，次日清晨擦拭干净，千万不要用水洗，到晚上再涂。三次即可痊愈。《姚氏方》与本方相同。

处方二：涂麋鹿油，就可痊愈。

处方三：取三年的陈醋，浸泡鸡蛋三晚，到蛋软的程度，取出蛋白，涂到疮上。

《陶隐居效方》治疗疱疮方

黄连、牡蛎各二两，共同捣碎过筛制成粉末，再用水调和成泥状，用粉泥封住疱疮，再加浓汁涂抹，有神奇的疗效。

冬葵散

冬葵子、柏子仁、茯苓、瓜瓣各一两，上面四味药共同捣细制成散剂，每次在饭后服一方寸匕的量，每天三次，用酒冲服。

治面及鼻部酒齄方

取珍珠、胡粉、水银各等份，用猪油和匀，涂于患处。还可用鸬鹚屎和腊月的猪油涂患处，也非常有效，非常神奇。

面部多黑色晦暗，或形色如鸟雀蛋一样

处方一：用醋煎煮白术，用来经常擦拭面部，慢慢就会消去。

处方二：取新生的鸡蛋一个，穿破去掉蛋黄，用朱砂末一两放入，再以漆封固，也有的方说用蜡塞堵。再将此蛋放入鸡窝按照通常的时间孵化，待到时日取出，将蛋内药液涂于面部，面上的暗色或雀斑立刻消去而变得洁白。另有一方，出自西王母的枕中。陈朝的张贵妃经常使用的面膏方：鸡蛋一个，丹砂二两研为细末，仍按上面说的将药末放到鸡蛋壳内后安放于白母鸡腹下，孵化，其余与前述相同。鸡蛋要取皮紧面光滑的，丹砂要用发红的。敷面部不超过五次，即可使面白如玉，光洁润泽照人，有特效。

突患疾病后，面部如同敷一层米粉，治方如下

处方一：炒矾石，再用酒和匀后涂到脸上，姚氏说，不超过三次，就可痊愈。

处方二：白蔹二分，杏仁半分，鸡屎白一分，捣成细末后用蜂蜜和匀，掺水涂抹面部，有很好的效果。

治疗头面部生汗斑方

处方一：雄黄、硫黄、矾石，上面三味药共同研成细末，再用猪油调和细末，涂到患处。

处方二：取生长的树木皮孔中的蚰汁，涂拭于患处，再用桂枝末和匀，敷上，每天敷二三次。

处方三：取蛇蜕下的皮，用火烤热，再用它摩敷患处数百次，使患处发热，然后将蛇蜕扔到草丛中，不要再看它。

治疗人脸和身体皮肤黧黑，肤色粗糙，皮厚丑陋

处方一：取羚羊胫骨捣为细末，用鸡蛋清和匀后敷脸，干后再用白粱米泔水洗净。三天后，面部如同白色的生绢，有神奇的效果。

处方二：芜菁子二两，杏仁一两，共同捣成细末。另取瓜蒌捣破去子及瓤，猪胰脏五个，用好酒调和，到晚上外敷皮肤。寒冷的季节可以做成抹手膏或涂面膏。别的方书说，这方可使老人变年轻，皮肤黑的变白。还可加土瓜根一两，大枣七枚，用后面部慢慢会白润起来。《姚氏方》：猪胰五个，有神奇的疗效。

《陶隐居效验方》记载的使面黑变白，能除去面色晦暗方

乌贼鱼骨、细辛、瓜蒌、干姜、花椒各二两，共同切细后用醋浸泡三天，然后再加入炼熟的牛骨髓二斤一块煎煮，煮到醋气味消尽，药即制成。用来涂面，对面色丑陋的人有特效，可使面色鲜艳美好，这个方子有神效。

另有可使面色如白玉色方

羊油、狗油各一升，白芷半升，甘草一尺，半夏半两，乌喙十四枚，共同煎煮好后用白色的器皿盛装，用煎好的水涂脸。二十天后，就可见到面色变化，到时连兄弟都认不出来，更何况是其他人呢？

《传效方》治疗化面方

珍珠屑、光明砂（分别充分研细），陈冬瓜仁（也研为细末）各二两，水银四两。这些药分别用四五层绵帛袋子装好，存放于铜铛内，再用醋浆微火煎煮一天一夜，然后可用。取水银和面脂，充分研碎使水银完全消散，再和珍珠屑、光明砂及瓜子末等一起调和均匀，敷到脸上。

又治疗面无光润，面黑晦暗并有皱折，可经常外敷面脂方

细辛、萎蕤、黄芪、薯蓣、白附子、辛夷、川芎、白芷各一两，瓜蒌、木兰皮各一分，用炼发的猪油二升。将上面这十味药切细，用棉布包裹，放入少量酒浸泡一夜，然后再放入猪油共同煎煮七遍，另取一片白芷放入容器内煎煮，等白芷变为黄色的时候，药就煎成了，去掉药渣，绞取汁，用汁涂敷在面部。这是出千金的钱都不外传的方子，这个膏也可以治疗金疮和吐血。

治疗面黑晦暗，使人的脸皮薄如木槿花方

取白而坚实的鹿角尖，放到平坦的石面上磨，磨取浓汁一大合，另取干姜一大两，捣为细末，用密绢过筛，和鹿角汁，搅和均匀。每夜先用温浆水洗脸，再用柔软的绵帛擦拭干净，用白蜜涂于面部，用手轻轻拍面部，让蜜消尽，手拍的时候不黏手，就表示蜜已消尽，然后再涂药，至第二天早晨再用温浆水洗脸。十四至二十一日后，面色就会有惊人的变化。涂药后不可见风或日晒，应谨慎。

治疗面部突生黑色晦暗方

生杏仁，去皮，捣为细末，用鸡蛋清和匀，稀稠度如煎饼面，至夜晚洗脸擦干后涂于面部，至次日清晨再以清水洗脸，立刻痊愈。《姚氏方》说，过夜后擦去。

治疗面部生满小疙瘩或凹斑，可使面部恢复光润皮肤无皱方

取土瓜根，捣细过筛，用浆水和匀，入夜后用浆水洗脸，涂药，早晨洗净。一百天后有光彩照人、面色改变的神奇的效果，甚至可以让夫妻之间互相不认识。

葛氏所用服药后变白方

处方一：摘取三棵树上的桃花，阴干研为末，饭前服一方寸匕的量，每天三次。姚氏说：此方还能使腰身变得苗条。

处方二：白瓜子仁五分，白杨树皮二分，桃花四分，共同捣为细末，每次在饭后服一方寸匕的量，每天服三次。想要皮肤变白皙，可增加白瓜子仁的用量；想要面色红润，可增加桃花的用量。三十天后面色变白，五十天后

手足也都变白。另有一方中，有橘皮三分，无杨树皮。

处方三： 女菀三分，铅丹一分，共同研成末，用醋浆调服一刀圭的量，每天服三次。十天后面色变得更黑，十八、十九天后面色如漆，二十一天后面色全变白，这个时候就可以停药，如果继续服药，就会面色太白。对于年龄已过三十的患者，很难治疗使其恢复正常。服药过程中，忌服五辛的食物。

处方四： 朱丹五两，桃花三两，共同研成细末，用早晨的井水调服一方寸匕的量，每天服三次。十天后会有所感觉，二十天后面色大大变白，小便会排出黑色的尿液。

处方五： 白松脂十分，干地黄九分，炒干漆五分，炮附子一分，桂心二分，共同捣碎过筛制成细末，然后用蜂蜜调和制成蜜丸。每次服十丸，每天服三次。等各种虫都排出后，身体就会变肥胖而白皙。

处方六： 干姜、桂枝、甘草各等份，共同捣成细末。另取生鸡蛋一个，打入一升酒内，搅匀，加温，每次用酒冲服药末一方寸匕的量。十天后就会有所感觉，一月后皮肤即变得白皙光亮润泽。

另有皮肤去黑方

处方一： 取羊胆、猪胰、细辛各等份，用水煎煮三沸，涂到面颈部，清晨用醋浆洗净。

处方二： 取茯苓、白石脂各等份，用蜂蜜和匀，外涂面部皮肤，每天三次。

服一种药，一月后即可变得白白胖胖方

取大豆，炒黄，捣碎得像酱渣一样，选取纯黄色的一大升，再进一步捣碎过筛制成细末，用猪油煎炼至熟后做成丸子，每次用酒冲服二十丸，每天服二次，以后逐渐增加至每次服三四十丸，连续服完五升。不超过一个月，就可食量大增，变得白白胖胖。可以试着服用。

治疗胡须头发脱落后不生毛发方

处方一： 麻子仁三升，秦椒二合，共同放到泔水中浸泡一夜，再去掉药渣，每天用这水洗浴一次，一月内可长出地尺长的毛发。

处方二： 蔓荆子三分，附子二枚，共同捣碎，加酒七合，一起放置于一容器内，封存十四天。再用这药酒洗浴，十天后毛发就能长出一尺长。不要

使此药酒接触面部，以妨面部生毛。

处方三：桑白皮，锉碎后用三两升，加水到水漫过药末，煎煮五六沸后去掉药渣。用煮好的水洗胡须头发脱落的地方，连洗多次，从此胡须头发不再脱落。

处方四：麻子仁三升，白桐叶一把，用米泔水煎煮五六沸，去掉药渣后用来洗胡须头发脱落的地方，洗几次后胡须头发就可新生出来。

处方五：取东向生长的桑根三尺长，中段放入饭甑上蒸，从两头接取液汁，用此液汁涂须发处，就会立刻痊愈。

治疗胡须头发发黄方

取梧桐子烧为灰，用乳汁和匀，涂于皮肤及胡须头发上，效果好。

染白须发使变黑方

处方一：用醋浆煮豆，煮好后涂到白色的须发上，可使须发色黑如漆。

处方二：先将须发洗净，取石灰、胡粉各等份，用浆水和匀加温，晚上睡前涂到须发上，并用油纸包裹，第二天洗掉，胡须头发就会变黑，有特效。

拔掉白毛后使生出黑毛方

拔去白毛，用好蜂蜜充填到毛孔中，即可生出黑毛发。如果眉中无毛，也可用针挑伤眉毛部位的皮肤，再敷上蜂蜜，就会让毛发生出来。近来见到有些人用石子蘸水，研磨丁香取汁，拔掉白毛，迅速用手蘸取丁香汁敷在毛孔内，亦可使生黑毛发。这个方法有特别神奇的疗效。

如果中头风，头皮生白屑，可翻检"风"条目中的药方、脂泽等方，这些方记载在本篇末尾。

《姚氏方》治疗面黑晦暗

取茯苓研末，以白蜜和匀，涂于面部，满七天后，即可痊愈。

又有治疗面生粉刺方

取鲜菟丝子，捣烂绞取汁，涂到脸上，不超过三五次就可痊愈。

另外，治疗面黑方

取牡羊胆、牛胆，加醇酒三升，共同煎煮开三次，用来涂面，有良效。

治面生恶疮方

取黄连、黄檗、胡粉各五两，捣碎过筛制成粉末，然后将粉末涂到面上的疮上。治疗疮的相关药方都在本条内，患者可以翻检应用。

葛氏治疗身体及腋下狐臭方

处方一： 每天清早用小便洗腋下，就可止臭。姚氏说，有特别神奇的效果。

处方二： 取好矾石，烧后研成粉末，存放在绢袋内，经常用来涂抹腋下。另可取马牙矾石，烧至水分耗尽，研粉，涂到腋窝，就会痊愈。

处方三： 青木香二两，附子一两，石灰一两，共同研成细末，取这粉末涂到腋下，一有汗出就涂粉。《姚氏方》加有烧制的矾石半两。

处方四： 蒸米饭，趁热做成饭团，用来擦拭腋下臭味，然后把这些饭团喂狗吃，七天一次，就可痊愈。

处方五： 取鸡蛋二个，煮熟，取掉外壳，分别夹于两腋下，冷后将鸡蛋扔在路口处，千万不要回头看，连续使用三次。效果很好。

《姚氏方》：取牛油、胡粉、花椒混合后，涂到腋下，经一晚就会痊愈。可连续涂三两次，就可以永远治愈。

治疗两腋下和手足掌、腹股沟因经常出汗湿润而生臭味方

干枸杞根、干萹蓄根、甘草各半两，干商陆、胡粉、滑石各一两，上面六味药用醋和匀，涂到腋下。每当出汗时，更换衣服，再涂药。不超过三次，即可痊愈。如果复发，可再涂，不能多敷，否则会损伤腋下皮肤。腋下以外各患处，也可涂抹。

治疗腹股沟内、阴部经常潮湿且有臭味，或者长疮方

单用胡粉一分，涂撒于患处，就会痊愈。本方为常用经验方。

《陶隐居效方》治疗狐臭

取鸡舌香、藿香、青木香、胡粉各二两，共同捣细制成散，涂撒到腋下，并用棉布裹住，经常涂就可痊愈。

使人芳香药方

处方一：取白芷、熏草、杜若、杜衡、藁本各等份，研成粉末，再用蜂蜜调和成药丸。早晨服三丸，傍晚服四丸，二十天后脚下均散发香气。据说，有特别神奇的疗效。

处方二：取瓜子、川芎、藁本、当归、杜衡、细辛各二分，白芷、桂枝各五分，捣为细末，每次在饭后服一方寸匕的量，每天服三次。五天后口内气味就会变香，十天后皮肤都会散发香气。有神奇的疗效。

《小品方》另有治疗方

甘草、松树根及皮、大枣、甜瓜子，这四味药各取等份，共同研成细末，每次服一方寸匕的量，每天服三次。二十天后感觉出效果，五十天后身体散发香气，一百天后衣服床帏等都有香气。姚氏方与本方相同。

治疗心神昏塞，多忘误事

处方一：七月初七取蜘蛛网，放在衣领内，不要让人知道，就会永不忘事。《姚氏方》与本方相同。

处方二：在丁酉日，患者秘密到市场上购买远志，放到围巾角内带回家中，捣成细末服下，不要让别人知道。《姚氏方》与本方相同。

处方三：在丙午日，取鳖甲挂在衣带上，有很好的效果。

处方四：取牛、马、猪、鸡的心，焙干后研成细末，对着太阳用酒冲服一方寸匕的量，每天三次服用，记忆力就会大增。

处方五：可用孔子大圣人智枕中方，这个方子已记载在第九卷中。《姚氏方》与本方相同。

处方六：取茯苓、茯神、人参各五分，远志七分，菖蒲二分，共同研成细末，每次服一方寸匕的量，白天服三次，夜晚服一次。

处方七：取商陆花阴干一百天，再捣成细末，傍晚用水冲服一方寸匕的量。晚间睡时，想着自己想要知道的事情，即可在睡眠中想起。

处方八：上党产的人参半斤，七月初七采的麻勃一升，共同捣碎，上锅蒸，使气味全部耗尽，每次服一刀圭的量，晚间卧床时，可预知未发生的事情。

治疗人特别嗜睡方

处方一：取马头骨烧成灰，再捣成细末，每次服一方寸匕的量。白天服三次，夜晚服一次。

处方二：取雄老鼠眼睛一只，烧成灰末，用鱼油和匀，涂于眼睛外眦，就不会想睡觉。可同时涂于双眼，并用绛囊带包裹。

处方三：取麻黄、白术各五分，甘草三分。中午在向阳处，将这些药共同捣成粉末，每次服一方寸匕的量，每天服三次。《姚氏方》说可治疗人健忘。

处方四：取菖蒲三分，茯苓五分，茯神、人参各五分，远志七分，共同捣成细末，每次服一方寸匕的量，白天服三次，夜晚服一次。五天后即能感觉到神奇的疗效。

外敷的，治头发晦暗无光的腊泽美发方

青木香、白芷、零陵香、甘松香、泽兰各一分，用棉布包裹，在酒中浸泡两夜，再放到油中煎煮两夜，加入适量的石蜡，使其软硬适中，再用大火煎煮，加入少量胡粉、胭脂，然后再以微火煎煮至极黏稠，去掉渣，做成木棒状，用来梳饰头发，有神奇的效果。

作润发油美发方

取上方所述的药味，浸于油中煎煮，就可用来涂头发。也可用棉布包裹着煎煮。

制作涂手油的方法

猪胰一个，白芷，桃仁（碎）各一两，辛夷、冬瓜子各二分，细辛半分，黄瓜子、瓜蒌子各三分，用油一大升，煎煮白芷等二三沸，去渣，将猪胰汁捋尽，再加入冬瓜子、桃仁末，搅和均匀，成膏。用来涂抹手掌，可使皮肤光润。

荜豆香藻法

荜豆一升，白附子、川芎、白芍药、水瓜蒌、当陆、桃仁、冬瓜仁各二两，上述药物捣细过筛，和匀。先用水将脸、手洗净，然后将药粉涂抹到脸上。

六味熏衣香方

沉香一片，麝香一两，苏合香（用蜂蜜涂于表面，在微火上烤至稍微变色），白胶香一两（捣碎），先将沉香捣碎成大豆粒大，丁香一两，也另外捣碎，分为三二段。将各种香料捣完之后，用蜂蜜和匀做成香烛，点燃。如果用来熏衣服，可取半两左右，置于衣服内。若再加藿香一两，效果更好。

葛氏已有的敷面膏药染发等各种药方，以及过去的梳发油膏等，也都可用来美容美发。

生发方

蔓荆子三分，附子二枚（生用，捣碎），上述二味药放到一个瓷器中加酒七升封闭十四天，药就制作成功了。先用石灰汁洗净须发，擦拭干净，取乌鸡油擦拭须发，每天三次。经过七天后，再涂药，每天三四遍。四十天后可长一尺长，其他的部位不可涂抹。

附方

《肘后方》姚氏治疗面黑晦暗：茯苓末，用白蜜和匀，涂于面部，满七天后即可痊愈。

治疗面多枯焦黝黑，色如麻雀蛋：取黑色公羊胆一个，酒二升，共同煎煮三沸。涂抹面部，每天三次，就可治愈。

《千金方》治疗面色枯黑暗红，多皱纹：取蔓荆子捣烂研细，加入常用的护面膏使用，有很好的效果。

《崔元亮海上方》消除面部斑痕膏：取黄矾石（用火烧到水份出尽）、胡粉（炒到黄色）各取八分，一定要研为极细末，用腊月猪油和匀，再研到烂泥一样。用的时候，先取粗布擦拭斑痕生疼，再用药涂抹五次。另取鹰屎白、燕窠中草，烧成灰，各等份，用人乳汁和匀，涂抹。斑痕就会逐渐消除，皮肤恢复正常。

另有治疗面黑晦暗及黑斑方：取李子仁，去皮，研为细末，用鸡蛋清调和成稀饴状，涂到面部，到夜晚用稀浆水洗净，然后再涂胡粉。不过五六天即可痊愈，有神奇疗效。涂药期间，慎防不要被风吹。

《孙真人食忌》去黑痣：取石灰，在炭火上炒热，另取糯米撒于热石灰上，等米软后，即用热米点痣上。

《外台秘要》紧急去除黑痣方：夜晚，用温热的浆水洗脸，然后用布擦拭黑痣使发红疼痛。用水研白檀香，取浓汁，涂到患部。第二天清晨用浆水洗脸，再用鹰屎涂抹黑痣。

又有使面生光泽方：取密陀僧用乳汁煎煮，涂在面部，很有效。又可治酒齄鼻疱。

《圣惠方》治疗面黑晦暗、脸上有黑色斑点方：取密陀僧二两，研成细末，用人的奶水调匀涂于面部，每天夜晚的时候使用。

治疗黑痣生在面部和身体上：取藜芦灰五两，水一大碗，将灰调成汁，置于铜器中贮存，隔水煮成黑膏一样。用针微微挑破生痣处，用药膏点入，有很好的效果。不过三遍就会痊愈，有神奇的疗效。

又有长眉毛方：取七月乌麻花，阴干后研成细末，再用生乌麻油浸泡，每天晚上外敷。

《千金翼方》使老人面色有光泽方：大猪蹄一个，洗净，如常规食用法制作，将汤熬成胶状，每天夜晚用来涂面，次日清晨用浆水洗脸，皮肤就能充满弹性。

《谭氏小儿方》治疗痘疮斑痕黑痣：取密陀僧研成细末，用水调匀，涂到患部，次日清晨洗净，即可恢复如常。还有治疗汗斑的三条药方，都在"风"条目中。

《千金方》治疗各种腋臭方：取灶心土，用水调和成泥状，敷于腋下，立即痊愈。

《外台秘要》治疗狐臭及腹股沟、阴部下面经常潮湿发臭或生疮方：取青木香，用好醋浸泡，放在腋窝下夹住，即可病愈。

又有治疗狐臭方：取三年陈酽醋，用石灰调和后外敷。

《经验方》善于治疗狐臭的方子：用生姜涂腋下，可以断根。

又有能黑发养颜，强壮筋骨，聪耳目明，去除身体的风邪浊气，滋润肌肉皮肤，长期服用可使身轻体健的方子：苍术不拘数量多少，用米泔水浸泡三二天，每天换水，待满三天后就捞出，刮去黑皮，切成薄片，暴晒干后在微火上炒至黄色，捣成细末，每一斤苍术末，与蒸过的茯苓半斤，用炼蜜做成梧桐子大的药丸，早上空腹时和睡觉前用温水服下十五丸。另取苍术末六两，甘草末一两，搅和均匀，煎煮成汤，以此药汤冲服苍术药丸，疗效神妙。忌吃桃子、李子、麻雀肉、蛤蚧及盐、白萝卜、饭。

《千金方》治疗头发脱落不长，并能使现有头发长长方：麻子一升，炒黑，榨油，敷到头上，可使头发生出，效果很神奇。

又有治疗不生头发方：取羊屎，烧成灰，用水淋湿成灰汁，用来洗头，三天洗一次，不超过十次，头发即可生长出来。

又有治疗眉毛、头发、胡须脱落方：取石灰三升，用水搅拌均匀，在大火上炒到焦，然后用绢袋贮藏，用好酒一斗浸泡，密封（冬季密封十四天，春秋季密封七天）。每次取出服一合，经常连续服用，使身上一直都有酒的气味。严氏说一百天以后就可生出新胡须，而且不再脱落。

《孙真人食忌》生发方：取侧柏叶，阴干，研成细末，用油和匀，涂在头皮上。

又有能使鬓发乌黑方：取黑大豆，用醋煮好后去掉豆，再浓缩煎煮至稠，敷到鬓发上。

又有治疗秃头方：取芜菁子研成细末，用醋和匀后外敷，每天三次。

《梅师方》治疗年少时就白头发：拔掉白发，用白蜜涂到毛孔内，即可生出黑发。如果黑发还不生，再取梧桐子捣烂取汁，涂于毛孔中，必定能生出黑发。

《千金翼方》治疗头发变黄：取熊油涂到头发上，用木梳梳头发使油散入发中，再爬入床底趴在地上，大约一顿饭的工夫，爬出，头发就全变黑了。用的熊油不过一升，有疗效。

《杨氏产乳》治疗白秃疮及头皮中的头皮生癣方：取白色熊油外敷患处。

又有治疗秃疮方：取虎油膏，外涂。

《圣惠方》治疗白秃方：取白鸽子粪便，捣细过筛制成散剂。先用醋、米泔水洗净头部，再敷鸽粪散，立即可痊愈。

又有治疗头皮生红色疮秃方：取白马蹄掌，烧成灰后研成细末，再用腊月的猪油和匀，外敷到头上。

《简要济众》治疗头疮方：取大个竹笋的包叶，烧成灰。根据疮部的大小，取适量灰用生油调匀外敷疮面。加入少量腻粉，效果更佳。

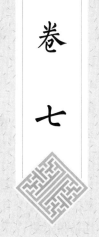

卷

七

治为熊虎爪牙所伤毒痛方第五十三

葛氏方

烧青布以熏疮口，毒即出，仍煮葛根令浓，以洗疮，捣干葛根，末，以煮葛根汁，服方寸匕，日五夜一，则佳。

又方，嚼粟涂之。姚同。

又，煮生铁令有味，以洗疮上。姚同。

凡猛兽毒虫皆受人禁气，将入山草，宜先禁之，其经术云：到山下先闭气三十五息，存神仙将虎来到吾前，乃存吾肺中，有白帝出，把虎两目塞吾下部，又乃吐肺气，白通冠一山林之上，于是良久。又闭气三十五息，两手捻都监目作三步，步皆以右足在前，乃止。祝曰：李耳，李耳，图汝非李耳耶，汝盗黄帝之犬，黄帝教我问汝，汝答之云何。毕，便行。一山之虎不可得见。若逢之者，目向立，大张左手五指，侧之极势，跳手上下三度，于跳中大唤咄虎：北斗君使汝去。虎即走。止宿亦先四向如此。又，烧牛、羊角，虎亦不敢近人。又，捣雄黄、紫石，缝囊贮而带之。

附方

《梅师方》治虎伤人疮。但饮酒，常令大醉，当吐毛出。

白话译文

葛氏方

处方一：拿青布点燃，用青布燃烧的烟去熏伤口，伤口的毒可立即排出。接着煎煮葛根，然后用煎好的葛根浓汤清洗伤口。另外再取干葛根，研磨成细粉末，用煮好的葛根汤冲服葛根粉，每次冲服一方寸匕的量，白天服五次，晚上服一次，疗效好。

处方二：取小米嚼烂，然后将嚼烂的小米涂到伤口上。《姚氏方》与本方相同。

处方三：取生铁加水煎煮，煎至有铁味出来后，用此水待凉后清洗伤口。《姚氏方》与本方相同。

凡是猛兽毒虫的出没，都受人体气息的控制。进入山中草丛之前，应该先调动气息以控制猛兽毒虫。这种经术说，到山下先屏住呼吸三十五次，想象神仙就在自己的肺中，当老虎即将到自己面前的时候，天神白帝突然腾出，把老虎的双目塞到我的下部，接着吐出白色的肺气，白气直冲到树冠，弥漫在整片山林之上，很久都不散去。再屏住呼吸三十五次，双手捻动，目不斜视，向前跨三步，每步都以右脚在前，三步后停下，做祷告说："李耳，李耳，难道你不是李耳吗！你偷了黄帝的大狗，黄帝叫我问你，你有什么说的。"说完便走，山中的老虎一只都见不到了。如果遇到了一只，可站直了身体，瞪着双目凝视老虎，张开左手五指，侧着张到最大，手上下晃动三次，在晃动的过程中，大声呼叫呵斥老虎："老虎，鬼官北斗君叫你去。"老虎就会离开。如果要在山中歇脚留宿，也要先向四方神仙做这样的祷告。也可以取牛、羊角燃烧，这样老虎就不敢走近人的身边。还可以取雄黄、紫石，捣成细末，贮藏在缝制的口袋中，随身携带在身边。

附方

《梅师方》所记载的治疗老虎所致伤口的方子：只饮酒，常使患者大醉，会从口中吐出毛虫。

治卒有猘犬凡所咬毒方第五十四

疗猘犬咬人方

先嗍却恶血，灸疮中十壮，明日以去，日灸一壮，满百乃止。

姚云：忌酒。

又云，地榆根，末，服方寸匕，日一二。亦末敷疮上，生根捣敷，佳。

又方，刮虎牙、若虎骨、服一匕。已发如猘犬者，服此药，即瘥。姚同。

又方，仍杀所咬犬，取脑敷之，后不复发。

又方，捣蘺汁敷之，又饮一升，日三，疮乃瘥。

又方，末矾石，纳疮中裹之，止疮不坏，速愈，神妙。

又方，头发、猬皮，烧末，水和饮一杯。若或已目赤口噤者，折齿下之。姚云：二物等份。

又方，捣地黄汁，饮之。并以涂疮，过百度止。

又方，末干姜，常服，并以纳疮中。

凡猘犬咬人，七日一发，过三七日不发，则脱也，要过百日，乃为大免耳

每到七日，辄当饮蘺汁三二升，又当终身禁食犬肉、蚕蛹，食此，发则不可救矣。疮未瘥之间，亦忌生物、诸肥腻及冷，但于饭下蒸鱼及就腻气中食便发。不宜饮酒，能过一年，乃佳。

若重发疗方

生食蟾蜍鲙，绝良验。姚同。亦可烧炙食之。不必令其人知，初得啮便为之，则后不发。姚剥作鲙，吞蒜齑下。

又方，捣姜根汁，饮之，即瘥。

又方，服蔓荆汁，亦佳。

又，凡犬咬人

取灶中热灰，以粉疮敷之。姚同。

又方，火炙蜡，以灌疮中。姚同。

又方，以头垢少少纳疮中，以热牛屎涂之，佳。姚同。

又方，挼蓼以敷疮上。

又方，干姜，末，服二匕。姜汁服半升，亦良。

又方，但依猘犬法弥佳。烧蟾蜍及末矾石，敷之尤佳。

得犬啮者难疗，凡犬食马肉生狂，方

及寻常，忽鼻头燥，眼赤不食，避人藏身，皆欲发狂。便宜枸杞汁煮糜饲之，即不狂。若不肯食糜，以盐伺鼻便，忽涂其鼻，既舐之则欲食矣，神验。

附方

《梅师方》治狂狗咬人。取桃白皮一握，水三升，煎取一升，服。

《食疗》治犬伤人。杵生杏仁，封之，瘥。

白话译文

治疗疯犬咬人方

处方一：先将伤口处的恶血吸吮干净，然后在伤口处艾灸十壮，第二天便可好转，之后每天灸一壮，灸满一百壮后停止。姚氏说，治疗期间不能喝酒。

处方二：取适量地榆根，捣成粉末，一次服用一方寸匕的量，每天服用一到二次。也可以将粉末外敷在伤口上，或取新鲜地榆根捣烂外敷伤口，效果也很好。

处方三：刮取虎牙末或虎骨末，每次服用一方寸匕的量。已经发作，症状如疯狗的患者，服用这个药能立即痊愈。《姚氏方》与本方相同。

处方四：将咬伤人的疯狗杀掉，取狗的脑髓敷在伤口处，之后都不会再复发。

处方五：取薤白，将它捣烂榨取汁液，敷于伤口上，另外再服用一升薤白汁，每天服三次，伤口很快痊愈。

处方六：将矾石捣为粉末，放在伤口里，包裹伤口，可以使伤口不溃烂，并很快愈合，疗效神奇。

处方七：取头发和刺猬皮，一起烧成灰，再用水调和后服一杯。如果患者已经眼目发红、口噤不开，可撬开牙齿给他灌服。姚氏说，制作时这两味药所用分量相等。

处方八：取鲜地黄捣烂取汁，服下，并用地黄汁外涂伤口。治疗一百次后，可以痊愈。

处方九：拿一些干姜，捣成粉末，经常服用，并将姜末洒入伤口里。

凡是被狂犬咬伤的人，七天会发病一次，如果二十一天还没有发病，就说明脱离了危险的情况，但要过一百天才能彻底脱离发病的危险

每当到第七天时，就应该服用薤白汁两三升。并且应该终生禁食狗肉、蚕蛹，如果吃了这两种食物，一旦发病就无法救治。伤口没有痊愈期间，也不能吃各种生冷、肥腻的食物。如果在饭下蒸鱼，或者吃了沾染肥腻之气的食物，便会发病，同时也不宜饮酒。治疗后能平安度过一年就预后很好。

治疗狂犬病复发方

处方一：生吃蟾蜍肉丝，绝对有良效。《姚氏方》与本方相同。也可以把蟾蜍肉烧烤后食用，不要让其他人知道。刚刚被狗咬伤时便吃生蟾蜍或烤蟾蜍肉，那么以后就不会发病。《姚氏方》记载的是把蟾蜍剥皮切成细肉，然后和蒜末一起吞服。

处方二：取生姜，把它捣烂取姜汁，服用后即痊愈。

处方三：鲜蔓荆绞汁服用，效果也很好。

另外，凡是狗咬伤人，都可以用以下方法治疗

处方一：取炉灶中燃尽的热灰，外敷在伤口上。《姚氏方》与本方相同。

处方二：用火烤蜡烛，把蜡汁灌入伤口内。《姚氏方》与本方相同。

处方三：取少量头皮上的污垢，放入伤口里，再用热牛粪涂在伤口上，有很好的效果。《姚氏方》与本方相同。

处方四：将鲜蓼茎叶揉碎后敷在伤口上。

处方五：干姜研末，服用二方寸匕的量。服姜汁半升，也有良效。

处方六：只要按照狂犬病治法治疗，疗效就特别好。取烤蟾蜍和矾石研为粉末，和匀外敷伤口，疗效特别好。

被狂犬咬伤是难以治疗的，所以凡是狗吃马肉后发狂，可用如下方法预防治疗

像平常一样，狗如果感觉鼻头燥痒，眼睛发红，不吃东西，见人就躲藏，都是快要发狂生病的前兆。此时应该用枸杞子汁煎煮稠粥，喂食这个病狗，就可以使它不发狂病。如果狗不肯吃粥，可把食盐放在它鼻子面前，趁它没有防备的时候，把盐涂在狗鼻子上，这时狗就会用舌头舐食盐，舐后狗的胃口一开就会进食糜粥了。此方有很神奇的效果。

附方

《梅师方》所记载的治疗狂犬咬人方：取一把桃白皮，用水三升煎煮成一升，内服。

《食疗》所记载的治犬咬伤人方：取生杏仁，把它杵碎，然后将其外敷封住伤口，就会痊愈。

治卒毒及狐溺棘所毒方第五十五

马嚼人作疮，有毒，肿热疼痛方

刺鸡冠血，沥著疮中三下。若驳马用雌鸡，草马用雄鸡。姚同。

又方，灸疮及肿上，瘥。

若疮久不瘥者

马鞭梢长二寸，鼠矢二七枚。烧末，膏和，敷之，效。

又方，以妇人月经敷上，最良。姚云：神效。

人体上先有疮而乘马，马汗若马毛入疮中，或但为马气所蒸。皆致肿痛烦热，入腹则杀人

烧马鞭皮，末，以膏和，敷上。

又方，多饮淳酒取醉，即愈。

又，剥死马，马骨伤人手，毒攻欲死方

便取死马腹中屎，涂之即瘥。姚同。

又方，以手纳女人阴中，即愈。有胎者不可，令胎堕。

狐尿棘刺刺人，肿痛欲死方

破鸡拓之，即瘥。

又方，以热桑灰汁渍，冷复易，取愈。

《小品》方以热蜡着疮中，又烟熏之，令汁出，即便愈。

此狐所尿之木，犹如蛇蜴也。此下有鱼骨伤人。

附方

《图经》云：治恶刺及狐尿刺。捣取蒲公草根茎白汁涂之，惟多涂，立瘥止。此方出孙思邈《千金方》，其序云：余以贞观五年七月十五日夜，以左手中指背触着庭木，至晓遂患，痛不可忍。经十日，痛日深，疮日高大，色如熟小豆色，尝闻长者之论有此方，遂依治之，手下则愈，痛亦除，疮亦即瘥，未十日而平复。杨炎《南行方》亦著其效云。

《效方》治狐尿刺螫痛。杏仁，细研，煮一两，沸，承热以浸螫处，数数易之。

《外台秘要》治剥马被骨刺破，中毒欲死。取剥马腹中粪及马尿洗，以粪敷之，大验。绞粪汁饮之，效。

《圣惠方》治马咬人，毒入心。马齿苋汤食之，瘥。《灵苑方》治马汗入疮，肿痛渐甚，宜急疗之，迟则毒深难理。以生乌头，末，敷疮口，良久有黄水出，立愈。

《王氏博济》治驴涎马汗毒所伤神效。白矾（飞过）、黄丹（炒令紫色）各等份。相衮合，调贴患处。

白话译文

治疗马咬伤人后毒性发作形成溃疡，伴有发热肿痛的处方

处方一：刺破鸡冠取血，用鸡冠血向溃疡内滴入三滴。如果是被毛色斑驳的马咬伤的，就选用母鸡取血；如果是被草马咬伤的，就选用公鸡取血。《姚氏方》与本方相同。

处方二：艾灸伤口和肿起来的地方，能够痊愈。

如果伤口长期不愈合，治方如下

处方一：马鞭草二寸长，老鼠屎十四粒，合在一起烧成末，做成油膏，敷在伤口上，有效。

处方二：取妇女的经血敷在伤口上，效果最好。姚氏说，有神奇疗效。

如果人身体上本来就有伤口，而去骑马，马汗或马的须毛进入伤口，或只是被马的体气所熏蒸，都可导致伤口出现红肿疼痛发热烦躁的症状，如果伤口感染发展到腹腔内就会有生命危险。治疗方如下

处方一：取马鞭皮，烧成灰末，制成油膏，敷在伤口上。

处方二：多饮用醇厚的酒，喝醉就立即痊愈了。

治疗因剥取死马时不慎被马骨伤到手而出现中毒感染导致生命垂危的治方

处方一：立刻取死马肚子中的粪便涂于伤口处，即可痊愈。《姚氏方》与本方相同。

处方二：将受伤的手插入女人阴道内，即可痊愈。对孕妇不可用这种方法，否则可导致堕胎。

治疗接触昆虫分泌物等引起的皮肤疹疮，伴肿痛难忍的治方

处方一：将鸡杀好剖开后拓在患处，立即痊愈。

处方二：取桑枝烧为灰，倒入热水调成汁后，再拿这个热灰水浸泡患处，待水凉了就再换热的，直到伤口痊愈为止。

《小品方》记载用热蜡放在疹疮上，并用烟熏，促使伤口里的毒液排出，就可以痊愈。

这种狐所尿过的树木，就像蛇蚓。以下还有治疗鱼骨刺伤人的方子。

附方

《本草图经》里所记载的治疗恶刺及狐尿刺的处方：取新鲜蒲公英的根和茎，捣烂之后绞取白色汁液，涂在伤口的地方。只要多涂，就能很快痊愈。这个方出自孙思邈的《千金方》，书中的序言说："我在贞观五年七月十五日的夜里，因左手中指指背碰到了院子里的树木，到第二天早上就感觉疼痛难忍，过了十天以后，疼痛越来越剧烈，伤口也越肿越大，皮肤的颜色就像煮熟的红豆。曾经听年纪大的人提过这个方子，于是按照这个方法去治疗，涂上蒲公英白色的汁液后很快就好了，疼痛感消失，伤口也愈合，十天之后完全恢复正常。"杨炎《南行方》里也记载着蒲公英的疗效。

《效方》所记载的治疗被狐尿刺螫后疼痛的处方：取杏仁研成细末，以

水煎煮到沸腾一两次，再趁热浸泡在被蜇伤的地方，并且可以更换多次热水。

《外台秘要》里记载的治疗剥取死马时，被马骨刺伤，中毒而生命垂危的处方：取所剥马的肚子里的粪便及马尿，用粪便敷于伤口处，非常有效。绞取粪便汁液饮用，亦有效。

《圣惠方》所记载的治疗马咬伤人，最后感染蔓延到心腹的处方：取马齿苋煮汤，饮用，可以治愈。

《灵苑方》所记载的马汗进入伤口，使伤口疼痛加剧，应该及时治疗，延误治疗则感染愈深就愈难治。取生乌头末敷在伤口上，过一段时间即可流出黄水，立刻痊愈。

《王氏博济》里面记载的治疗被驴涎和马汗毒所伤的处方，有神效：白矾，水飞过，黄丹，炒成紫色，各等份，搅拌均匀，敷在伤口上。

治卒青蛙蝮虵众蛇所蜇方第五十六

葛氏，竹中青蜂蜇人方

雄黄、麝香、干姜分等。捣，筛，以射罔和之，着小竹管带之行。急便用敷疮，兼众蛇虵毒之，神良。

又方，破乌鸡，热敷之。

蛇绿色，喜缘树及竹上，大者不过四五尺，皆呼为青条蛇，人中立死。

葛氏，毒蛇蜇人方

急掘作坑，以埋疮处，坚筑其上，毒即入土中，须臾痛缓，乃出。

徐王治蛇毒方

用捣地榆根绞取汁，饮，兼以渍疮。

又方，捣小蒜饮汁，以滓敷疮上。

又方，猪耳垢着疮中，牛耳中垢亦可用之，良。

又方，嚼盐唾上讫，灸三壮，复嚼盐，唾之疮上。

又方，捣韰敷之。

又方，烧蜈蚣，末，以敷疮上。

又方，先以无节竹筒着疮上，熔蜡及蜜等份，灌筒中。无蜜，单蜡亦通。

又方，急且尿疮中，乃拔向日闭气三步，以刀掘地作小坎。以热汤沃坎中，泥作丸如梧子大，服之，并以少泥，泥之疮上，佳。

又方，桂心、栝蒌分等。为末，用小竹筒密塞之以带行，卒为蝮蛇咬，即敷之。此药疗诸蛇毒，塞不密，则气歇不中用。

一切蛇毒

急灸疮三五壮，则众毒不能行。

蛇毒

捣鬼针草，敷上，即定。

又方，荆叶，袋贮，薄疮肿上。

又方，以射罔涂肿上，血出，乃瘥。

又方，以合口椒并叶，捣敷之，无不止。

又方，切叶刀，烧赤，烙之。

附方

《梅师方》治蛇虺螫人。以独头蒜、酸草，捣，绞，敷所咬处。

《广利方》治蛇咬方。取黑豆叶，锉，杵，敷之，日三易，良。

《广济方》治毒蛇啮方。菰蒋草根灰，取以封之。其草似燕尾也。

《兵部手集》主蛇、蝎、蜘蛛毒。鸡卵，轻敲一小孔，合咬处，立瘥。

刘禹锡《传信方》治蛇咬蝎螫。烧刀子头令赤，以白矾置刀上，看成汁，便热滴咬处，立瘥。此极神验，得力者数十人，贞元三十二年，有两僧流向南到邓州，俱为蛇啮，令用此法救之。敷药了便发，更无他苦。

白话译文

葛氏治疗竹林中青蜂螫人方

处方一：取雄黄、麝香、干姜各等份，捣成细末再过筛，用射罔（乌头汁制成的膏剂）调和均匀，盛在小竹管内随身携带，需要时把它敷于被蜇伤的地方，兼治各种毒蛇咬伤，有神奇的效果。

处方二：杀乌鸡，趁热敷于被蜇伤的地方。

有种绿色的蛇，喜欢栖息在树木或竹枝上，最大的也不超过四五尺，人们都称它为青条蛇，人要是被它咬中，很快就会中毒而死。

葛氏治疗毒蛇咬人方

被毒蛇咬伤后，赶紧挖一个土坑，将伤口的地方埋进土坑内，上面压紧土，这样就可使蛇毒析出进入土里，片刻后疼痛减轻，再从土坑中将伤口抽出来。

徐王治疗蛇毒方

处方一：取新鲜的地榆根捣烂绞取汁液，喝汁，同时用药汁浸泡疮口。

处方二：取小蒜捣烂后取汁液，喝汁，再把剩下的药渣敷在伤口上。

处方三：取猪的耳屎，放在伤口上，牛的耳屎也能用，有很好的效果。

处方四：取一些食盐嚼化后合着唾沫唾在伤口上，然后再灸三壮，又再嚼一些食盐唾在伤口上。

处方五：取薤白把它捣烂，敷在伤口上。

处方六：取蜈蚣把它烧成粉末，敷于伤口上。

处方七：先取一段无竹节的竹筒置于伤口上，再取相同分量的蜡和蜂蜜，溶化后灌入竹筒内，如果没有蜂蜜只用蜡也可以。

处方八：迅速将尿液尿入伤口中，然后拔出刀向着太阳闭住呼吸走三步，再用刀在地上挖一个小坑，再拿热水灌入坑内，取泥搅和搓成梧桐子大的泥丸，服用。同时取少量泥敷在伤口上，有很好的疗效。

处方九：取相等分量的桂心和瓜蒌，一同研为细末，装入小竹筒内用塞子塞紧密封以随身携带。当突然被蝮蛇咬伤时，立刻敷在伤口上，这个药可以治疗各种蛇毒。如果塞子没塞紧致密封不严，药气就会丧失而不能用了。

治疗各种毒蛇咬伤方

咬伤后立即在伤口处灸三五壮，则蛇毒就不能进入体内。

治疗毒蛇咬伤方

处方一：取鬼针草捣烂，敷在伤口上，立即痊愈。

处方二：取荆芥叶，装入袋中，敷在肿胀的伤口处。

处方三：用射菌涂于肿胀处，毒血流出后就可以痊愈。

处方四：取还没有开裂的花椒及花椒叶，捣烂后敷在伤口肿胀的地方，均可治愈。

处方五：用切树叶的刀，烧红烙伤口。

附方

《梅师方》记载的治疗蛇咬伤人方：取独头蒜、酸草，把它们捣烂绞取汁，敷在被咬伤的地方。

《广利方》记载治疗被蛇咬伤方：取黑豆叶，锉碎，用杵捣烂，敷在伤口处，每天换三次药，有很好的效果。

《广济方》记载治疗毒蛇咬伤方：取菰蒋草根烧成的灰封在伤口上。这种草形状像燕子尾巴。

《兵部手集》记载主治蛇、蝎、蜘蛛毒的方子：取鸡蛋一枚，轻轻将蛋壳敲破一个小孔，将小孔对准咬伤处贴紧，立刻痊愈。

刘禹锡《传信方》记载治疗蛇咬伤和蝎子蜇伤的方子：取一把刀，将刀的头部烧红，再取白矾放置在刀上，等白矾化成水后，立即趁热滴到咬伤的地方，立即痊愈。此方很有效，曾用此方治好过数十人。唐朝贞元三十二年，有两位僧人向南云游到邓州，都被蛇咬伤，就让人用这个方法救治，敷药后蛇毒就能排出，更没有其他痛苦。

治蛇疮败蛇骨刺人入口绕身诸方第五十七

葛氏，凡蛇疮未愈，禁热食，食便发，疗之依初螫人法。

蛇螫人，九窍皆血出方

取虻虫，初食牛马血腹满者二七枚，烧，服之。
此上蛇疮败及洪肿法方。

蛇螫人，牙折入肉中，痛不可堪方

取虾蟆肝以敷上，立出。
又方，先密取荇叶，当其上穿，勿令人见，以再覆疮口上，一时着叶当上穿，穿即折牙出也。

蛇骨刺人毒痛方

以铁精如大豆者，以管吹疮内。姚同。
又方，烧死鼠，捣，敷之疮上。

蛇螫人，疮已合而余毒在肉中，淫淫痛痒方

取大小蒜各一升，合捣，热汤淋取汁，灌疮中。姚同。

蛇卒绕人不解方

以热汤淋，即解。亦可令就尿之。

蛇入人口中不出方

艾灸蛇尾，即出。若无火，以刀周匝割蛇尾，截令皮断，乃将皮倒脱，即出。《小品》同之。

七八月中，诸蛇毒旺不得泄，皆啮草木即枯死，名为蛇虻，此物伤人甚于蛇螫，即依蛇之螫法疗之。

附方

《广利方》治蛇咬疮。暖酒，淋洗疮上，日三易。

《圣惠方》治蛇入口，并入七孔中。割母猪尾头，沥血滴口中，即出。

白话译文

葛氏认为，凡是被蛇咬伤还没好的患者，都要禁止食用热性食物，一旦进食热性食物后会立刻引起蛇毒发作，治疗蛇毒再发作的方法与初被咬伤时的治法相同。

治疗人被蛇咬伤后九窍出血方

取刚刚在牛、马身上吃饱血的虻虫十四枚，烧熟，服下。

上方也是治疗被蛇咬后伤口红肿以及溃烂的治方。

蛇咬人时，蛇牙断在人的肉中，使人痛不可忍，治方如下

处方一： 取蛤蟆肝，敷在被咬的伤口上，可使蛇牙立刻排出。

处方二： 先秘密地取回荇菜叶，在叶子中间穿一个孔，不要被别人看见，然后覆盖在伤口处，不时将叶子在伤口上来回穿梭擦抹，即可使蛇牙排出。

治疗人被蛇骨刺到感染蛇毒出现疼痛方

处方一： 取大豆大的铁精一粒，用竹管吹入伤口内。姚氏方与本方相同。

处方二： 取死掉的老鼠，把它烧透然后捣烂，敷在伤口上。

治疗蛇咬伤人后伤口虽已愈合，但余毒仍留在肉内，使人又痛又痒的药方

取大、小蒜各一升，一同捣烂，用热水淋在上面取其汁液，灌入伤口内。姚氏方与本方相同。

治疗人突然被蛇缠绕不放的方法

用热水浇淋蛇身，蛇立即就松开了。也可将尿液尿到蛇身上。

治疗蛇钻入人口里不出来的方法

用艾柱灸蛇尾巴，蛇就出来了。如果找不到火，就用刀沿着蛇尾巴一周切割，割到蛇皮断裂，再将皮倒向剥脱，蛇立即就出来了。《小品方》里记载的方法与本方相同。

每到七八月时，各种蛇体内的毒液都很多但得不到排泄，就会去咬草木，被咬的草木随即枯死，这种被蛇咬而枯死的草木被称作"蛇虿"，要是被这种草木所伤到，比被蛇咬伤还严重，应立即按照治疗蛇咬伤的方法去治疗。

附方

《广利方》记载的治疗被蛇咬伤的方法：把酒加温，用来淋洗伤口，每天三次。

《圣惠方》记载的治疗蛇钻入人口里以及进入七窍内方：将母猪的尾巴尖割破，把割出的血滴入口中，蛇就会立即出来。

治卒入山草禁辟众蛇药术方第五十八

辟众蛇方

同前姚氏仙人入山草法。

辟蛇之药虽多，唯以武都雄黄为上，带一块，上称五两于肘间，则诸蛇毒莫敢犯。

他人中者，便磨以疗之。又，带五蛄黄丸，良。丸有蜈蚣，故方在于备急中，此下有禁法云，不受而行，则无验。

中蛇毒勿渡水，渡水则痛甚于初螫。亦当先存想作大蜈蚣前已随后渡，若乘船渡，不作法，杀人。

入山并不得呼作蛇，皆唤为虺。中之者，弥宜勿误。

辟蛇法

到处烧羖羊角，令有烟出，蛇则去矣。

附方

《广利方》治诸蛇毒螫人欲死，兼辟蛇。干姜、雄黄等份。同研，用小绢袋贮，系臂上，男左女右，蛇闻药气逆避人，螫毒敷之。

白话译文

驱避各种蛇类方

与前面记载的姚仙人进入山林草丛之地采用的方法相同。

驱避蛇类的药虽然很多，但只有武都雄黄最好，随身带上一块重五两的雄黄放在肘部的袖管口袋里，则各种毒蛇都不敢来侵犯。

如果碰到有其他人被蛇咬了，就拿出雄黄磨粉撒敷在伤口上治疗。另外还可以携带五蛄黄丸，也很有用。此药丸中含有蜈蚣，所以只在紧急的时候才使用，方下还注明了使用禁忌，如果没人传授使用方法就贸然去用，则没有效果。

被毒蛇咬伤后切勿下水过河，否则疼痛会较刚咬时明显加重。如实在要过河，也应当先想象有一条大蜈蚣在前面走，自己跟在它的后面过河。如果是坐船过河，不按上面的方法而行，也会有生命危险。

人们进入山中时不能大声呼喊惊扰到蛇，而要轻声召唤。被蛇咬中的人，更加应该遵守上面的规矩而不要出错。

驱避蛇类的方法

在所到之处都烧公羊角，烧到有烟冒出来，蛇就会自己离开。

附方

《广利方》治疗各种毒蛇咬人后病危方，此方兼可驱避毒蛇。取干姜、雄黄各相等分量，共同研细，再用小绢袋装好，系在手臂上，男性系左臂，女性系右臂，蛇闻到药的气味后就会远离躲避，如果被毒蛇咬伤，也可以用此药粉外敷伤口。

治卒蜈蚣蜘蛛所螫方第五十九

葛氏方

割鸡冠血涂之。

又方，以盐缄疮上，即愈。云蜈蚣去远者，即不复得。

又方，盐热，渍之。

又方，嚼大蒜，若小蒜，或桑树白汁，涂之。亦以麻履底土，揩之，良。

蜈蚣甚啮人，其毒殊轻于蜂，当时小痛而易歇。

蜘蛛毒

生铁衣，醋研，取浓汁，涂之。

又，乌麻油和胡粉敷上，干复易，取瘥。

取羊桃叶，敷之，立愈。

附方（蚯蚓、蝼蛄、蚕咬、蠼螋尿及恶虫咬人附）

《梅师方》治蜈蚣咬人，痛不止。独头蒜，摩螫处，痛止。

又，《经验后方》烧鸡屎，酒和，敷之，佳。又，取鸡屎和醋，敷之。

《圣惠方》治蜈蚣咬方。用蜗牛擦取汁，滴入咬处。

《兵部手集》治蜘蛛咬，遍身成疮。取上好春酒饮醉，使人翻，不得一向卧，恐酒毒腐人，须臾，虫于肉中小如米自出。

又《谭氏小儿方》以葱一枝，去尖、头，作孔，将蚯蚓入葱叶中，紧捏两头，勿泄气，频摇动，即化为水，点咬处，瘥。

刘禹锡《传信方》治虫豸伤咬。取大蓝汁一碗，入雄黄、麝香，二物随意看多少，细研，投蓝中，以点咬处，若是毒者，即并细服其汁，神异之极也。昔张员外在剑南为张延赏判官，忽被斑蜘蛛咬项上，一宿，咬有二道赤色，细如箸，绕项上，从胸前下至心经；两宿，头面肿疼，如数升碗大，肚渐肿，几至不救。张相素重荐，因出家资五百千，并荐家财，又数百千，募能疗者。忽一人应召云：可治。张相初甚不信，欲验其方，遂令目前合药，其人云：不惜方，当疗人性命耳。遂取大蓝汁一瓷碗，取蜘蛛投之蓝汁，良久方出得汁中，甚困不能动，又别捣蓝汁，加麝香末，更取蜘蛛投之，至汁而死，又更取蓝汁、麝香，复加雄黄和之，更取一蜘蛛投汁中，随化为水。张相及诸人甚异之，遂令点于咬处，两日内悉平愈，但咬处作小疮，痂落如旧。

《经验方》治蜘蛛咬，遍身生丝。羊乳一升饮之。贞元十年，崔员外从质云：目击有人被蜘蛛咬，腹大如孕妇，其家弃之，乞食于道，有僧遇之，教饮羊乳，未几日而平。

又方，治蚰蜒咬。浓作盐汤，浸身数遍，瘥。浙西军将张韶，为此虫所咬，其形如大风，眉须皆落，每夕蚰蜒鸣于体，有僧教以此方，愈。

又方，治蚰蜒虫咬，其形如大风，眉须皆落。以石灰水浸身，亦良。

《圣惠方》主蛐蚁咬人方。以鸡屎敷之。

又方，治蝼蛄咬人。用石灰，醋和涂之。

《广利方》治蚕咬人。麝香，细研，蜜调涂之，瘥。

《千金方》治蠼螋尿疮。楝树枝皮，烧灰，和猪膏，敷之。

又方，杵豉，敷之。

又方，以酢和粉，敷之。

又方，治蠼螋虫尿人影，着处便令人体病疮，其状如粟粒，累累一聚，惨痛，身中忽有处燥痛如芒刺，亦如刺虫所螫，后细疮瘭作丛，如茱萸子状也，四畔赤，中央有白脓如黍粟，亦令人皮急，举身恶寒壮热，极者连起竟腰胁胸也。治之法，初得，磨犀角，涂之，止。

《博物志》治蠼螋虫溺人影，亦随所着作疮。以鸡肠草汁，敷之，良。

《外台秘要》治蠼螋尿疮，绕身匝，即死。以燕巢中土，猪脂，苦酒和，敷之。

又方，治蠼螋尿疮。烧鹿角，末，以苦酒调，涂之。

《钱相公方》疗蠼螋尿疮黄水出。嚼梨叶，敷之，干即易。

《胜金方》治蠼螋尿人成疮，初如糁粟，渐大如豆，更大如火烙浆疱，疼痛至甚。宜速用草茶并蜡茶俱可，以生油调，敷上，其痛药至立止，妙。

《圣惠方》治恶虫咬人。用紫草油涂之。

又方，以酥和盐敷之。

白话译文

葛氏方

处方一：割取鸡冠的血，涂在被蜇伤的地方。

处方二：取食盐外敷封住伤口，即可痊愈。据说蜈蚣咬伤人后如果逃离到远处，其毒就不会对人产生伤害。

处方三：用热盐水浸泡伤口。

处方四：咀嚼大蒜或小蒜，或取桑树皮的白汁，把它涂于伤口上。也可以用草鞋底上的土，涂抹到伤口上，也有很好的效果。

蜈蚣很会咬人，但其毒性比蜂蜇伤人要轻得多，咬伤当时是会有些疼痛，但这种疼痛容易消失。

治疗蜘蛛毒伤

处方一：取一些生铁衣，用醋研磨成浓汁，然后涂在伤口上。

处方二：用乌麻油与胡粉调和，敷在伤口上，干后再更换，直到痊愈为止。

处方三：用羊桃叶敷在伤口上，立刻痊愈。

附方（包括治疗被蚯蚓、蝼蛄、蚕咬伤，以及蠼螋尿疮和毒虫咬伤）

《梅师方》治疗被蜈蚣咬伤后疼痛不止方：用独头蒜摩擦伤口并敷在伤处，可以止痛。

《经验后方》记载可将鸡屎烧成灰，用酒调和均匀，敷在伤口上，效果好。另外还可取鸡屎，用醋调和均匀，敷在伤口上。

《圣惠方》记载的治疗蜈蚣咬伤的方子：取蜗牛，把它捣烂取汁，将汁滴入被咬伤处。

《兵部手集》记载的治疗被蜘蛛咬伤后遍身溃烂的方子：取上等的好春酒，让患者喝醉，醉后躺卧不断翻身，不要让其在一个方向睡着不动，以免酒醉不醒伤害身体。片刻后就可以看见如米粒般大小的虫子从肉里面爬出。

还有《谭氏小儿方》记载用一根葱叶，切去根及梢尖，做成葱管，把蚯蚓装入葱叶管内，紧紧捏住叶管的两头，不要使气泄漏，快速摇动，等蚯蚓化为水后，将这水滴在被咬伤的地方，就可以痊愈。

刘禹锡《传信方》记载的治疗被虫子咬伤的方子：取用大蓝绞的汁一碗，取雄黄、麝香，用量随意，将这两药研为细末后放入蓝汁中，搅匀后用来滴到被咬伤的地方。如果是被毒虫所咬，外用的同时还要慢慢服用这个药汁，效果很是神奇。早年张员外在剑南担任张延赏的判官，突然被斑蜘蛛咬伤了脖子，一夜之间，被咬伤的地方就出现了两条红色的印迹，如筷子那般粗细，环绕着脖子，一直从胸前蔓延到心窝。过了两晚，他的头面开始肿痛，肿得有数升碗那么大，肚子也渐渐肿了起来，几乎到了难以救治的地步。张宰相一向看重被举荐来的人才，于是自己拿出五百贯钱作为医药费给他治病，同时还再拿出几百贯钱来作为推荐奖励，以招募能够治好这病的人。忽然有一人前来应召说："我可以治好这个病。"张宰相起初很不相信，只想试验一下这个人的方子，于是就让这个人当面配药。此人说："我也不对这个药方保密了，还是救人性命要紧。"于是他取来一瓷碗大蓝汁，抓了一只蜘蛛放在大蓝汁里，停留好长一段时间后蜘蛛才从汁中爬出来，但已经疲乏得动弹不得了。又另外捣烂绞取新的蓝汁，加入麝香末搅匀，再抓了一只蜘蛛放到这蓝汁中，蜘蛛一进入汁中就死了。再取来蓝汁，加入麝香、雄黄末搅匀，再抓一只蜘蛛放入汁中，蜘蛛随即化为水。张宰相及在场的人都感到很惊奇，于是让他将药汁点在被咬的地方，两天内肿的地方皆平复痊愈，只有所咬的地方变成了一个小疮口，待结痂脱落后则恢复到和以前一样了。

《经验方》记载治疗被蜘蛛咬伤伴满身皮肤长血丝的方子：取羊奶一升喝下。贞元十年，崔员外说，亲眼见到有人被蜘蛛咬伤，腹部肿大得像孕妇一样，他的家人将他抛弃在路边，他只得在路边讨饭。有和尚看到他，教他饮用羊奶，没过几天他就恢复正常了。

另有治疗被蚯蚓咬伤的方子：将盐汤浓煎，待温度合适后浸泡咬伤的身体数遍，即可痊愈。浙西军队将领张韶被蚯蚓咬伤，其外貌就像患了麻风病一样，眉毛胡须都脱落了，每天傍晚都可以听到蚯蚓在体内鸣叫。有个和尚传授给他这个方子，他的病就这样治好了。

还有一个方子，也是治疗被蚯蚓或其他毒虫咬伤，症见外貌如患麻风病、眉毛胡须都脱落的病证，方子如下：用石灰水浸泡全身，也有很好的效果。

《圣惠方》记载的主治被蛐蛐咬伤的方子：用鸡屎敷于被咬伤的地方。

还有治疗被蝼蛄咬伤的方子：取石灰，用醋调和均匀，涂在被咬伤的地方。

《广利方》记载的治疗蚕咬伤人的方子：取麝香，细研成末，用蜂蜜调和均匀，涂在伤口上，可以治愈。

《千金方》记载的治疗蠷螋尿疮的方子。

处方一：取楝树枝皮，烧成灰，用猪油调和后敷在疮上。

处方二：取豆豉，用杵捣烂，敷在疮上。

处方三：用醋把面粉调和好后，敷到疮上。

处方四：凡是被蠷螋尿碰到的部位都能使皮肤生疮，疮的形状就像连成片的米粒状，很是疼痛，有时身上会突然有某个地方如同被针刺那样燥痛，又像被带刺的虫子螫到的痛。之后小粒状疮会逐渐增多形成一丛一丛的疱疹，像吴茱萸子那样，四周发红，中央有黍粟粒大的白脓，同时会使人皮肤发紧，全身恶寒高热，严重的甚至会蔓延累及到腰部、双胁以及胸部。治疗的方法是，刚开始患病时，用犀角磨水出汁，将此水涂在患处，就可以痛止而病愈。

《博物志》记载治疗蠷螋虫尿到人身上，并在所尿部位形成疮的方子：取鸡肠草，捣烂绞汁，敷于患处，有很好的效果。

《外台秘要》记载治疗蠷螋尿疮，疮疡环绕周身，病重将死的方子：取燕子窝中的土，用猪油和醋调和搅匀，敷在疮上。

另外还有一个治疗蠷螋尿疮的方子：取鹿角烧透研成末，再用醋调和均匀，涂到疮上。

《钱相公方》记载的治疗蠷螋尿疮，伴疮面出黄水的方子：将梨树叶嚼烂，敷到疮上，干后立即更换新嚼的叶子再敷。

《胜金方》记载的治疗蠷螋尿到人身上形成疮的方子，疮面初起时如同粟米粒般大小，后来会逐渐增大如黄豆大小，再后面就与被火烙到的水疱相似，非常疼痛。应尽快使用草茶或蜡茶也可以，加入生油调和均匀，敷在疮上。这药一敷上疼痛立即就能止住，疗效很神奇。

《圣惠方》记载的治疗毒虫咬伤人的方子。

处方一：用紫草油涂在被咬伤的地方。

处方二：取酥油和食盐调和均匀，敷在被咬伤的地方。

治卒蛊螫方第六十

以玉壶丸及五蛄丸，涂其上，并得。其方在备急丸散方中。

又方，取屋霤下土，水和敷之。

白话译文

处方一：将玉壶丸或五蛄丸用水化开后，涂在被蜇的地方，都能治愈。这两个方子记录在备急丸散方篇章中。

处方二：取屋檐下的泥土，用水调匀后敷在被蜇伤的地方。

治卒蜂所螫方第六十一

蜂螫人

取人尿洗之。

又方，谷树、桑树白汁，涂之，并佳。

又方，刮齿垢，涂之。

又破蜘蛛，又煮蜂房，涂之。烧牛角灰，苦酒和，涂之。又断葫，揩之。又，嚼青蒿，敷之。

附方

《千金方》治蜂螫人。用露蜂房，末，猪膏和，敷之。《杨氏产乳》蜂房煎汤洗，亦得。

又，《外台秘要》挼薄荷，贴之，瘥。

又，《圣惠方》以酥敷之，愈。

《沈存中笔谈》云：处士刘汤，隐居王屋山，尝于斋中见一大蜂窜，为蛛网丝缚之，为蜂所螫坠地，俄顷，蛛鼓腹欲裂，徐徐行入草，啮芋梗微破，以疮就啮处磨之。良久，腹渐消，轻躁如故。自后人有为蜂螫者，挼芋梗敷之则愈。

白话译文

蜂螫伤人治疗方

处方一：用人尿清洗被螫的地方。

处方二：取谷树、桑树皮的白汁，涂在被螫的地方，都有很好的疗效。

处方三：刮取牙齿垢涂到被螫的地方。

处方四：刺破蜘蛛，将流出的汁液涂在被螫处。

处方五：煎煮蜂房，用煎好的水外洗被螫的伤口。

处方六：将牛角烧成灰，用醋搅和调匀后涂在被螫的地方。

处方七：切断大蒜，用断面擦抹被螫的伤口。

处方八：取青蒿嚼烂后敷在被螫的伤口上。

附方

《千金方》记载的治疗蜂螫伤人方：将露蜂房研成细末，用猪油搅和调匀后外敷被螫的地方。《杨氏产乳》记载用蜂房煎水外洗，也是有效的。

《外台秘要》记载将薄荷揉搓后贴在被螫的伤口上，即可痊愈。

《圣惠方》记载用酥油外敷被螫之处，也可痊愈。

《沈存中笔谈》记载，有位叫刘汤的处士，隐居在王屋山中，曾经在书斋中看见一只大蜂到处乱飞，结果被蜘蛛网缠住，蜘蛛上前捕食大蜂，却被大蜂螫伤并掉落在地上，不一会儿，蜘蛛的肚子就鼓胀得快要爆裂一样，蜘蛛慢慢爬入草丛中，将芋头的茎梗稍微咬破，再把被大蜂螫到的伤口紧靠芋梗被咬破的地方反复摩擦。过了很久，蜘蛛胀大的肚子逐渐消下来，行动像之前一样轻便灵活。从这以后，凡是有人被蜂螫伤，就用芋梗揉搓后外敷，被螫的伤口即可痊愈。

治卒蝎所螫方第六十二

蝎螫人

温汤渍之。

又方，挼马苋、大蒜。又，嚼干姜，涂之，佳。

姚方，以冷水渍螫处，即不痛。水微暖便痛，即易水。又，以冷渍故布搨之，数易。

新效方，蜀葵花、石榴花、艾心分等，并五月五日午时取，阴干，合捣，和水涂之螫处，立定。二花未定，又鬼针草挼汁，敷之，立瘥。又，黄丹醋涂之。又，生乌头，末，唾敷之。嚼干姜，涂之。又，射罔封之，温酒渍之，即愈。

附方

《孙真人食忌》主蝎螫。以矾石一两，醋半升煎之，投矾末于醋中，浸螫处。

又，《胜金方》乌头末少许，头醋调，敷之。

又，《钱相公箧中方》取半夏，以水研，涂之，立止。

又，《食医心镜》以醋磨附子，敷之。

又，《经验方》以驴耳垢敷之，瘥。崔给事传。

《广利方》治蝎螫人，痛不止方。楮树白汁，涂之，立瘥。

白话译文

治疗蝎子螫伤人方

处方一：用温水浸泡伤口。

处方二：将马齿苋、大蒜揉烂后外敷到伤口上，也可以将干姜嚼烂后涂抹在伤口上，效果很好。

《姚氏方》记载用冷水浸泡被螫伤处，可立即不痛。待水稍微温些就会疼痛，此时就立即更换冷水浸泡。另外，也可以用冷水浸泡旧布然后将旧布敷到伤口上，更换数次。

《新效方》记载五月五日午时取蜀葵花、石榴花、艾心相等分量，阴干，三药合在一起捣成粉末，将粉末用水调匀后涂抹在被螫的伤口上，可立即止痛。如果用上面的二种花没效，还可取鬼针草揉搓出汁后外敷在伤口上，可立即病愈。另外，也可以将黄丹用醋调匀后涂抹伤口。还可以取生乌头末，用唾液调和后外敷伤口。或者取干姜嚼烂后涂抹伤口。或者用射罔外敷封住伤口，再用温酒浸泡，即可痊愈。

附方

《孙真人食忌》记载的主治蝎子螫伤方：取矾石一两研成细末，取半升醋煎煮，煮好后将矾石末放到醋中，待温度合适后用来浸泡被螫的伤口。

《胜金方》记载取乌头末少许，用头醋调和后外敷伤口。

《钱相公箧中方》记载取半夏，用水研磨，取研磨的水涂抹在伤口上，可立即止痛。

《食医心镜》记载用醋研磨附子，取研磨过的醋外敷伤口。

《经验方》记载用驴的耳垢外敷伤口，即可痊愈。此方为崔给事所传授。

《广利方》记载治疗蝎子螫伤人后疼痛不止方：取楮树的白汁涂在伤口上，可立即痊愈。

治中蛊毒方第六十三

葛氏方，疗蛊毒下血方

羖羊皮方三寸（得败鼓亦好），襄荷叶、苦参、黄连、当归各二两。水七升，煮二升，分三服。一方加犀角、升麻各三两。无襄荷根，用茜根四两代之，佳。

人有养蓄蛊以病人，其诊法

中蛊令人心腹切痛，如有物啮，或吐下血。不即疗之，食人五脏则死矣。欲知蛊与非蛊，当令患者唾水中，沉者是，浮者非。《小品》、姚并同。

欲知蛊毒主姓名方

取鼓皮少少，烧末，饮患者，患者须臾自当呼蛊主姓名，可语便去，则便愈。亦见蛇蜒合作蛊毒，着饮食中，使人得瘕病。此一种积年乃死，疗之各自有药。又，襄荷叶，密着病患卧席下，其患者即自呼蛊主姓名也。

疗中蛊毒吐血或下血，皆如烂肝方

茜草根、襄荷根各三两。哎咀，以水四升，煮取二升，去滓，适寒温，顿服，即愈。又自当呼蛊主姓名。茜草即染绛草也。《小品》并姚方同也。

又方，巴豆一枚（去心皮，熬），豉三粒，釜底墨方寸匕。合捣为三丸，一丸当下毒。不可者，更服一丸，即下。

又方，盐一升，淳苦酒和，一服立吐，即愈。《小品》同。支方，苦酒一升，煮令消，服，愈。

379

又方，取蚯蚓十四枚，以苦酒三升渍之，蚓死，但服其汁。已死者，皆可活。

又方，苦瓠一枚，水二升，煮取一升，服，立即吐，愈。《小品》同。支方用苦酒一升，煮令消，服，神验。

又方，皂荚三梃（炙，去皮、子），酒五升，渍一宿，去滓，分三服。《小品》同。

疗饮中蛊毒，令人腹内坚痛，面目青黄，淋露骨立，病变无常方

取铁精捣之，细筛，又别捣乌鸡肝以和之，丸如梧子大。服三丸，甚者不过十日，微者即愈。别有铁精方。

又方，猪肝一具，蜜一升，共煎之令熟，分为二十服。秘方。《小品》同。支方分作丸，亦得。

又方，取枣木心，锉得一斛，着釜中淹之，令上有三寸水，煮取二斗，澄取清，微火煎，得五升，宿勿食，旦服五合，则吐蛊毒出。《小品》、姚同之。

又方，雄黄、丹砂、藜芦各一两。捣，末，旦以井华水服一刀圭，当下吐蛊虫出。

又方，隐荵草汁，饮一二升。此草桔梗苗，人皆食之。

治蛊已食下部，肚尽肠穿者

取长股虾蟆青背一枚，鸡骨（支方一分），烧为灰，合，纳下部令深入。《小品》同。支方屡用大验。姚方亦同。

又方，以猪胆沥纳下部中，以绵深导纳塞之。

又方，五蛊黄丸最为疗蛊之要，其方在备急条中。复有自然飞蛊，状如鬼气者，难。

此诸种，得真犀、麝香、雄黄为良药，人带此于身，亦预防之。

姚氏疗中蛊下血如鸡肝，出石余，四脏悉坏，唯心未毁，或鼻破待死方

末桔梗，酒服一匕，日一二。葛氏方也。

支太医有十数传用方

取马兜铃根，捣，末。水服方寸匕，随吐则出，极神验。此物苗似葛蔓，缘柴生，子似橘子。

凡畏已中蛊，欲服甘草汁，宜生煮服之，当吐疾出。若平生，预服防蛊毒者，宜熟炙煮服，即内消不令吐，神验。

又方，甘草（炙），每含咽汁。若因食中蛊反毒，即自吐出，极良。常含咽之，永不虑药及蛊毒也。

又有解百毒散，在后药毒条中。

亦疗方，桑白汁一合，服之，须臾吐利，蛊出。

席辩刺史传效二方，云并试用神验

斑蝥虫四枚（去足、翅、炙），桃皮（五月初五采取，去黑皮，阴干），大戟。凡三物并捣，别筛，取斑蝥一分，桃皮、大戟各二分。合和枣核大，以米清饮服之，讫，吐出蛊。一服不瘥，十日更一服，瘥。此蛊洪州最多，老媪解疗一人，得缣二十疋，秘方不可传。其子孙犯法，黄花公若于则为都督，因以得之流传，老媪不复得缣。席云：已瘥十余人也。

又方，羖羊皮方寸匕，蘘荷根四两，苦参、黄连各二两，当归、犀角、升麻各三两。七物以水九升，煮取三升，分三服，蛊即出。席云：曾与一人服，应时吐蜂儿数升，即瘥。此是姚大夫方。

附方

《千金翼方》疗蛊毒。以槲木北阴白皮一大握，长五寸，以水三升，煮取一升，空腹分服，即吐蛊出也。

又，治蛊毒下血。猬皮，烧，末，水服方寸匕，当吐蛊毒。

《外台秘要》救急治蛊。以白鸽毛、粪烧灰，饮和服之。

《杨氏产乳》疗中蛊毒。生玳瑁，以水磨如浓饮，服一盏，自解。

《圣惠方》治小儿中蛊，下血欲死。捣青蓝汁，频频服半合。

白话译文

葛氏治疗人中蛊毒后便血方

取黑公羊皮三平方寸（用破败鼓皮亦好），蘘荷叶、苦参、黄连、当归各二两，上药加水七升，煮至二升，分三次服用。另有一个方子是加犀角、升麻各三两。如果没有蘘荷根，用茜根四两替代，效果很好。

有的人蓄养蛊虫用来毒害别人，诊断是否被蛊虫毒害的方法

中蛊毒后会令人心腹剧烈疼痛，像有东西在腹中啃咬一样，或有的吐血，有的便血。如果不立即治疗，待蛊虫啃食人的五脏后就会致人死亡。想要知道是不是真的中了蛊毒，就应当让患者吐口唾液到水中，唾液沉入水中则是，漂浮在水面的就不是。这与《小品方》、姚氏方记载的方法相同。

要想知道饲养蛊虫人的姓名，方法如下

处方一： 取一点鼓皮，烧成灰末后让中蛊毒的患者服下，过一会儿患者自己就会呼喊饲养蛊虫之人即蛊主的姓名，此时可叫蛊虫赶紧离去，则蛊毒就会痊愈。也有用蛇和蚰蜒共同制作的蛊毒，将此蛊毒放到人的饮食中，人吃了腹腔内会长肿块。如果中了这其中的任何一种蛊毒，几年后患者便会死去，治疗方面针对不同的蛊毒有不同的药物。

处方二： 取蘘荷叶，悄悄地放到患者睡觉的席子下面，患者就会自己叫出蛊主的姓名。

治疗中蛊毒后吐血或便血，症状像肝烂了一样的方子

处方一： 取茜草根、蘘荷根各三两，嚼烂后用水四升，煎煮到二升，去掉药渣，待温度合适时一次服完，即可病愈，另外患者还可自己呼叫出蛊主的姓名。茜草就是染绛草。《小品方》和姚氏方记载的方法与本方相同。

处方二： 巴豆一颗（去掉芯、皮，炒制），豆豉三粒，锅底灰一方寸匕的量，上述药物共同捣成细末调和制成三个药丸，服一丸后蛊毒应当能排出，如果还没排出，就再服一丸，蛊毒立即就能排出了。

处方三： 取盐一升，用味道醇厚的醋调和后服一次，立即呕吐，吐后即病愈。《小品方》记载的方法与本方相同。支太医方是用醋一升，煎煮到盐全部溶化，服后即可病愈。

处方四： 取蚯蚓十四条，用醋三升浸泡，等蚯蚓死后，只服用浸泡的醋。中蛊毒昏死的人，服用后都可以被救活。

处方五： 苦瓠一个，加水二升，煎煮到一升，服用后立即呕吐，吐后病愈。《小品方》记载的内容与本方相同。支太医方是用苦瓠一个，加苦酒一升，煎煮到苦瓠烂糊服用，有神奇的疗效。

处方六： 皂荚三根（炙，去掉皮、籽），加酒五升，浸泡一夜，去掉药渣，分三次服用。《小品方》记载内容与本方相同。

饮用含蛊毒的东西中毒后，患者会感觉腹内坚硬疼痛，面目的颜色变青黄，精神疲困，瘦骨嶙峋，病情变化难以预测，治方如下

处方一：取铁精捣碎，过细筛后取细末，另外再取乌鸡的肝捣烂，加入铁精粉搅和均匀制成梧桐子大的药丸。每次服三丸，病情严重的不超过十天可痊愈，病情轻微的服后即可痊愈。另外还记载有铁精方。

处方二：猪肝一个，蜂蜜一升，共同煎煮到猪肝熟，分为二十次服用。这是秘方，《小品方》记载的方子与本方相同。另外有记载将本方制成药丸，也是可以的。

处方三：将枣木心锉成木屑，取一斛屑，放到锅中用水浸没，让水没过木屑三寸，煎煮到剩水二斗，静置后取上清液，再用微火煎煮到五升，晚上不要服用，到清晨时服五合，即可将蛊毒吐出。《小品方》和姚氏方记载的方子与本方相同。

处方三：雄黄、丹砂、藜芦各一两。上面三味药共同捣成粉末，清晨用新打的井水冲服一刀圭的量，服后会泻下和呕吐，蛊虫也随之排出。

处方四：取隐葱草绞汁，喝汁一二升。这种草就是桔梗的幼苗，人们都会采来食用。

治疗蛊虫已啃食人体的下腹部，胃肠都被吃穿的方子

处方一：取长腿蛙的青色背皮一个，鸡骨一分，共同烧成灰，和匀后将灰送入肛门直肠的深部。《小品方》记载的方法与本方相同。本方多次使用，疗效显著。姚氏方也与本方相同。

处方二：将猪胆汁滴入肛门内，再用棉球将猪胆汁向里塞到直肠深处。

处方三：五蛊黄丸是治疗蛊毒最重要的药，其方药组成记载在备急条文中。

还有自然界中的飞蛊，人中飞蛊后症状就像中了鬼怪邪气一样，这种病难以治疗。

对于上述几种蛊毒，真犀角、麝香、雄黄是很好的药物，人带着这几种东西在身上，也可以预防蛊毒。

姚氏治疗中蛊毒后便血，血色像鸡肝色，出血量一石多，肝脾肺肾四脏都已腐坏，唯有心还没毁坏，有的患者鼻子破烂快死的方子

将桔梗研成细末，每次用酒冲服一方寸匕的量，每天服一至二次。这是葛氏方。

支太医有十几个流传下来的有效验方

处方一：取马兜铃根，捣成细末。用水冲服一方寸匕的量，服后患者即会呕吐，蛊毒则随着呕吐物排出，这方法有极其神奇的疗效。马兜铃苗像葛，它的藤沿着杂木攀爬生长，种子与橘子相似。

处方二：凡是担心自己中蛊毒而想要服用甘草汁加以预防的，最好用新鲜的生甘草煎煮服用，服后应当呕吐，蛊毒随呕吐而出。如果平时服用过预防蛊毒药物的人，以选用熟的炙甘草煎服为宜，即可使蛊毒在体内消除而不用让患者呕吐出来，此法有神奇的疗效。

处方三：取炙甘草，每次用时都把它含在口里并吞咽由此产生的口水。如果是因饮食而中的蛊毒，即可自行吐出，效果很好。经常含着炙甘草并吞咽口水，就永远不用担心还要服用其他药物，也不用担心会中蛊毒了。

另外还有解百毒散，记载在后面"药毒"条文中。

还有治疗的药方：用新鲜的桑白皮绞的汁一合，服下，过一会儿即上吐下泻，蛊毒也随之排出。

初唐时期名叫席辩的刺史所传下来的有效的两个方子，据说经试用过有神奇的疗效

处方一：斑蝥虫四只（去足、翅，炙用），桃树皮（五月初五采取，去掉黑皮后阴干），大戟。上面三种药物分别捣碎过筛制成药粉，取斑蝥粉一分，桃树皮粉、大戟粉各二分。掺和搅匀，揉成枣核那么大，用米清水服下，服后即可吐出蛊毒。如果服一次病没好，则十天后再服一次，即可病愈。这种蛊毒洪州最多，有一个老妇女用此法治好了一个患者，获得二十匹双丝细绢的奖励，因此视为秘方不能外传。后来这个老妇女的子孙犯了法，黄花公若于担任都督，为解救子孙老妇将这个秘方献给都督，此后这个方子才得以公开流传，老妇也再没有得到过细绢了。席辩刺史说，用这个方子已治好十多个人了。

处方二：黑公羊皮一方寸匕的量，襄荷根四两，苦参、黄连各二两，当归、犀角、升麻各三两。上面七种药物加水九升，煎煮到三升，分三次服用，蛊虫即可排出。席辩刺史说，曾经给一个人服用这个方子，服后立即就吐出蜂虫数升，病立刻就痊愈了。这是姚大夫的方子。

附方

《千金翼方》治疗蛊毒：取槲树朝北阴面的白色树皮一大把，切取五寸长，用水三升，煎煮到一升，空腹分两次服完，即可吐出蛊毒。

另有治疗中蛊毒后便血方：取刺猬皮，烧成灰末，用水冲服一方寸匕的量，即可吐出蛊毒。

《外台秘要》紧急救治中蛊毒方：将白鸽的羽毛、粪便烧成灰，用水调和后服下。

《杨氏产乳》治疗中蛊毒方：取生玳瑁，用水研磨，取研磨后的浓汁，服下一盏后蛊毒就会解除。

《圣惠方》治疗小孩中蛊毒后出现便血并生命垂危的方子：将青蓝捣烂绞取药汁，连续多次给患儿服下，每次服半合。

治卒中溪毒方第六十四

姚氏中水毒秘方

取水萍曝干，以酒服方寸匕，瘥止。又云：中水病，手足指冷，即是。若暖，非也。其冷或一寸，极或竟指。未过肘膝一寸浅，至于肘膝为剧。

葛氏，水毒中人，一名中溪，一名中洒东人称为苏骇切，一名水病。似射工而无物。其诊法：

初得之恶寒，头微痛，目注疼，心中烦懊，四肢振淅，骨节皆强，筋急，但欲睡，旦醒暮剧，手逆冷，三日则复生虫，食下疮，不痛不痒不冷，人觉视之乃知。不即疗，过六七日，下部脓溃，虫食五脏，热极烦毒，注下不禁。八九日，良医不能疗。觉得急当深视下部。若有疮，正赤如截肉者。为阳毒，最急。若疮如蠡鱼齿者，为阴毒，犹小缓。要皆煞人，不过二十日。欲知是中水毒，当作数升汤，以小蒜五寸，哎咀，投汤中，莫令大热，热即无力，掠去滓，适寒温以浴，若身体发赤斑纹者是也。又无异证，当以他病疗之也。

病中水毒方

取梅若桃叶，捣，绞汁三升许，以少水解为饮之。姚云：小儿不能饮，以汁敷乳头与之。

又方，常思草，捣绞，饮汁一、二升，并以绵染寸中，以导下部，日三过，即瘥。

又方，捣蓝青汁，以少水和涂之，头面身体令匝。

又方，取梨叶一把，熟捣，以酒一杯和绞，服之，不过三。

又方，取蛇莓草根，捣作末，服之，并以导下部，亦可饮汁一、二升。夏月常行，欲入水浴，先以少末投水中流，更无所畏。又辟射工，家中虽以器贮水浴，亦宜少末投水中，大佳。

今东闲诸山县，无不病溪毒，春月皆得，亦如伤寒，呼为溪温。未必是射工辈，亦尽患疮痢，但寒热烦疼不解，便致死耳。方家用药，与伤寒温疾相似，令施其单法

五加根，烧末，酒若浆水饮之。荆叶汁，佳。千金不传，秘之。

又方，密取蓼，捣汁，饮一二合。又以涂身令周匝。

取牛膝茎一把，水，酒共一杯渍，绞取汁饮之，日三。雄牛膝茎，紫色者是也。

若下部生疮，已决洞者

秫米一升，盐五升，水一石，煮作糜，坐中，即瘥。

又方，桃皮、叶，熟捣，水渍令浓，去滓，着盆中坐渍之，有虫出。

又方，皂荚，烧，末，绵裹导之，亦佳。

又，服牡丹方寸匕，日三服。

白话译文

姚氏治疗人患水毒病的秘方

取水上的浮萍晒干研成细末，每次用酒冲服一方寸匕的量，直到痊愈为止。又说：水毒这病，只要手指和脚趾都发凉，就是患这病。如果手指和脚趾暖和，那就不是患这病。这种病的手脚发凉范围，有的是只凉一寸，严重的全部手指或脚趾都发凉。发凉没有超过手肘或膝盖一寸的病情尚属轻浅，如到达手肘和膝盖的则就属病重了。

葛氏说，水毒侵袭人体，又叫中溪毒，也叫中洒（陕西以东的人称为苏骇切），还叫水病。与射工毒虫伤人相似，但却看不到伤人的具体是什么东西。此病诊治方法如下：

患病初起时见恶寒伴轻度头痛，眼睛像注入了东西一样疼，心烦懊恼，四肢摇动震颤，骨骼关节都僵硬，筋脉拘急，只想睡觉，早晨还清醒，到傍晚嗜睡得更厉害，手由指端逆行而上发冷。三天后身体下部会生出像虫咬样

的烂疮，不痛不痒，让人难以感觉到，要看到才能发现，此时如不及时治疗，到六七天后，下部开始生脓破溃，毒虫咬吃五脏，身体高热烦忧，出现喷水样腹泻，难以控制，到八九天后，医术高明的医生都束手无策了。如果觉得病情紧急严重，就应当仔细观察身体下部。如果已经生疮，颜色大红像新切开的肉一样，这是阳毒，病情最危急。如果疮面像鳖鱼的牙齿，那这是阴毒，病情发展尚且缓慢一些。这两种情况都会有生命危险，一般不超过二十天人就会死。要想知道是不是中了水毒，可以烧开数升热水，取五寸长的小蒜嚼烂，放到热水中，不要让水太热，过热则没有药力，随后捞去小蒜渣，待水温合适时让患者用这水洗澡，如果患者身体出现红色斑纹，又没有其他特殊的症状，那就不是中了水毒，应当按其他病症的治法治疗了。

患水毒病的治疗方

处方一：取新鲜的梅树叶或桃树叶，捣烂绞取叶汁三升左右，用少量水稀释后服下。姚氏说，小孩不能直接喝，可将药汁涂在妈妈的乳头上，让小孩吮吸乳头而吃下药汁。

处方二：将常思草捣烂绞取汁，取汁一二升服下，同时用绵绸浸染草汁塞入患者肛门内一寸，以疏导毒气，每天三次，即可痊愈。

处方三：取蓝青捣成药汁，用少量水调和后涂抹身体，头面部及身体都涂满。

处方四：取新鲜的梨树叶一把，充分捣烂，再加入一杯酒，调和搅匀后绞取汁服用，不超过三次即可痊愈。

处方五：取蛇莓草根，捣成细末服用，同时外敷下部以消导水毒，也可以将蛇莓草根捣烂绞取汁，喝汁一二升。夏天经常外出，如果想下水沐浴，可先用少量上述药末撒到水中，就不用担心中水毒气。这个药末还能趋避射工毒虫。平常在家中虽然是用容器装水洗浴，也应在水中放少量的蛇莓草根粉，对预防中水毒大有裨益。

现在东方广大的山区各县，有很多中溪毒的患者，都是在春天得病，症状也像伤寒病那样，被称为"溪温"。这病不一定是射工毒虫之类引发的，也都有生疮和下痢的症状，但是这类患者如果不解决他的寒热烦痛这些症状，便会导致死亡。医生们治疗这病所用药物与治疗伤寒、温病相似，这里介绍单方治法如下

处方一：将五加根烧成灰末，用苦酒或者浆水冲服。

处方二：取新鲜荆叶捣烂绞汁服用，效果很好。这是给千金都不外传的秘方。

处方三：悄悄采收蓼叶，捣烂绞取汁，服汁一二合。又可以用汁涂抹患处一周。

处方四：取牛膝茎一把，加水、酒总共一杯，浸泡后绞取茎汁服用，每天服三次。这里用的是雄牛膝茎，紫色的即是。

如果身体下部生疮，已溃烂成洞的，治方如下

处方一：秫米一升，盐五升，水一石，合在一起煎煮成粥，给患者坐浴，即可痊愈。

处方二：取桃树皮、叶，充分捣烂，用水浸泡成浓汁，去掉皮和叶的渣后将浓汁倒入盆中，让患者坐进盆中浸泡，可见有虫爬出。

处方三：取皂荚，烧成灰末，用绵绸裹好导入疮洞中，也有很好的效果。

处方四：每次服牡丹皮一方寸匕的量，每天服三次。

治卒中射工水弩毒方第六十五

江南有射工毒虫，一名短狐，一名蜮，常在山间水中，人行及水浴，此虫口中横骨角弩，唧以射人形影则病。其诊法：初得或如伤寒，或似中恶，或口不能语，或恶寒热，四肢拘急，旦可暮剧，困者三日，齿间血出，不疗即死。其中人有四种，初觉则遍身体视之，其一种正黑如墨子，而绕四边突赤，以衣被犯之，如刺状。其一种作疮，疮久即穿陷。一种突起如石痈状。其一种如火灼人肉，熛起作疮，此种最急，并皆煞人。居此毒之地，天大雨，或逐人行潦流，入人家而射人。又当养鹅鸭，鹅见即食。人行将纯白鹅以辟之，白鸭亦善。带好生犀角，佳也。

若见身中有此四种疮处，便急疗之

急周绕遍，去此疮边一寸，辄灸一处百壮，疮亦百壮，则瘥。

又方，赤苋茎、叶，捣绞，取汁饮之，以渣敷之。姚云：服七合，日四五服。

又方，葫蒜，令敷以揭疮上，灸蒜上千壮，瘥。

又方，白鸡矢白者二枚，以小饧和调，以涂疮上。

又方，鼠妇虫、豉各七合，巴豆三枚（去心），合猪脂，但以此药涂之。

又方，取水上浮走豉母虫一枚，置口中，便瘥。云此虫正黑如大豆，浮水上相游者。

又方，取皂荚一梃，尺二者，槌碎，苦酒一升，煎如饴，去渣，敷之痛处，瘥。

又方，马齿苋，捣，饮汁一升，渣敷疮上，日四五遍，则良验。

又方，升麻、乌翣各二两。水三升，煮取一升，尽服之，渣敷疮上，不

390

瘥更作。姚同，更加犀角二两。

云此虫含沙射人影便病，欲渡水，先以石投之，口边角弩发矢，言口息两角能屈伸。冬月则蛰。有一长角横在口前，弩檐临其角端，曲如上弩，以气为矢，用水势以射人，人中之便不能语，余状如葛氏所说。

白话译文

江南地区有一种叫射工的毒虫，又叫短狐，还叫蜮，这种毒虫经常生活在山里的水中，人们路过这些地方或在这样的水中洗浴时，这种虫子就会用口中长有的像带角的强弩一样的横骨，立即朝人的身体和影子喷水射去，被射到的人就会生病。此病的诊治方法：该病初起时症状有的像伤寒病，有的像中恶病，有的不能说话，有的恶寒发热，四肢拘急，早晨病情尚轻，傍晚尤其严重，患病三天就会牙齿间出血，不治疗就会死。患这病的人有四种情况，刚发现时即全身症状明显，一种是患处呈现墨一样的纯黑色，而围绕四周有突出皮肤的红色丘疹，如果用衣服或被子去触碰，就感觉像碰到芒刺一样。另一种是患处生疮，时间久后则溃烂凹陷。还有一种是患处形成突起像牢固且硬的石痈那样。最后一种是患处皮肤像被火烧过那样，迅速形成泡疮，这种情况最危急，但以上四种都能使人致死。生活在有这样的毒虫的地方，如果遇到下大雨的时候，有的射工毒虫会随着沟中的水流流入人们的家里而射伤到人。还应该饲养鹅、鸭，鹅见到射工毒虫就会将其吃掉。人们外出时可用纯白色的鹅趋避射工毒虫，白鸭也很好。随身携带上好的生犀角，驱避射工毒虫的效果也很好。

如果发现身上有生这四种疮，就要赶紧治疗，治方如下

处方一：迅速绕疮一周，在距离疮的边缘一寸的地方立即灸一百壮，疮面上也灸一百壮，则可痊愈。

处方二：取红苋菜的茎、叶，捣烂绞取汁喝下，并用绞过的渣外敷疮上。姚氏说每次服七合，每天服四至五次。

处方三：取大蒜捣烂，把它敷到疮上并压紧，然后在蒜上面灸一千壮，即可痊愈。

处方四：取白鸡的白色鸡屎二枚，用少量饴糖搅和调匀，涂到疮上。

处方五：鼠妇虫、豆豉各七合，巴豆三颗（去芯），共同捣成细末，用猪油调和均匀，只用这药外涂疮上就可以。

处方六：取在水上游走的雌蚑虫一只，放到患者口中，就可病愈。据说这种虫子是纯黑色，体型像大豆，浮在水面上游来游去。

处方七：取皂荚一根，长一尺二寸，用槌捶碎，再加醋一升，煎煮到像饴糖一样浓稠，去掉渣后敷到疼痛处，即可病愈。

处方八：取马齿苋，捣烂绞取汁，喝汁一升，再把药渣外敷疮上，每天敷四至五遍，即有很好的效果。

处方九：取升麻、鸟翣各二两，加水三升，煎煮到一升，全部喝完，药渣外敷疮上，如果还未愈，就按上面的方法再治疗一次。姚氏方记载的方法与本方相同，另外再加了犀角二两。

据说这种毒虫能含沙子喷射人的影子，被喷射到人就会生病，如果想要过河，就要先用石头扔到水中，毒虫听到响动后就会从两边的口角像弓弩一样发射箭矢，据说它口中生长的两角还能伸缩。射工毒虫在冬天则会潜伏起来，不吃不动。这种毒虫长有一根长角横在嘴巴前面，弩檐靠近它长角的两端，弯曲的形状就像拉满的弓一样，它以毒气作为箭，用水的冲力射人，人如果被射中就马上不能说话，其他症状就像葛氏所说的那样。

治卒中沙虱毒方第六十六

山水间多有沙虱，甚细略不可见，人入水浴，及以水澡浴，此虫在水中著人身，及阴天雨行草中，亦着人，便钻入皮里。其诊法：

初得之皮上正赤，如小豆、黍米、粟粒，以手摩赤上，痛如刺。三日之后，令百节强，疼痛寒热，赤上发疮，此虫渐入至骨，则杀人。自有山涧浴毕，当以布拭身数遍，以故帛拭之一度，乃敷粉之也。

又，疗沙虱毒方

以大蒜十片，著热灰中，温之令热，断蒜及热拄疮上，尽十片，复以艾灸疮上，七壮则良。

又方，斑蝥二枚，熬一枚，末，服之。烧一枚，令绝烟，末，以敷疮上，即瘥。

又，以射罔敷之，佳。

又方，生麝香、大蒜合捣，以羊脂和，着小筒子中带之行。今东间水无不有此，浴竟中拭，燦燦如芒毛针刺，熟看见，则以竹叶抄挑去之。

比见岭南人初有此者，即以茅叶茗茗刮去，及小伤皮则为佳，仍数涂苦苣菜汁，佳。

已深者，针挑取虫子，正如疥虫，着爪上映光方见行动也。若挑得，便就上灸三四壮，则虫死病除。

若觉犹惛惛，见是其已太深，便应依土俗作方术拂出，乃用诸汤药以浴，皆得一二升出，都尽乃止。亦依此方并杂用前中溪毒及射工法急救，七日中宜瘥。不尔，则仍有飞虫□□□，唼人心脏，便死，慎不可轻。

白话译文

山林溪水中经常有沙虱，这是一种小到几乎肉眼看不到的毒虫，人如果进入含沙虱的水中洗浴，以及用这样的水来洗澡，则这种毒虫就会在水中附着在人的身上。阴雨天如果在草中行走，沙虱也会附着到人的身上，随后钻入人的皮肤内。其诊治方法如下：

刚被沙虱附着咬到的时候，被咬处的皮肤大红，形状像小豆、黍米、小米颗粒，用手摸红色皮肤上面，会像针刺一样痛。三天之后，会使全身各关节僵硬活动不能自如，疼痛伴畏寒发热，红色的皮肤上开始生疮。如果沙虱虫逐渐侵入骨头内，则会致人死亡。如果有人在山里溪水中洗澡，则洗完澡后应当用布擦拭身体数遍，再用旧布帛擦拭一遍，然后用粉外敷。

另外还有治疗被沙虱毒伤的方子如下

处方一： 用大蒜十片，放到热灰中，将蒜片熨热，切断蒜片，趁热将蒜的断面拄到疮面上，拄完十片后再在疮面上用艾灸，灸七壮就会有很好的效果。

处方二： 取斑蝥二只，将其中一只炒好后研成细末，服下。将另一只用火烧，一直烧到没烟冒出，再研成细末，用此末外敷到疮面上，即可痊愈。

处方三： 用射罔外敷，效果很好。

处方四： 取生麝香、大蒜共同捣成细末，再用羊油搅和调匀，放到小筒内贮存，外出时随身携带。现在东边的溪水中都有这种沙虱虫，洗浴中及洗浴后擦拭身体，会有如同被芒尖针刺般的热痛，只要一看见虫子，可立即用竹叶尖尖的末端将虫挑去。

经常看见岭南人刚患这病时，就立即用茅草叶轻轻刮去，刮的力度以轻微损伤皮肤为好，然后再涂抹几次苦苣菜汁，效果很好。

对于毒虫进入皮肤已经较深的，可用针去挑取虫子，这虫子长得与疥虫一样，将光线照到虫子的爪上反光才能看见它的活动。如果挑到这虫子，就立即就着这虫子在挑到的地方灸三至四灶，则这毒虫就会死掉，这病也就根除了。

如果仍觉得神智昏乱不清，说明病情已经非常严重了，此时就应该按照当地风俗使用方术。挑出毒虫，接着用各种中药煎水洗浴，每种中药都要用到一二升多，都用完病就痊愈了。也可以按照这个方子并结合前面论述的关于中溪毒以及射工毒虫的方法紧急救治患者，七天内应该能痊愈。否则，就仍会有飞虫在人体内啃食人的心脏，人就会死去，因此要谨慎对待，不可轻视。

治卒服药过剂烦闷方第六十七

服药过剂烦闷，及中毒多烦闷欲死方

刮东壁土少少，以水一二升和，饮之，良。

又方，于屋霤下作坎，方二尺，深三尺，以水七升，灌坎中。以物扬之，令沫出，取一升饮之，未解更作。

又方，捣蓝取汁，服数升。无蓝，只洗青绢，取汁饮，亦得。

服药失度，心中苦烦方

饮生葛根汁，大良。无生者，干葛为末，水服五合，亦可煮服之。

又方，吞鸡子黄数枚，即愈。不瘥，更作。

服石药过剂者

白鸭屎，末，和水调服之，瘥。

又方，大黄三两，芒硝二两，生地黄汁五升，煮取三升，分三服，得下便愈。

若卒服药，吐不止者

饮新汲水一升，即止。

若药中有巴豆，下痢不止方

末干姜、黄连，服方寸匕，瘥。

又方，煮豆汁一升，服之，瘥。

附方

《外台秘要》治服药过剂，及中毒烦闷欲死。烧犀角，末，水服方寸匕。

白话译文

治疗服药过量后烦闷不适，以及服药超过太多导致中毒而出现烦闷得快要死亡的方子

处方一：刮取少量东面墙壁上的土，用水一二升搅和均匀后服用，效果很好。

处方二：在屋檐下挖一个坑，大二平方尺，深三尺，挖好后向坑里灌七升水，然后用一物体扬坑中的水，使水起泡沫，取起泡沫的水一升喝下，如果病情没缓解可再喝坑中扬起泡沫的水。

处方三：取青蓝捣烂取汁，服下几升。如果无青蓝，用青绢布浸洗后服浸洗的水也可以。

服药超量后心中痛苦烦闷，治方如下

处方一：喝新鲜葛根汁，有特别好的效果。如果无新鲜的葛根，就用干的葛根研成细末，用水冲服五合，也可以用水煎煮后服用。

处方二：吞服鸡蛋黄数个，便可痊愈。如果没愈，可再吞服鸡蛋黄数个。

服用矿物药超量的解救方

处方一：取白鸭屎，制成粉末，用水搅和均匀后服下，即可病愈。

处方二：大黄三两，芒硝二两，上面两味药加生地黄汁五升，煎煮到三升，分三次服下，出现大便泻下便可痊愈。

如果突然出现服药后呕吐不止，治方如下

喝新打的井水一升，呕吐立即停止。

如果服的药里有巴豆，服后腹泻不止，治方如下

处方一：取干姜、黄连研成细末，服一方寸匕的量，即可病愈。

处方二：煎煮豆汁一升，服下，即可病愈。

附方

《外台秘要》记载的治疗服药过量，以及药物中毒导致烦闷得快要死了的方子。取犀牛角烧成灰末，用水冲服一方寸匕的量。

治卒中诸药毒救解方第六十八

治食野葛已死方

以物开口，取鸡子三枚，和以吞之，须臾，吐野葛出。

又方，温猪脂一升，饮之。

又方，取生鸭就口断鸭头，以血沥口中，入咽则活。若口不可开者，取大竹筒，洞节，以头注其胁，取冷水竹筒中，数易水，须臾口开，则可得下药。若人多者，两胁及脐中各与筒，甚佳。

又方，多饮甘草汁，佳。

姚方，中诸毒药及野葛已死方

新小便，和人屎，绞取汁一升，顿服，入腹即活。解诸毒，无过此汁。

中鸩毒已死者

粉三合，水三升，和饮之。口噤，以竹管强开，灌之。

中射罔毒

蓝汁、大豆、猪犬血，并解之。

中狼毒毒

以蓝汁解之。

中狼葵毒

以葵根汁解之。

中藜芦毒

以雄黄、葱汁，并可解之。

中踯躅毒

以栀子汁解之。

中巴豆毒

黄连、小豆、藿汁、大豆汁，并可解之。

中雄黄毒

以防己汁解之。

中蜀椒毒，中蜈蚣毒

二毒，桑汁、煮桑根汁，并解之。

中矾石毒

以大豆汁解之。

中芫花毒

以防风、甘草、桂，并解之。

中半夏毒

以生姜汁、干姜，并解之。

中附子、乌头毒

大豆汁、远志汁，并可解之。

中杏仁毒

以蓝子汁，解之。

食金已死者

取鸡屎半升，水淋得一升，饮之，日三服。

又方，吞水银二两，即裹金出，少者一两，亦足。

姚云：一服一两，三度服之。扶坐与之，令入腹，即活。

又方，鸭血及鸡子，亦解之。

今取一种，而兼解众毒

取甘草，咬咀，浓煮，多饮其汁，并多食葱中涕，并佳。

又方，煮大豆，令涌，多饮其汁。无大豆，豉亦佳。

又方，蓝青蓝子，亦通解诸毒，常预蓄之。

又方，煮荠苨，令浓饮一二升，秘方。卒无可煮，嚼食之。亦可作散服之。此药在诸药中，诸药则皆验。又方，凡煮此药汁解毒者，不可热饮之，诸毒得热更甚，宜使小冷为良。

席辩刺史云：岭南俚人毒，皆因食得之，多不即觉，渐不能食，或更心中渐胀，并背急闷，先寒似瘴

微觉，即急取一片白银含之，一宿银变色，即是药也。银青是蓝药，银黄赤是菌药，久久者入眼，眼或青，或黄赤，青是蓝药，黄赤是菌药。俚人有解疗者，畏人得知，在外预言三百牛药，或云三百两银药。余久任，以首领亲狎，知其药常用。俚人不识《本草》，乃妄言之，其方并如后也。

初得俚人毒药，且令定方

生姜四两，甘草三两（炙）。切，以水六升，煮取二升。旦服三服，服讫，然后觅药疗之。

疗方

常山四两（切），白盐四钱。以水一斗，渍一宿，以月尽日渍，月一日五更，以土釜煮，勿令奴婢鸡犬见，煮取二升。旦分再服，服了，少时即吐，以铜器贮取，若青色，以杖举五尺不断者，即药未尽，二日后更一剂。席辩曾饮酒得药，月余始觉，首领梁坟将土常山与为，呼为一百头牛药，服之即瘥。瘥后二十日，慎毒食，唯有煮饭食之，前后得瘥，凡九人。

又方，黄藤十两，岭南皆有，切，以水一斗，煮取二升，分三服，服

讫，毒药内消。若防己，俚人药。常服此藤，纵得，自然不发。席云：常服之，利小便，亦疗数人。

又方，都淋藤十两，岭南皆有，土人悉知，俚人呼为三百两银，其叶细长，有三尺微，藤生。切，以水一斗，和酒二升，煮取三升，分三服，服讫，毒药并逐小便出，十日慎毒食。不瘥，更服之，即愈。

又方，干蓝实四两，白花藤四两，出隽州者上，不得取野葛同生者。切，以水七升，酒一升，煮取半，空腹顿服之。少闷勿怪。单干蓝捣末，顿服之，亦瘥。

又，疗腹内诸毒

都淋藤二两，长三寸，并细锉，酒三升，合安罂中，密封，以糠火烧四边，烧令三沸，待冷出，温服，常令有酒色，亦无所忌，大效。

若不获已，食俚人食者

先取甘草一寸，炙之，后熟嚼吞之。若食着毒药即吐，便是得药，依前法疗之。席辩云：常囊贮甘草十片以自防。

附方

《胜金方》治一切毒。以胆子矾，为末，用糯米糊丸，如鸡头实大，以朱砂衣，常以朱砂养之。冷水化一丸服，立瘥。

《经验方》解药毒上攻，如圣散。露蜂房、甘草等份，用麸炒令黄色，去麸，为末，水二碗，煎至八分一碗，令温，临卧顿服，明日取下恶物。

《外台秘要》治诸药石后，或热噤多向冷地卧，又不得食诸热面、酒等方。五加皮二两，以水四升，煮取二升半，候石发之时便服。未定更服。

孙思邈论云：有人中乌头、巴豆毒。甘草入腹即定。方称大豆解百药毒，尝试之不效，乃加甘草，为甘豆汤，其效更速。

《梅师方》蜀椒闭口者有毒，误食之，便气欲绝，或下白沫，身体冷，急煎桂汁服之，多饮冷水一二升，忽食饮吐浆，煎浓豉汁服之。

《圣惠方》治硫黄忽发气闷。用羊血，服一合，效。

又方，治射罔在诸肉中有毒，及漏脯毒。用贝子末，水调半钱服，效。或食面臛毒，亦同用。

《初虞世方》治药毒秘效。巴豆（去皮，不出油）、马牙硝等份，合研成膏，冷水化一弹子许，服，瘥。

白话译文

治疗人吃了野葛后中毒已经昏死的方子

处方一：用东西撑开患者的嘴巴，打三个鸡蛋，一起灌入患者口中令患者吞下，过一会儿就会将野葛吐出。

处方二：取温的还没凝固的猪油一升，服下。

处方三：抓来活鸭一只，从口角处切断鸭头，将流血的鸭血滴到患者口中，鸭血咽下后患者就能活过来。如果打不开嘴巴，则可以拿一段中空的大竹筒，将一头放在患者胁部，再用冷水灌入竹筒中，连续更换几次冷水，过一会儿后患者的口就能张开，此时就可以灌下药了。如果身边有几个人，可以在患者两胁和肚脐上各放一个竹筒，再按上面的方法操作，效果更好。

处方三：多喝甘草汁，效果好。

姚氏方治疗各种药物中毒以及吃野葛后中毒昏死方

取新鲜的小便与人的屎搅和均匀，绞取汁液一升，一次服尽，汁液一进入腹内患者便可立即苏醒过来。解救各种中毒患者，效果没有比这更好的。

治疗喝药酒中毒已经昏死方

取粉三合，加水三升，搅匀后服下。牙关紧闭、口不能张开的，可用竹管强行撬开后灌进去。

服射茵中毒

用蓼蓝汁、大豆、猪血、狗血都能解救。

服狼毒中毒

用蓼蓝汁解救。

服狼葵中毒

用葵根汁解救。

服藜芦中毒

用雄黄、葱汁都能解救。

服踯躅中毒

用栀子汁解救。

服巴豆中毒

用黄连、小豆、藿香汁、大豆汁都能解救。

服雄黄中毒

用防己汁解救。

服蜀椒或蜈蚣中毒

都可用新鲜的桑汁或用煎煮好的桑根汤解救。

服矾石中毒

用大豆汁解救。

服芫花中毒

用防风、甘草、桂枝都能解救。

服半夏中毒

用生姜汁、干姜都能解救。

服附子、乌头中毒

用大豆汁、远志汁都能解救。

服杏仁中毒

用蓼蓝子汁解救。

对于吞食金后已经昏死的患者，治方如下

处方一：取鸡屎半升，淋水搅和成一升，服下，每天服三次。

处方二：吞服水银二两，水银立即能将金裹着带出来，对吞食金量较少的人，用水银一两也够。

姚氏说，每次服一两，共服三次。服时将患者搀扶着坐起来，让水银进入腹内，则患者立即就能活过来。

处方三：用鸭血和鸡蛋也可解救。

现下面处方中，只用其中一种，就能兼解多种中毒

处方一：取甘草嚼烂，加水浓煎，煎好后尽量多喝，同时多服葱汁，都有很好的效果。

处方二：取大豆，加水煎煮到沸腾，直到沸腾的泡沫涌出，取这样煮好的大豆汤多多服用。如果没有大豆，用豆豉效果也一样好。

处方三：蓝靛和蓼蓝子也能通解各种中毒，应该经常预先储备一些以防急用。

处方四：取荠苨，加水浓煎，服一二升，这是秘方。如果在紧急情况下无法煎煮或来不及煎煮时，可以将其直接嚼烂后吃下去。也可以研成粉末制成散剂服用。只要各解毒药方中加入此药，则这些解毒药方就都会很有效。凡是煎煮荠苨汤来解毒的，都不可以趁热服用，因为这些毒物遇热会毒性更厉害，应该让药汤稍冷后再服用为好。

席辩刺史说，岭南当地人中毒，都是因饮食而得，而且中毒时多数都不能很快察觉，逐渐不能进食，严重的逐渐出现上腹胀满，同时背部出现拘急憋闷，开始时有发冷症状，就像感染了瘴气一样

稍微有中毒感觉的时候，就立即取一片白银含在嘴里，含一晚如果银片变了颜色，即说明是中了药毒了。银片颜色变为青色说明是蓝药毒，银片变成黄红色说明是菌药毒。中毒时间久了毒气就会侵入人的眼睛里，眼睛有的变成青色，有的变成黄红色，变成青色的是中了蓝药毒，变成黄红色的是中了菌药毒。当地人中有会解这毒和治疗此病的人，他们怕别人知道解救方法，就在外面预先配好解药，并谎称是价值三百头牛的好药，或者说是价值三百两银子的好药。我在岭南任职已久，跟当地人的首领关系亲密，知道他们常用的药物。岭南当地人不认识《本草》，就胡乱瞎说，我现将那些解毒的药方全部记录如下。

针对刚中岭南当地人的毒药不久的人，而且能使病情稳定的药方

生姜四两，炙甘草三两，上面两味药共同切碎，加水六升，煎煮到二升。清晨服三次，服完后再找下面的治疗药方治疗。

治疗药方

处方一：常山四两（切细），白盐四钱，再加水一斗，浸泡一夜，每月最后一天浸泡，第二天也就是月初一的五更时分，再用瓦锅煎煮，不要让奴婢、鸡和狗看见，煎煮到剩水二升。清晨将煎煮好的药液分两次服下，服完，不一会儿便会呕吐，即将呕吐物用铜器装着，如果是青色，用木棒蘸取呕吐物的黏液举高五尺，如果黏液还没有断，即说明药毒还没有解除干净，两天后要再服一剂上面的方子。席辩曾因饮酒而中了药毒，过了一个多月才开始觉察到，梁坟首领将土常山送给他用来解毒，并称土常山为价值一百头牛的药，服下病就会痊愈。病愈后二十天内要特别谨慎，防止食物中毒，只能每天煮米饭吃。这方子前后共治愈了九个人。

处方二：黄藤十两，这药在岭南到处都有，切碎后加水一斗，煎煮到二升，分三次服用，服完，药毒在体内就会消除。这药与防己相似，岭南当地人常将这藤当药服用，即使一不小心中了药毒，也自然不会发作。席辩说，经常服用这药，可以利小便，也曾用这药治愈过几人。

处方三：都淋藤十两，这药岭南到处都有，当地人都知道这药，称为三百两银药，它的叶子细长，有三尺长，是藤生植物。用时将这药切碎，用水一斗加酒二升共同煎煮到三升，分三次服下，服完，药毒就一起随着小便排出，十天内要谨慎小心，不要再吃到有毒的食物。如果病还没好，可按上面的方法再服一遍，即可病愈。

处方四：干蓼蓝子四两，白花藤四两，隽州出产的质量好，不要使用与野葛一块生长的。上面两味药切碎，加水七升和酒一升，煎煮到一半的量，空腹一次服完。服后会稍微有点胸闷的感觉，不用奇怪。单用干蓼蓝捣成细末，一次服尽，也能治愈。

另有治疗腹内各种中毒方

都淋藤二两，长三寸，锉细，加酒三升，共同装入罂瓶中，密封瓶口，谷糠放置在瓶的四周，将谷糠烧着，用糠火将瓶中酒烧开三沸，然后撤掉火令酒冷却后倒出温服，服后常会让人有酒醉的形态，也不用担心害怕，有特效。

如果不得已，也可按岭南当地人的办法解毒

先取甘草一寸，炙后放嘴里充分嚼烂后吞下。如果是吃进去了毒药则会立即呕吐，这就是中了药毒了，可按前面介绍的方法治疗。席辩说，经常用袋子储备上甘草十片带在身上，可以用来防止中各种药毒。

附方

《胜金方》治疗一切中毒：取胆矾，研成细末，用糯米糊调和制成鸡头大的药丸，药丸用朱砂包衣，因药丸经常要用朱砂做外衣来保护。需要时用凉开水化开一丸，服下，立即病愈。

《经验方》解救药毒上攻之证，用如圣散，药方如下：取露蜂房、甘草各等份，用麦麸炒到令两药发黄，再去掉麦麸，将药研成细末，加水二碗，煎煮到八分满的一碗水，乘温在睡前一次服尽，第二天应当能排下恶秽的粪便。

《外台秘要》治疗服用各种药物后，有时出现发热伴牙关紧闭，患者多数喜欢躺到凉的地方，又不能吃各种热面和热酒等的药方：取五加皮二两，加水四升，煎煮到二升半，等到药毒发作时就立即服用。如果症状未稳定下来，就再服一遍。

孙思邈论述说，有人中了乌头、巴豆的毒，解救方法如下：甘草服下即可让病情稳定。药方说大豆可以解除百药之毒，曾经试用过没有效果，于是加入甘草，做成甘豆汤，其解毒的效果就很迅速。

《梅师方》记载未开口的蜀椒有毒，误吃了这种蜀椒，便会让人快要气绝，或者口吐白沫，身体变凉，此时要急忙煎煮桂枝汤给患者服下，再多喝凉开水一二升，如果在进食时突然口吐浓稠黏液，可取豆豉浓煎服用。

《圣惠方》治疗中硫黄毒，突然出现憋闷不适方：取羊血，服下一合，有效。

另外还有治疗食用各种含有射罔毒的肉类以及隔夜肉后中毒的药方：取贝子末，用水调服半钱，有效。或者吃面肉羹中毒，也同样可以使用本方。

《初虞世方》治疗中药毒的有效秘方：巴豆（去皮，不出油）、马牙硝各等份，共同研成膏，取一弹子左右的膏用凉开水化开后服用，即可病愈。

治食中诸毒方第六十九

蜀椒闭口者有毒，戟人咽，气便欲绝，又令人吐白沫

多饮桂汁，若冷水一二升，及多食大蒜，即便愈。慎不可饮热，杀人。比见在中椒毒，含蒜及荠苨，瘥。

钩吻叶与芥相似，误食之杀人，方

荠苨八两，水六升，煮取三升，服五合，日五服。又云：此非钩吻。

食诸菜中毒，发狂烦闷，吐下欲死方

取鸡屎，烧，末，服方寸匕，不解更服。
又，煮葛根饮汁。

莨菪毒

煮甘草汁，捣蓝汁饮，并良。

苦瓠毒

煮黍穰令浓，饮汁数升，佳。

食马肝中毒

取牡鼠屎二七枚，两头尖者是，水和饮之。未解者，更作。

食六畜鸟兽

幞头垢一钱匕，《小品》云：起死人。

又，饮豉汁数升，良。

凡物肝脏，自不可轻啖，自死者，弥勿食之。

生食肝中毒

捣附子末，服一刀圭，日三服。

肉有箭毒

以蓝汁、大豆，解射罔毒。

食郁肉，谓在蜜器中，经宿者。及漏脯，茅屋汁霑脯为漏脯。此前并有毒

烧人屎，末，酒服方寸匕。

又方，捣薤汁服二三升，各连取，以少水和之。

食黍米中藏脯中毒方

此是郁脯，煮大豆一沸，饮汁数升，即解。兼解诸肉漏毒。

食自死六畜诸肉中毒方

黄檗末，服方寸匕。未解者，数服。

六畜自死，皆是遭疫。有毒，食之洞下，亦致坚积，并宜以痢丸下之。

食鱼中毒

浓煮橘皮，饮汁。《小品》云：冬瓜汁，最验。

食猪肉遇冷不消，必成虫癥，下之方

大黄、朴硝各一两，芒硝亦佳。煮取一升，尽服之。若不消，并皮研杏子汤三升，和，三服，吐出，神验。

食牛肉中毒

煮甘草，饮汁一二升。

食马肉，洞下欲死者

豉二百粒，杏子二十枚。㕮咀，蒸之五升饭下，熟，合捣之，再朝服，令尽。

此牛马，皆谓病死者耳。

食鲈鱼肝及鯸鲐鱼中毒

锉芦根，煮汁，饮一二升，良。

解毒

浓煮香苏，饮汁一升。

饮食不知是何毒。

依煎甘草、荠苨，通疗此毒，皆可以救之。

食菹菜，误吞水蛭，蛭啖脏血，肠痛，渐黄瘦者

饮牛、羊热血一二升许，经一宿，便暖猪脂一升饮之，便下蛭。

食菌遇毒死方

绞人屎汁，饮一升，即活。服诸吐痢丸，亦佳。

又，掘地作土浆，服二三升，则良。

误食野芋，欲死

疗同菌法。

凡种芋三年不取，亦成野芋，即杀人也。

附方

《梅师方》治饮食中毒，鱼肉菜等。苦参三两，以苦酒一升，煎三五沸，去滓，服之，吐出即愈。或取煮犀角汁一升，亦佳。

又方，治食狗肉不消，心下坚，或腹胀口干，发热妄语，煮芦根饮之。

又方，杏仁一升，去皮，水三升，煎沸，去滓取汁，为三服，下肉为度。

《金匮方》治食蟹中毒。紫苏，煮汁，饮之三升。以子汁饮之，亦治。凡蟹未经霜，多毒。

又，《圣惠方》以生藕汁，或煮干蒜汁，或冬瓜汁，并佳。

又方，治雉肉作臛食之，吐下。用生犀角，末，方寸匕，新汲水调下，即瘥。

唐代崔魏公云：铉夜暴亡，有梁新闻之，乃诊之曰食毒。仆曰：常好食竹鸡。多食半夏苗，必是半夏毒。命生姜捣汁，折齿而灌之，活。

《金匮方》：春秋二时，龙带精入芹菜中，人遇食之为病，发时手青，肚满痛不可忍，作蛟龙病，服硬糖三二升，日二度，吐出如蜥蜴三二个，便瘥。

《明皇杂录》云：有黄门奉使交广回，周顾谓曰此人腹中有蛟龙。上惊问黄门曰：卿有疾否？曰：臣驰马大庾岭，时当大热，困且渴，遂饮水，觉腹中坚痞如杯。周遂以硝石及雄黄，煮服之，立吐一物，长数寸，大如指，视之鳞甲具，投之水中，俄顷长数尺，复以苦酒沃之，如故，以器覆之，明日已生一龙矣。上甚讶之。

白话译文

没有裂口的蜀椒有毒，会刺激人的咽喉，令人呼吸困难甚至如同快要断气了似的，还会令人口吐白沫。解救方法如下

多喝用桂枝煎的汤液或者喝冷水一二升，同时多吃大蒜，就可治愈。千万不要喝热的，否则会危害人体。曾见过中蜀椒毒的人，含服大蒜和茅苇后病愈。

钩吻叶与芥菜叶相似，误把它当芥菜吃了会中毒而死，解毒方

茅苇八两，加水六升，煮到三升，每次服五合，一天服五次。又有人说这种叶子不是钩吻叶。

吃各种菜类中毒，出现发狂烦闷、上吐下泻，难受得快要死，救治方

处方一：取鸡屎，烧成灰末，服一方寸匕的量，如果毒还未解，则再服。

处方二：煮葛根汤服用。

解莨菪毒方

煮甘草汤喝，或者取蓼蓝捣烂绞汁服用，都有很好的效果。

解苦瓠毒方

取黍秆浓煎，喝煎好的汤数升，效果好。

吃马肝中毒的解救方

取雄性老鼠的屎十四颗，屎粒形状呈两头尖的就是，用水搅和均匀后服下。如毒还未解，可再服一遍。

如果吃家畜以及飞禽走兽中毒，解救方

处方一：取头巾上的垢泥一钱匕，《小品方》说，能起死回生。
处方二：喝豆豉汁数升，效果好。
各种动物的肝脏不能轻易食用，尤其是自死的动物，更加不要食用。

生吃肝脏中毒，解救方

取附子捣成细末，每次服一刀圭的量，每天服三次。

食用含有箭毒的肉中毒，解救方

用蓼蓝汁、大豆，可解射菵箭毒。

吃腐臭的肉，即放在密闭的容器中过夜的肉，以及漏脯，被从茅屋上滴下的雨水淋湿的干肉称为漏脯。这些肉和之前提到的臭肉都有毒。解救方

处方一：取人的屎烧成灰末，用酒冲服一方寸匕的量。
处方二：取薤白捣烂绞取汁，服汁二三升，可连续绞取，并用少量水调和均匀后服用。

吃放黍米中储存的干肉而中毒，解救方

这是臭肉，可取大豆煎煮，煮一沸后待温喝大豆汤数升，即可解毒。这方同时可解各种腐臭之肉的毒。

吃死家畜肉而中毒，解救方

取黄檗末，服一方寸匕的量。如毒还没解，可多次服用。

各种死的家畜都是因为感染瘟疫，其肉有毒，吃后会出现剧烈腹泻，也会形成坚硬的肿块，都应该用治痢疾的丸药治疗。

吃鱼中毒，解救方

取橘皮浓煎，煎好喝橘皮水。《小品方》说，冬瓜汁最有效。

吃太凉的猪肉后不消化，一定会在腹内变成含虫的结块，治疗方

大黄、朴硝各一两，芒硝的效果也很好。加水煎煮到一升，全部服下。如果结块还没消，就取带皮的杏仁研成粉末，加温开水三升搅和均匀，分三次服下，即可吐出，效果很神奇。

吃牛肉中毒，解救方

取甘草加水煎煮，煮好后喝一二升。

吃马肉后引起严重腹泻，解救方

豆豉二百粒，杏仁二十颗，嚼烂，放在五升饭下面蒸熟，然后共同捣烂，第二天早晨全部吃完。

这里说的牛和马，都是病死的。

吃鲈鱼肝及河豚中毒，解救方

取芦根锉细，加水煎煮，煎好后喝芦根水一二升，效果好。

解毒方

取紫苏浓煎，煎好后服紫苏汤一升。

食物中毒，但不知道中的是哪种毒，解救方

按照前面的方法使用甘草、荠苨两种药，都可以解各种食物中毒，救活中毒的人。

吃水生蔬菜时误吞进水蛭，水蛭进入腹中后会吸食脏腑的血，从而导致肠子疼痛，人也逐渐面黄肌瘦，治疗方

趁热喝牛、羊的鲜血一二升左右，过一晚，再取温的猪油一升服下，水蛭便能随大便排出。

食用菌类后中毒昏死，解救方

处方一：取人的屎搅成汁，喝一升，立即可以救活。服用各种治疗吐痢的药丸，效果也很好。

处方二：挖地上的泥土，加水搅成泥浆，服二三升，有良好的效果。

误吃了野芋，中毒快要死了的解救方

治疗方法与中菌类毒的解救方法相同。

凡是人工种的芋头如果三年不收取，也会变成野芋，变成野芋后就能毒害杀死人。

附方

《梅师方》治疗食物中毒，如吃鱼肉菜等中毒。

处方一：苦参三两，加醋一升，煎煮三至五沸，去掉药渣后服用，只要吐出所吃的食物即可痊愈。或者取犀角煎煮，喝煎煮好的汤液一升，效果也很好。

处方二：煮芦根汤喝。本方主治吃狗肉后不消化，胃脘部痞硬，或者腹胀，口干，发热，胡言乱语。

处方三：杏仁一升，去皮，加水三升，煮沸，去掉药渣取汤液，分三次喝完，以排下腹内不消化的菜肉为限度。

《金匮方》治疗吃螃蟹中毒：取紫苏加水煎煮，喝煮好的汤液三升。用紫苏子煎汤喝也可以治疗吃螃蟹中毒。凡是未经历秋霜的螃蟹，大多有毒。

另有《圣惠方》记载用新鲜的莲藕捣烂绞取汁，或者煮干大蒜取汤液，或者用冬瓜汁，效果都好。

治疗吃野鸡肉羹后上吐下泻方：用生犀角研成粉末，取一方寸匕的量，用新打的井水调匀服下，即可病愈。

唐朝崔魏公说，铉在夜里突然昏死过去，有个叫梁新的人听到这个消息就马上过来进行诊治，诊查后说，这是食物中毒。仆人说，主人经常喜欢吃

竹鸡，而竹鸡经常吃半夏苗，一定是中了半夏毒。于是叫人用生姜捣烂绞取汁，撬开铉的牙齿后将生姜汁灌入服下，把他救活了。

《金匮方》：在春、秋两个季节，龙带着精气进入芹菜中，人如果吃了这种芹菜就会患病，发作时手发青，肚子胀满，疼痛难忍，这称为蛟龙病，可吃硬糖三二升，每天吃二次，可吐出像蜥蜴一样的东西三二个，即可痊愈。

《明皇杂录》说，有一个宫里的宦官奉命去交州、广州出差回来，周顾看到他就说：这个人腹中有蛟龙。皇上一听惊讶地问那个宦官说：爱卿有生病没有？宦官回答说：我骑马奔驰在大庾岭中时，天气特别炎热，我又累又渴，于是喝了水，喝水后觉得腹中坚硬痞满，出现像杯子大的硬块。周顾于是用硝石和雄黄加水煎煮，让宦官服下，服后立即吐出一个东西，这东西有数寸长，手指那么粗，仔细察看，体表长有鳞片和甲壳。将它扔到水中，一会儿就长到数尺长，再用醋浇，体形又恢复到原来那样，用容器罩住它，到第二天已经变成一条龙了。皇上极为惊讶。

治防避饮食诸毒方第七十

杂鸟兽他物诸忌法

白羊不可杂雄鸡。

羊肝不可合乌梅及椒食。

猪肉不可杂羊肝。

牛肠不可合犬肉。

雄鸡肉不可合生葱菜。

鸡、鸭肉不可合蒜及李子、鳖肉等。

生肝投地，尘芥不着者，不可食。

暴脯不肯燥，及火炙不动，并见水而动，并勿食。

鸟兽自死，口不开者，不可食。

水中鱼物诸忌

鱼头有正白连诸脊上，不可食。

鱼无肠胆及头无鳃勿食。

鱼不合乌鸡肉食。

生鱼目赤，不可作脍。

鱼勿合小豆藿。

青鱼鲊不可合生胡荽。

鳖目凹者，不可食。

鳖肉不可合鸡鸭子及赤苋菜食之。

妊娠者不可食鲶鱼。

杂果菜诸忌

李子不可合鸡子及临水食之。

五月五日不可食生菜。

患者不可食生胡芥菜。

妊娠勿食桑椹并鸭子、巴豆藿。

羹半夏、菖蒲、羊肉、细辛、桔梗忌菜。

甘草忌菘菜。

牡丹忌胡荽。

常山忌葱。

黄连、桔梗，忌猪肉。

茯苓忌大醋。

天门冬忌鲤鱼。

附方

《食医心镜》黄帝云：食甜瓜竟食盐，成霍乱。

《孙真人食忌》苍耳合猪肉食，害人。又云：九月勿食被霜瓜，食之令人成反胃病。

白话译文

众多飞禽走兽以及其他食物的各种禁忌

白羊肉不能与公鸡肉同吃。

羊肝不能跟乌梅以及生椒同吃。

猪肉不能与羊肝同吃。

牛肠不能与狗肉同吃。

公鸡肉不能与生葱、芥菜同吃。

鸡、鸭肉不能与蒜及李子、鳖肉等同吃。

生肝扔到地上，不沾染尘土和小草的不能吃。

暴晒的肉干没有彻底干燥，以及用火烤不动，但遇到水而会动的肉，都是不能吃的。

自己死的飞禽走兽，如果口不是张开的，不能吃。

水里养的鱼与其他食物的各种禁忌

鱼头有纯白色霉斑连接到背脊上，这种鱼不能吃。

鱼如果没有肠和胆及头没有魫的不要吃。

鱼不能和乌鸡肉同吃。

眼睛发红的生鱼不能做生鱼片吃。

鱼不能与小豆叶同吃。

用盐和红曲腌的青鱼不能与生香菜同吃。

眼睛凹下去的鳖不能吃。

鳖肉不能与鸡蛋、鸭蛋及红苋菜同吃。

孕妇不能吃鲶鱼。

各种水果蔬菜的食用禁忌

李子不能与鸡蛋同吃，也不能在水边吃。

五月初五日不能吃生菜。

有病的患者不可以吃生胡芥菜。

孕妇不能吃桑葚、鸭蛋、巴豆、粗菜叶羹、半夏、菖蒲、羊肉、细辛、桔梗，忌吃蔬菜。

甘草忌白菜。

牡丹忌香菜。

常山忌葱。

黄连、桔梗，忌猪肉。

茯苓忌大醋。

天门冬忌鲤鱼。

附方

《食医心镜》中黄帝说：吃完甜瓜后再吃盐，会致生霍乱。

《孙真人食忌》记载：苍耳子与猪肉同吃，会毒害人。又说，九月不要吃被霜打过的瓜，如果吃了会让人得反胃病。

治卒饮酒大醉诸病方第七十一

大醉恐腹肠烂

作汤于大器中，以渍之，冷复易。

大醉不可安卧，常令摇动转侧。

又，当风席地，及水洗、饮水，最忌于交接也。

饮醉头痛方

刮生竹皮五两，水八升，煮取五升，去滓，然后合纳鸡子五枚，搅调，更煮再沸，二三升，服尽。

饮后下痢不止

煮龙骨饮之，亦可末服。

连月饮酒，喉咽烂，舌上生疮

捣大麻子一升，末黄檗二两，以蜜为丸，服之。

饮酒积热，遂发黄方

鸡子七枚，苦酒渍之，封密器中，纳井底二宿，当取，各吞二枚，枚渐尽，愈。

大醉酒，连日烦毒不堪方

蔓青菜并少米熟煮，去滓，冷之便饮，则良。

又方，生葛根汁一二升。干葛煮饮，亦得。

欲使难醉，醉则不损人方

捣柏子仁、麻子仁各二合，一服之，乃以饮酒，多二倍。

又方，葛花，并小豆花子，末为散，服三二匕。又，时进葛根饮、枇杷叶饮，并以杂者干蒲、麻子等，皆使饮，而不病人。胡麻亦煞酒。先食盐一匕，后则饮酒，亦倍。

附方

《外台秘要》治酒醉不醒。九月九日真菊花，末，饮服方寸匕。

又方，断酒，用驴驹衣烧灰，酒服之。

又方，鸬鹚粪灰，水服方寸匕。

《圣惠方》治酒毒，或醉昏闷烦渴，要易醒方。取柑皮二两，焙干，为末，以三钱匕，水一中盏，煎三五沸，入盐，如茶法服，妙。

又方，治酒醉不醒。用菘菜子二合，细研，井花水一盏，调为二服。

《千金方》断酒法。以酒七升着瓶中，朱砂半两，细研，着酒中，紧闭塞瓶口，安猪圈中，任猪摇动，经七日，顿饮之。

又方，正月一日，酒五升，淋碓头杵下，取饮。

又方，治酒病。豉、葱白各半升，水二升，煮取一升，顿服。

白话译文

大醉后防止腹内肠烂的方法

烧好水放到大的容器中，等不烫时趁温泡澡，水凉再换温水。

大醉后不能安稳平卧，要经常把醉倒的人摇动转侧。

也不能迎风睡在地上，不要洗漱，不要喝生水，最忌讳大醉后行房事。

治疗酒醉后头痛方

刮取生竹皮五两，加水八升，煎煮到五升，去掉药渣后往汤液中打入鸡蛋五个，搅和调匀，又煮到再次沸腾，得二三升，一次服完。

治疗喝酒后引起下痢不止方

取龙骨煮水喝，也可以将龙骨研成细末冲服。

连续数月喝酒，出现咽喉溃烂，舌头上生疮，治疗方

取大麻子一升捣成细末，再加入黄檗末二两，用蜜调和制成药丸，服下。

喝酒后引起体内湿热积聚，身体逐渐发黄，治疗方

取鸡蛋七个，用醋浸泡，并密封在容器中，将容器沉入井底二宿，然后取出来，每次吞服二个，随着鸡蛋的减少病情也逐渐痊愈。

喝酒大醉后，连续几天都烦忧难忍，治疗方

处方一：取蔓青菜加少量米一起煮熟，去掉渣，待凉后立即服用，则效果好。

处方二：取生葛根捣烂绞取汁一二升服用。用干葛煮水喝也可以。

要想不容易醉，即使醉也不伤身的药方

处方一：取柏子仁、麻子仁各二合，捣成细末，只要一服下这药末，再去喝酒，酒量就可比平时增加二倍。

处方二：取葛花和小豆花子，共同捣成细末制成散剂，每次服三二匕的量。

处方三：根据季节时令服用葛根汤、枇杷叶饮，并可掺杂干蒲、麻子等进去，都可以起到喝酒而不伤身的作用。胡麻也可以削弱酒性。先吃食盐一匕的量，后再喝酒，也可以使酒量翻倍。

附方

《外台秘要》治疗酒醉后不醒方。

处方一：于九月初九日采摘真菊花，研成细末，冲服一方寸匕的量。

处方二：如要戒酒，可取驴仔的胞衣烧成灰，用酒冲服。

处方三：取鸬鹚粪烧成灰，用水冲服一方寸匕的量。

《圣惠方》治疗酒精中毒，或者醉后头昏胸闷烦渴，又容易催醒的药方：取柑皮二两，焙干后研成细末，每次用三钱匕的量，加水一中盏，煎煮三至

五沸，加入食盐，像喝茶那样服用，有奇妙的效果。

还有治疗酒醉不醒的药方。用白菜子二合，研成细末，用井花水一盏，调和均匀分两次服用。

《千金方》戒酒法。

处方一：以酒七升装入瓶子中，取朱砂半两，研成细末后放到酒中，然后塞紧瓶口，安放到猪圈中，任凭猪去摇动瓶子，经过七天，取出一次喝完。

处方二：在正月初一，取五升酒淋洗舂米的杵头，盛取从杵头上流下的酒服用。

另有治疗饮酒过量导致的病。豆豉、葱白各半升，加水二升，煎煮到一升，一次服完。

卷

八

治百病备急丸散膏诸要方第七十二

裴氏五毒神膏，疗中恶暴百病方

雄黄、朱砂、当归、椒各二两，乌头一升，以苦酒渍一宿，猪脂五斤，东面陈芦，煎五上五下，绞去滓，纳雄黄、朱砂末，搅令相得毕。诸卒百病，温酒服如枣核一枚，不瘥，更服，得下即除。四肢有病，可摩。痈肿诸病疮，皆摩敷之。夜行及病冒雾露，皆以涂人身中，佳。

《效方》并疗时行温疫，诸毒气，毒恶核，金疮等。

苍梧道士陈元膏，疗百病方

当归、天雄、乌头各三两，细辛、芎𦚯、朱砂各二两，干姜、附子、雄黄各二两半，桂心、白芷各一两，松脂八两，生地黄二斤（捣，绞取汁）。十三物别捣，雄黄、朱砂为末，余㕮咀，以酽苦酒三升，合地黄渍药一宿，取猪脂八斤，微火煎十五沸，白芷黄为度，绞去滓，纳雄黄、朱砂末，搅令调和，密器贮之。腹内病，皆对火摩病上，日两三度，从十日乃至二十日，取病出瘥止。四肢肥肉、风痹，亦可酒温服之，如杏子大一枚。

主心腹积聚，四肢痹躄，举体风残，百病效方

华佗虎骨膏疗百病

虎骨、野葛各三两，附子十五枚（重九两），椒三升，杏仁、巴豆（去心皮）、芎𦚯（切）各一升，甘草、细辛各一两，雄黄二两。十物苦酒渍周时，猪脂六斤，微煎三上三下，完附子一枚，视黄为度，绞去滓，乃纳雄

422

黄，搅使稠和，密器贮之。百病皆摩敷上，唯不得入眼。若服之，可如枣大，纳一合热酒中，须臾后，拔白发，以敷处，即生乌。猪疮毒风肿及马鞍疮等，洗即瘥，牛领亦然。

莽草膏疗诸贼风，肿痹，风入五藏恍惚方

莽草一斤，乌头、附子、踯躅各三两。四物切，以水苦酒一升，渍一宿，猪脂四斤，煎三上三下，绞去滓。向火以手摩病上，三百度，应手即瘥。耳鼻病，可以绵裹塞之。疗诸疥癣、杂疮。

《隐居效验方》云：并疗手脚挛，不得举动，及头恶风，背胁卒痛等。

蛇衔膏疗痈肿，金疮瘀血，产后血积，耳目诸病，牛领马鞍疮

蛇衔、大黄、附子、当归、芍药、细辛、黄芩、椒、莽草、独活各一两，薤白十四茎。十一物苦酒腌渍一宿，猪脂三斤，合煎于七星火上，各沸，绞去滓，温酒服如弹丸一枚，日再。病在外，摩敷之。耳以绵裹塞之。目病，如黍米注眦中。其色缃黄，一名缃膏。南人又用龙衔藤一两，合煎，名为龙衔膏。

神黄膏疗诸恶疮，头疮，百杂疮方

黄连、黄檗、附子、雄黄、水银、藜芦各一两，胡粉二两。七物细筛，以腊月猪脂一斤，和药调器中，急密塞口，蒸五斗米下，熟出，纳水银，又研，令调，密藏之。有诸疮，先以盐汤洗，乃敷上，无不瘥者。

《隐居效验方》云：此膏涂疮一度即瘥，时人为圣。

青龙五生膏，疗天下杂疮方

丹砂、雄黄、芎䓖、椒、防己各五分，龙胆、梧桐皮、柏皮、青竹茹、桑白皮、蜂房、猬皮各四两，蛇蜕皮一具。十三物，切，以苦酒浸半月，微火煎少时，乃纳腊月猪脂三斤，煎三上三下，去滓。以敷疮上，并服如枣核大，神良。

《隐居效验方》云：主痈疽，痔，恶疮等。

以前备急诸方，故是要验，此来积用效者，亦次于后云

扁鹊陷冰丸疗内胀病，并蛊疰、中恶等，及蜂百毒、溪毒、射工

雄黄、真丹砂（别研）、矾石（熬）各一两，将生矾石三两半（烧之），鬼臼一两半，蜈蚣一枚（赤足者小炙），斑蝥（去翅足）、龙胆、附子（炮）各七枚，藜芦七分（炙），杏仁四十枚（去尖皮，熬）。捣，筛，蜜和，捣千杵。腹内胀病，中恶邪气，飞尸游走，皆服二丸如小豆。若积聚坚结，服四丸。取痢，泄下虫蛇五色。若虫注病，中恶邪，飞尸游走，皆服二三丸，以二丸摩痛上。若蛇蜂百病，若中溪毒、射工，其服者，视强弱大小及病轻重，加减服之。

丹参膏疗伤寒时行，贼风恶气

在外，即肢节麻痛，喉咽痹寒；入腹，则心急胀满，胸胁痞塞。内则服之，外则摩之。并瘫缓不随，风湿痹，不仁偏枯，拘屈口㖞，耳聋齿痛，头风痹肿，脑中风动且痛。若痈结核漏瘰疬，坚肿未溃，敷之取消。及丹疹诸肿无头，欲状骨疽者，摩之令消。及恶结核走身中者，风水游肿，亦摩之。其服者，如枣核大，小儿以意减之，日五服，数用之，悉效。丹参、蒴藋各三两，莽草叶、踯躅花各一两，秦艽、独活、乌头、川椒、连翘、桑白皮、牛膝各二两。十一物以苦酒五升，油麻七升，煎令苦酒尽，去滓，用如前法。亦用猪脂同煎之。若是风寒冷毒，可用酒服。若毒热病，但单服。牙齿痛，单服之，仍用绵裹嚼之。比常用猪脂煎药，有小儿耳后瘰子，其坚如骨，已经数月不尽，以帛涂膏贴之，二十日消尽，神效无比。此方出《小品》。

神明白膏疗百病，中风恶气，头面诸病，青盲，风烂眦鼻，耳聋，寒齿痛，痈肿，疽痔，金疮，癣疥，悉主之

当归、细辛各三两，吴茱萸、芎䓖、蜀椒、术、前胡、白芷各一两，附子三十枚。九物切，煎猪脂十斤，炭火煎一沸，即下，三上三下，白芷黄，膏成，去滓，密贮。看病在内，酒服如弹丸一枚，日三。在外，皆摩敷之。目病，如黍米内两眦中，以目向天风可扇之。疮虫齿，亦得敷之。耳内底着，亦疗之。缓风冷者，宜用之。

成膏

清麻油十三两（菜油亦得），黄丹七两。二物铁铛文火煎，粗湿柳批篦

搅不停，至色黑，加武火，仍以扇扇之，搅不停，烟断绝尽，看渐稠，膏成。煎须净处，勿令鸡犬见。齿疮贴，痔疮服之。

药子一物方

婆罗门，胡名船疏树子，国人名药。疗病唯须细研，勿令粗，皆取其中仁，去皮用之。

疗诸疾病方

卒得吐泻、霍乱、蛊毒，脐下绞痛，赤痢，心腹胀满，宿食不消，蛇螫毒入腹，被毒箭入腹，并服二枚。取药子中仁，暖水二合，研碎服之。疽疮、附骨疽肿、疔疮、痈肿，此四病，量疮肿大小，用药子中仁，暖水碎，和猪胆封上。疬、肿、冷游肿、癣、疮，此五病，用醋研，封上。蛇螫、恶毛、蝎、蜈蚣等螫，沙虱，射工，此六病，用暖水研，赤苋和，封之。妇人难产后，腹中绞痛，及恶露不止，痛中瘀血下，此六病，以一枚，一杯酒研，温服之。

带下，暴下，此二病，以栗汁研，温服之。龋虫食齿，细削，纳孔中，立愈。其捣末筛，着疮上，甚生肌肉。此法出支家大医本方。

服盐方疗暴得热病，头痛目眩，并卒心腹痛，及欲霍乱，痰饮宿食，及气满喘息，久下赤白，及积聚吐逆，乏气少力，颜色痿黄，瘴疟，诸风，其服法

取上好盐，先以大豆许，口中含勿咽，须臾水当满口，水近齿，更用方寸匕，抄盐纳口中，与水一时咽，不尔，或令消尽。喉若久病，长服者至二、三月，每旦先服，或吐，或安。击卒病，可服三方寸匕，取即吐痢，不吐病痢，更加服。新患疟者，即瘥。心腹痛及满，得吐下，亦佳。久病，每上以心中热为善，三五日亦服佳。加服取吐痢，痢不损人，久服大补，补豚肾气五石，无不瘥之病，但恨人不服，不能久取，此疗方不一。《小品》云：卒心痛鬼气，宿食不消，霍乱气满，中毒，咸作汤，服一、二升，刺便吐之，良。

葛氏常备药

大黄、桂心、甘草、干姜、黄连、椒、术、吴茱萸、熟艾、雄黄、犀角、麝香、菖蒲、人参、芍药、附子、巴豆、半夏、麻黄、柴胡、杏仁、葛

根、黄芩、乌头、秦艽等，此等药并应各少许。

以前诸药，固以大要岭南使用，仍开者，今复疏之，众药并成剂药，自常和合，贮此之备，最先于衣食耳。

常山十四两，蜀漆、石膏一斤，阿胶七两，牡蛎、朱砂、大青各七两，鳖三枚，鲮鲤甲一斤，乌贼鱼骨、马蔺子一大升，蜀升麻十四两，槟榔五十枚，龙骨、赤石脂、羚羊角三枚，橘皮、独活，其不注两数者，各四两，用芒硝一升，良。

成剂药

金牙散、玉壶黄丸、三物备急药、紫雪、丹参、茵草膏、玉黄丸、度瘴散、末散、理中散、痢药、疗肿药，其有侧注者，随得一种为佳。

老君神明白散

术、附子（炮）各二两，乌头（炮）、桔梗二两，细辛一两。捣，筛，旦服五方寸匕。若一家有药，则一里无病。带行者，所遇病气皆削。若他人得病者，温酒服一方寸匕。若已四、五日者，以散三匕，水三升，煮三沸，服一升，取汗，即愈。

云常用辟病散

真珠、桂肉各一分，贝母三分，杏仁二分（熬），鸡子白（熬令黄黑）三分。五物捣，筛，岁旦服方寸匕。若岁中多病，可月月朔望服。

单行方

南向社中柏东向枝，取曝干，末，服方寸匕。姚云：疾疫流行，预备之，名为柏枝散，服，神良。《删繁方》云：旦，南行见社中柏，即便收取之。

断温病令不相染方

熬豉，新米酒渍，常服之。

《小品》正朝屠苏酒法，令人不病温疫。

大黄五分，川椒五分，术、桂各三分，桔梗四分，乌头一分，菝葜二分。七物细切，以绢囊贮之，十二月晦日正中时，悬置井中至泥，正晓拜庆前出之，正旦取药置酒中，屠苏饮之。于东向，药置井中，能迎岁，可世无此病。此华佗法，武帝有方验中，从小至大，少随所堪，一人饮，一家无患，饮药三朝。

一方，有防风一两。

姚大夫辟温病粉身方

芎䓖、白芷、藁本。三物等份，下筛，纳粉中，以涂粉于身，大良。

附方

张仲景三物备急方，司空裴秀为散，用疗心腹诸疾，卒暴百病。用大黄、干姜、巴豆各一两（须精新好者）。捣，筛，蜜和，更捣一千杵，丸如小豆。服三丸，老小斟量之，为散不及丸也。若中恶客忤，心腹胀满，卒痛如锥刀刺痛，气急口噤，停尸卒死者，以暖水若酒服之。若不下，捧头起，灌令下喉，须臾瘥。未知，更与三丸，腹当鸣转，即吐下，便愈。若口已噤，亦须折齿灌之，药入喉，即瘥。

《崔元亮海上方》云：威灵仙去众风，通十二经脉，此药朝服暮效，疏宣五脏冷脓，宿水变病，微利不泻。人服此，四肢轻健，手足温暖，并得清凉。时商州有人患重足不履地，经十年不瘥。忽遇新罗僧，见云：此疾有药可理。遂入山求之，遣服数日，平复后，留此药名而去。此药治丈夫妇人中风不语，手足不随，口眼㖞斜，筋骨节风，胎风，头风，暗风，心风，风狂人，伤寒头痛，鼻清涕，服经二度，伤寒即止。头旋目眩，白癜风，极治大风，皮肤风痒，大毒热毒，风疮，深治。劳疾连腰，骨节风，绕腕风，言语涩滞，痰积。宣通五脏，腹内宿滞，心头痰水，膀胱宿脓，口中涎水，好吃茶渍，手足顽痹，冷热气壅，腰膝疼痛，久立不得，浮气瘴气，憎寒壮热，头痛尤甚，攻耳成脓而聋，又冲眼赤。大小肠秘，服此立通，饮食即住。黄疸，黑疸，面无颜色，瘰疬遍项，产后秘涩，暨腰痛，曾经损坠。心痛，注气，膈气，冷气攻冲。肾脏风壅，腹肚胀满，头面浮肿，住毒脾肺气，痰热咳嗽，气急坐卧不安，疥癣等疮。妇人月水不来，动经多日，血气冲心，阴汗，盗汗，鸦臭秽甚，气息不堪。勤服威灵仙，更用热汤尽日频洗，朝涂。若唾，若治鸦臭，药自涂身上，内外涂之，当得平愈。孩子无辜，令母含药灌之。痔疾秘涩，气痢绞结，并皆治之。威灵仙一味，洗焙为末，以好酒和，令微湿，入在竹筒内，牢塞口，九蒸九曝，如干，添酒重洒之，以白蜜和为丸，如桐子大，每服二十至三十丸，汤酒下。

《千金方》当以五月五日午时，附地刈取菜耳叶，洗，曝燥，捣，下筛，酒若浆水，服方寸匕，日三夜三。散若吐逆，可蜜和为丸，准计一方匕数也。风轻易治者，日再服。若身体有风处，皆作粟肌出，或如麻豆粒，此为风毒出也，可以针刺溃去之，皆黄汁出乃止。五月五日，多取阴干，着大瓮中，稍取用之。此草辟恶，若欲省病省疾者，便服之。令人无所畏。若时气不和，举家服之。若病胃胀满，心闷发热，即服之。并杀三虫，肠痔，能进食。一周年服之，佳。七月七，九月九可采用。

白话译文

裴氏记载的五毒神膏，可治疗中恶及各种突发疾病，具体方药如下

雄黄、朱砂、当归、椒各二两，乌头一升（用醋浸泡一夜），后面三味药加猪油五斤，用东面生长的陈芦苇煎煮，煎煮五遍后，绞去药渣，加入雄黄、朱砂末，搅拌均匀。对于各种突发的病症，用温酒冲服枣核大一枚，如果没有痊愈，可以再次服用，大便通下后病邪即可解除。如果四肢患病，可用本方药揩擦。对疮肿等各种病疮，也可外敷后按摩。夜间行走，或因感受雾露秽气而得病，都可以用本方药涂抹全身，都有很好的效果。

《效方》记载这个方子还可以治疗流行的瘟疫、各种邪毒之气、恶毒肿核、金疮等病症。

苍梧道士陈元膏，可以治疗各种常见病，具体方药如下

当归、天雄、乌头各三两，细辛、川芎、朱砂各二两，干姜、附子、雄黄各二两半，桂心、白芷各一两，松脂八两，鲜地黄二斤（捣烂绞取汁）。这十三味药物中，雄黄、朱砂另外捣成细末，其余的药物共同捣碎。用浓烈的醋三升，与鲜地黄汁混合，浸泡其余的药物一夜，再放入雄黄、朱砂末，搅拌调和均匀后，储存在密闭的容器里。对于肚腹内的各种病症，可以对着火，用本药涂于病痛处按摩，每天二三次，这样连续治疗十至二十天，等病痊愈了就可以停止。对于苦于体肥肉厚的人，或者感受风岚瘴气的人，也可取像杏子大的一枚本方药丸，用温酒冲服。

以下是主治心腹内积聚而成的胀满或包块，四肢麻木疼痛，以及躯体受风邪致残的各种疾病方

华佗虎骨膏治疗各种疾病

虎骨、野葛各三两，附子十五枚（重九两），椒三升，杏仁、巴豆（去芯、皮）、川芎（切细）各一升，甘草、细辛各一两，雄黄二两。以上共十味药，用醋浸泡一天一夜。另外取猪油六斤，用小火煎煮三遍。取完整的附子一枚，放入猪油中煎煮，煎煮到附子颜色变黄后停止，然后绞去渣，再加入雄黄，搅拌至稠度合适，用密闭的容器贮藏。对主治的各种病症，都可以用本药涂敷按摩患处，但不要让它进入眼睛里。如果内服，取枣核大一枚，放入一合热酒中，一会儿后马上拔掉白头发，用药酒外敷，即可长出黑头发。对于家畜猪生的各种疮毒风肿及马鞍疮等，用本药洗后就会痊愈，对牛领病也有效。

莽草膏治疗各种邪毒所致红肿麻木，邪毒进入五脏所致神志模糊方

莽草一斤，乌头、附子、踯躅各三两。以上四味药物切细，用醋一升，浸泡一夜。再加猪油四斤，煎煮三遍，绞去渣。取本药涂在患处，对着火用手摩敷三百下，很快就会痊愈。对于耳鼻的病，可以用棉蘸取本方药膏，塞在耳或鼻内。本药方也可治疗各种疥癣杂疮。

《隐居效验方》记载：治疗手脚痉挛，不能活动，及头中恶风，背胁突然疼痛等，可用蛇衔膏。

蛇衔膏能治疗痈肿、兵器外伤、被打瘀血、产后积血、耳目各种疾病，以及牛领病、马鞍疮。具体组方如下

蛇衔、大黄、附子、当归、芍药、细辛、黄芩、椒、莽草、独活各一两，薤白十四根，以上共十一味，用醋浸泡一夜。然后另加猪油三斤，与上面十一味药共同在七星火上煎煮几沸，绞去渣。每次服像弹丸大的一枚，用温酒冲服，每天服二次。对于体表的各类疾病，可以把药涂在病处按摩。对于耳病，可以用棉布包裹药物塞入。治疗眼病，可以取像黍米粒大小的本药涂入眼眦内。本药颜色淡黄像缃丝一样，所以又叫缃膏。南方的人用龙衔藤一两，和本药一起煎，又称为龙衔膏。

神黄膏，是一种治疗各种恶疮、头疮，以及各种杂疮的膏药，具体组方如下

黄连、黄檗、附子、雄黄、水银、藜芦各一两，胡粉二两，以上七味药物，捣细过筛制成粉末，再用腊月的猪油一斤，与以上药末混合调匀后，共同放在一容器内，及时把容器口塞紧。再取五斗米放入容器内，蒸煮熟后将熟米捞出，再加入水银，又研到均匀，密闭贮存。遇有各种疮病，先用盐汤把疮面冲洗干净，再敷上本药物，没有不能治愈的。

《隐居效验方》记载：用本药膏涂在疮面上，使用一次就可治愈，当时的人都称这个方为圣药。

青龙五生膏，它是治疗天下杂疮的方药

丹砂、雄黄、川芎、椒、防己各五分，龙胆、梧桐皮、柏皮、青竹茹、桑白皮、蜂房、刺猬皮各四两，蛇蜕皮一个，以上十三味物，切细，用醋浸泡半月，在小火上煎煮一会儿，再加入腊月的猪油三斤，煎煮三上三下，去掉药渣，用来敷疮面，同时取枣核大小的本药丸内服，有非常神奇的效果。

《隐居效验方》记载：主治痈疽、痔疮、恶疮等。

以上各种救急的药方，在过去使用都是有非常有效的，现在经反复使用有效的，也按顺序编写记载在后面

扁鹊陷冰丸，可治疗腹内肿胀，以及蛊疰、中恶等，还有各种蜂毒、溪毒、射工毒等，具体组方如下

雄黄、真丹砂（另外研细）、矾石（熬）各一两，将生矾石三两半（煅烧后用），鬼臼一两半，蜈蚣一条（红脚的稍微炙用），斑蝥（去掉翅膀和脚）、龙胆、附子（炮）各七个，藜芦七分（炙），杏仁四十颗（去皮、尖），捣碎，过筛，用蜂蜜和匀，再捣一千杵。对于腹内肿胀、中恶邪气、飞尸游走等病症，都可服用像小豆大的本方二丸。如果是腹内积聚硬块，可以服四丸，以达到下痢的效果，可泄下各种颜色的虫蛇。如果是蛊疰病、中恶邪、飞尸游走，都可以服二三丸，并用二丸敷在疼痛处按摩。如果是各种蛇、蜂毒伤，或者是中溪毒、射工毒等各种疾病，服药的人，要根据患者体质的强弱、年龄的大小、病情的轻重等情况，加减药量来服用。

丹参膏，可治疗流行的伤寒病，以及各种邪气所致的疾病

如果病邪在外，表现为肢体关节麻木疼痛，咽喉痹痛；病邪进入腹内就

会引起心急胀满，胸胁部位痞满堵塞。病邪入内就用本药内服；病邪在外就用本药外涂。还可治疗肢体瘫痪不能动弹、风湿疼痛麻木、偏瘫肢体挛缩屈伸不利、口歪、耳聋、牙齿疼痛、头痛、四肢疼痛肿胀、头部风邪侵袭后头部活动就会疼痛。对于痛肿结核、漏疮瘰疬、坚肿未破溃等病症，用本药外敷，都可以治愈。对于丹疹引起的各种无头肿疮，看起来像骨疽的，用本药外敷按摩，都可以消退。对恶性结核在体内游走，局部浮肿，肿势蔓延走窜，也可用本药摩敷。如果是内服，每次可服枣核大一丸，小儿根据情况减少药量，每天服五次，多次使用，都会有效。具体组方如下：丹参、蒴藋各三两，莽草叶、踯躅花各一两，秦艽、独活、乌头、川椒、连翘、桑白皮、牛膝各二两，以上药物共十一味，用醋五升、麻油七升，共同煎煮到醋耗尽后，去掉药渣。使用方法同前。也可以用猪油煎煮。如果是风寒冷毒，可用酒调服；如是热毒病，只用本药单服。对牙齿疼痛，单服本方，还可用棉布包裹本方在口内咀嚼，并近期常用猪油煎药。有一个小孩子耳后生了一个核块，坚硬得像骨头一样，经过几个月不能消除，把药膏涂在帛布上，贴在患处，二十天后完全消除，具有无比神奇的效果。这个方子出自《小品方》。

神明白膏，可以治疗多种疾病，人中风或感觉各种有毒之气而生的病，头面部疾病，如青光眼、风烂眼鼻、耳聋、牙齿冷痛、痈肿、疽痔、金疮、癣疥等，这些疾病都能治疗。具体组方如下

当归、细辛各三两，吴茱萸、川芎、蜀椒、白术、前胡、白芷各一两，附子三十枚，以上九味药物，切碎，加猪油十斤，用炭火煎煮，煮到一沸即把药从炉灶上拿下，煎煮三遍，等白芷颜色变黄，膏就制成，去掉药渣，用密闭容器贮存。如果病邪在内，每次用酒冲服弹丸大一枚，每天三服。如病邪在外，用本药涂敷患处按摩。对眼病，用黍米粒大小的本药膏涂在双侧目眦内，双眼朝天，可用扇子扇风吹眼。对虫蛀牙齿，也可使用本药敷用。对耳底的病，也可以治疗。对患轻缓风冷的患者，也可以使用本药。

成膏

清麻油十三两（菜油也可以），黄丹七两，以上二味药放在铁锅内用文火煎煮，并用粗湿的柳木篦子不停搅动，煎到药膏颜色发黑，再改用武火煎煮，并用扇子来扇，不停地搅动，直至不再冒烟，药液逐渐变稠时，药膏就制成了。一定要在干净的地方煎煮药膏，不要让鸡和狗看到。齿疮可以贴敷治疗，痔疮可以内服治疗。

药子一物方

婆罗门，胡人称为船疏树子，国人称为药并用来治病。使用的时候要研为极细的末，一定不要粗用，都是取其中的仁，去皮后使用。

治疗多种疾病方

突然患以下疾病：上吐下泻、霍乱、蛊毒、脐下绞痛、血痢、心腹胀满、食积不消、蛇毒入腹、箭毒入腹等病症，都可以内服二丸来治疗。取药中心的仁，用温水二合，研碎服用。对疽疮、附骨疽肿、疔疮、痈肿这四种疾病，可以根据疮肿面积的大小，取药子中的仁，用温水研碎，与猪胆汁掺和调匀后，涂在患处并封固。对疖、肿、冷游肿、癣、疮，这五种疾病，可以用醋研磨药仁，封涂在患处。对被毒蛇、恶毛、蝎、蜈所咬伤，以及沙虱、射工等六种病，可用热水研磨药仁，与红苋菜和匀，封涂到患处。对妇女难产、产后腹中绞痛、恶露不尽、痛中、崩漏、瘀血等六种疾病，用药仁一枚，用一杯酒研磨，温服。对于带下、暴下这二种病，用板栗汁研磨药仁后温服。对龋齿病，可将药子仁削细，放在牙孔洞中，马上可以痊愈。取药仁捣成细末，过筛制成药粉，撒到疮上，对疮口长肉效果很好。此药方出自支家太医本方。

服盐方，可以治疗突然患热病，见头痛目眩，以及心腹突然疼痛、霍乱将发、痰饮宿食为患、气满喘息、泻下红白脓血日久、积聚吐逆、气短乏力、面色痿黄、瘴疟等，以及各种风邪所致的疾病，服用方法如下

取像大豆一样大的上好食盐粒，含在口中，不要咽下去，一会儿后口水就会充满口腔，等口水接近牙齿，再抄一方寸匕量的食盐加入口内，与口水一同咽下，如果不这样咽下去，也可以使盐和口水充分溶解后再咽下。对咽喉部患病已久的，经常需要服用二三个月，每天早晨服用，有的服用了会有呕吐现象，有的没有这种现象。对于突发疾病的人，可服用三方寸匕的量，以达到立即上吐下泻的效果，如果没有上吐下泻，就加量再服。新患疟疾的患者，服用后马上就可以痊愈。对于心腹疼痛及胀满的患者，如果出现上吐下泻，就是好的现象。患病久的，每次服药后，如果出现心中发热，就是好的现象，三五天服一次，也有效。如果加量服用，可出现吐泻的现象，这种吐泻对人体没有损伤，久服对身体有大补的效果，像奔豚、肾气病、服用五石散后出现的病症，没有不能治愈的。但遗憾的是人们都不愿意服用，或者不能长期服用。本方在不同的书籍中均有记载，《小品方》说，突发心痛、鬼气、宿食不消、霍乱气满、中毒，取盐煎汤，服一二升，刺激肠胃使出现呕吐现象，会有好的效果。

葛氏常备药

大黄、桂心、甘草、干姜、黄连、椒、白术、吴茱萸、熟艾、雄黄、犀角、麝香、菖蒲、人参、芍药、附子、巴豆、半夏、麻黄、柴胡、杏仁、葛根、黄芩、乌头、秦芁等，以上这些药物都应该少量准备一些。

对以前的各种药方，主要在岭南地区使用，对仍然需要用的，现在再罗列出来，这些药物配伍成一定的方剂，自己经常调配制作一些，贮存备用，要比穿衣吃饭更为重要。

常山十四两，蜀漆，石膏一斤，阿胶七两，牡蛎、朱砂、大青各七两，鳖三只，穿山甲一斤，乌贼骨，马蔺子一大升，蜀升麻十四两，槟榔五十个，龙骨，赤石脂，羚羊角三枚，橘皮，独活。以上未注明分量的，都是用四两，配用芒硝一升，有很好的效果。

可以制成一定剂型的中成药

金牙散、玉壶黄丸、三物备急药、紫雪、丹参、茵草膏、玉黄丸、度瘴散、末散、理中散、痢药、疗肿药。这些带有说明的药物，其中任何一种，都有很好的效果。

老君神明白散

白术、附子（炮）各二两，乌头（炮）、桔梗各二两，细辛一两，捣为细末，过筛制成药粉。早晨服五方寸匕的量。如果附近一家备有此药，方圆一里之内都没有人会得病后无法治愈。外出旅行带着这种药，即使遇到病邪发病，使用之后，也都会病情减轻。如果别人患病，可用温酒给他冲服一方寸匕的量。如果患者已得病四五天，可以取药散三匕的量，水三升，煎煮三沸，服用一升，出汗后就会痊愈。

云常用辟病散

珍珠、桂肉各一分，贝母三分，杏仁二分（炒），鸡蛋清三分（煮熟后炒至黄黑）。以上五味药，共同捣为细末过筛，年初时服一方寸匕的量。如果年中患了各种疾病，可以在每月的初一、十五服用此药。

单行方

取神社中朝南方向生长的柏树，取其朝东向伸展的柏树枝，晒干，捣成细末，每次服一方寸匕的量。姚氏说，这个方是为各种流行性瘟疫病提前准备的，称之为柏枝散，服用后有神奇的效果。《删繁方》中记载：早晨向南行走，如果见到神社中的柏树，就马上采收。

阻断温病，使不互相传染方

炒豆豉，用新酿的米酒浸泡，经常服用。

《小品方》记载的黎明屠苏酒法，可使人不得温疫病：大黄五分，川椒五分，白术、桂枝各三分，桔梗四分，乌头一分，菝葜二分。以上七味药切细，放在绢袋里。十二月的最后一天正中午的时候，把绢袋悬吊并沉到井底，久别的人归家省亲的早上太阳出来之前把药取出来，农历正月初一的时候，把药取出放在屠苏酒中饮服。在朝东的方向，把药放在井中，用这个药祈福新年的到来，可保护一世不染瘟疫。这是华佗的方法，武帝使用过这个方子，很有效验，从少儿到成人都可使用，从小剂量开始，可根据情况而加量，一家中一个人饮用这种药酒，全家人都可以不患病，这种药酒要连续服用三天。另一个记载的方子中有防风一两。

姚大夫预防温病粉身方

川芎、白芷、藁本，以上三种药物各等份，捣成细末，过筛，三种药粉合在一起搅匀，用药粉涂抹在全身皮肤，预防温病，非常有效。

附方

张仲景三物备急方，司空裴秀用作散剂，用来治疗心腹各种突发急病，具体组方如下。用大黄、干姜、巴豆各一两，必须选用质量上好、新采收的药材，捣细过筛制成粉末，用蜂蜜掺和调匀，再捣上一千杵，做成像小豆一样大的药丸。每次服三丸，老人小儿，根据情况减量使用。如果用散剂，效果不如丸剂。对于感受邪毒突发昏厥、婴儿见到生人而患病、心腹胀满、像尖刀刺一样的突发疼痛、呼吸急促口紧闭不开、停尸卒死等，都可用温水或醋冲服，如果患者不能配合服下药物，可以把患者头抬起来，直接灌入咽喉，一会儿就可病愈。如果没有效果，可以再给患者服三丸，腹内就会出现肠鸣音，随后出现呕吐或者泄泻，患者就会痊愈。如果口紧闭不开，也要撬开牙齿灌服，只要药物进入咽喉，患者就可治愈。

《崔元亮海上方》记载：威灵仙可驱除各种风邪，疏通十二经脉，这个药早上服用，晚上就可见效，邪毒侵入五脏而成的阴寒性质的脓肿，五脏不流通的水液变为病邪所致的病，病邪壅塞在五脏出现的轻微下利但病邪不能下泄，威灵仙对于这些疾病都有疏通宣散五脏毒邪的作用。如果服用这个药物，就可使四肢活动轻便健康，手脚冰凉的可温暖，发热的可清凉。当时商州有一个人，得病双脚沉重无力不能下地行走，经十年治疗而不愈。有一天忽然遇到一位新罗国的僧人，见到这个情况后说，这种病有药可以治疗。于是家属带着患者跟随僧人进山求治，僧人让患者连续服用药物几天，等患者恢复正常后，留下这个药名就离去了。这个药物可治疗男女中风不语，手足不遂，口眼歪斜，筋骨关节痛风，新生儿的丹毒，经久难愈的头痛，缓慢进展的中风，情绪不稳，发狂等。感受伤寒的头痛，鼻流清涕等病症，服用二次后，伤寒就会痊愈。对头昏目眩、白癜风、很难治的麻风病、皮肤风痒、大毒热毒、风疮等，也可治愈。也可有效治疗劳病连腰、骨结风、绕腕风、言语不利、痰积等病症。可宣通五脏，治疗腹内长期积食、痰迷心窍、膀胱积脓、口中流涎液、嗜好吃茶渍、手脚顽固痹痛、冷热气郁、腰膝疼痛、不能长久站立、浮气瘴气、高热畏寒、头痛剧烈、火邪攻耳成脓致聋、红眼病等。如果便秘不通，用了这个药物，立即大便通畅，饮食恢复正常。可治疗黄疸、黑疸、面色晦暗、脖子长满瘰疬、产后便秘，以及腰痛、伤损或坠落引起的旧伤。可治疗心痛、注气、膈气、冷气攻冲。可治疗肾脏风邪壅塞，腹肚内胀满，头面部浮肿，脾肺之气感受毒邪，痰热咳嗽，呼吸急促坐卧不安，疥癣等疮。可治疗女人月经不来，或月经经期过长，以及血气受邪，上攻冲心。出现阴汗、盗汗，汗液浓臭像乌鸦的臭秽气，可常服威灵仙，并用热水多次清洗，早晨将药液像吐唾液一样涂在身上。如果要治疗鸦臭，则自己在身体内外都涂上，就可以恢复正常。孩子受病，可让他的母亲把药含在嘴里喂服儿童。痔疮引起的大便秘结、气机不畅的痢疾引起的绞痛郁结，都能治愈。威灵仙这一味药，洗净，焙干，捣为细末，用质量好的酒和匀，让药末微微湿润，倒在竹筒里，紧塞筒口，经过九蒸九晒，如果药末中的酒挥发干了，可以加酒继续蒸晒，再用白蜜调和做成梧桐子大的药丸，每次服二十至三十丸，用温水或酒调服。

《千金方》记载，应当在五月初五午时，齐地割取苍耳叶，洗干净晒干，捣碎，过筛，制成粉末，用酒或浆水冲服一方寸匕的量，白天晚上各服三次。如果服用散剂出现吐逆的现象，可以用蜂蜜调和制成药丸，也按照一方寸匕的用量服用。如果感受的风邪较轻，就容易治疗，每天服二次就可以。如果皮肤感受风邪的地方出现突起，像小米粒一样，或者像麻豆粒一样，这种症状就表明风毒已发出，可以用针刺，让它破溃，里面的黄水出尽，就会痊愈。五月初五当天，可尽量多割取苍耳叶，阴干，放在大缸里，每次取少量使用。这种药可以辟除邪气。如果想少得疾病，就要服用这药，可使人不用害怕患病。如果遇上岁时不和的时气病，全家都应该服用。如果出现胃脘胀满、胸闷发热，应该立即服用。这种药还可以杀肚腹里的多种寄生虫，治疗肠痔，让患者增加进食。如果能服用这种药一年者，效果更好。七月初七、九月初九也可以采收这种药使用。

治牛马六畜水谷疫疠诸病方第七十三

治马热蚰颡黑汗鼻有脓，咥咥有脓，水草不进方

黄栝蒌根、贝母、桔梗、小青、栀子仁、吴蓝、款冬花、大黄、白鲜皮、黄芩、郁金各二大两，黄檗、马牙硝各四大两。捣，筛，患相当及常要啖，重者，药三大两，地黄半斤，豉二合，蔓菁油四合，合斋前啖，至晚饲，大效。

马远行到歇处，良久，与空草，熟刷，刷罢饮，饮竟当饲。

困时与料必病，及水谷。

六畜疮焦痂

以面胶封之，即落。

马急黄黑汗

右割取上断讫，取陈久靴爪头，水渍汁，灌口。如不定，用大黄、当归各一两，盐半升，以水三升，煎取半升，分两度灌口。如不定，破尾尖，镵血出，即止，立效。

马起卧，胞转及肠结，此方并主之

细辛、防风、芍药各一两。以盐一升，水五升，煮取二升半，分为二度，灌后、灌前，用芒硝、郁金、寒水石、大青各一两，水五升，煮取二升半，以酒、油各半升，和搅，分二度，灌口中。

马羁骨胀

取四十九根羊蹄烧之，熨骨上，冷易之。如无羊蹄，杨柳枝指粗者，炙熨之，不论数。

饮马以寅午二时，晚少饮之。

啖盐法

盐须干，天须晴，七日，大马一啖一升，小马半升，用长柄勺子深纳咽中令下，肥而强水草也。

治马后冷

豉、葱、姜各一两，水五升，煮取半升，和酒灌之，即瘥。

虫颡十年者

酱清如胆者半合，分两度灌鼻，每灌，一两日将息。不得多，多即损马也。

虫颡重者

葶苈子一合（熬令紫色，捣如泥），桑根白皮一大握，大枣二十枚（擘）。水二升，煮药取一升，去滓，入葶苈，捣令调匀，适寒温，灌口中，隔一日又灌，重者不过再，瘥。

虫颡马鼻沫出梁肿起者，不可治也。

驴马胞转欲死

捣蒜，纳小便孔中，深五寸，立瘥。

又，用小儿屎，和水灌口，立瘥。

又方，骑马走上坂，用木腹下来去擦，以手纳大孔，探却粪，大效。探法：剪却指甲，以油涂手，恐损破马肠。

脊疮

以黄丹敷之，避风，立瘥。

疥

以大豆熬焦，和生油麻捣，敷，醋、泔净洗。

目晕

以霜后楮叶，细末，一日两度，管吹眼中，即瘥。

马蛆蹄

槽下立处，掘一尺，埋鸡子许大圆石子，令常立上，一两日，永瘥。

疗马嗽方

唊大麻子，净择一升，饲之，治哣及毛焦，大效。

疥

以樗根末，和油麻涂，先以皂荚或米泔净洗之，洗了涂。令中间空少许，放虫出。下得多涂，恐疮大。

秘疗疥

以巴豆、腻粉，研，油麻涂定，洗之，涂数日后，看更验。

白话译文

治疗马匹被虫咬后发热、额头出黑汗、鼻腔内有脓、咳嗽带脓、不吃水草方

黄栝蒌根、贝母、桔梗、小青、栀子仁、吴蓝、款冬花、大黄、白鲜皮、黄芩、郁金各二大两，黄檗、马牙硝各四大两，这些药共同捣碎，过筛，制成药粉使用。这个剂量用于病情一般的时候内服使用，如果病情较重时，上述药要加量至三大两，再加地黄半斤，豆豉二合，蔓菁油四合，晚饭前喂药，深夜再饲喂草料，有特别好的疗效。

马行远路到歇息的地方，要过较长一段时间后再给空草，并用刷子细细刷遍全身后，先给它饮水，饮完水后再饲草料。

困倦时给草料吃定会导致马匹出现饮食方面的疾病。

六畜长疮后出现黑痂的治法

用面糊封固，黑痂就会脱落。

治疗马突然出黄黑汗方

将靴子从上面割断后，把破旧靴子的鞋底头，放在水里浸泡，把浸泡的水灌入到病马口里。如果病情没有缓解，用大黄、当归各一两，盐半升，用水三升，煎煮得半升，分二次灌口。如果仍然没有止汗，就刺破马尾尖，血出后汗马上停止，立即见效。

马匹因起卧引起转胞小便不通或肠扭结，下方都可以治疗

细辛、防风、芍药各一两，加食盐一升，用水五升煎煮，得水二升半后，分为二次灌服马匹。灌前灌后，用芒硝、郁金、寒水石、大青各一两，用水五升煎煮，得二升半，并用酒和油各半升，混合搅匀，分二次灌在马匹口内。

治疗马羯骨（后脖到尾骨的通脊）发胀方

先用四十九根羊蹄在火上烧，再用烧热的羊蹄熨烫马羯骨，羊蹄冷后就更换热的。如果没有羊蹄，就用手指粗的杨柳枝条炙热后熨烫羯骨，使用的杨柳枝多多益善。

给马饮水，在凌晨三至五点，上午十一点至中午一点最为合适，晚上尽量少给马饮水。

喂食盐法

给马匹喂的食盐必须干燥，时间一定要在天气为晴天的时候。七天喂一次，大马一次喂一升，小马喂半升，要用长柄的勺子深深置于咽喉内，使马服下，这样喂下食盐，能使马匹肥壮，效果胜过喂服水草。

治疗马后背冷

豆豉、葱、生姜各一两，加水五升煎煮到半升，用酒混合搅匀后灌服，就会痊愈。

治疗马额头被蚊虫叮咬后肿胀十年方

取颜色像胆汁一样的酱油半合，分二次灌入到马鼻里。每灌一次，让马匹休息一二天，然后再灌。每次不要多灌，多灌就会损害马匹的健康。

治疗马额头被蚊虫叮咬后肿胀严重的药方

葶苈子一合（炒为紫色，捣烂为泥），桑根白皮一大把，大枣二十枚（劈开），用水二升煎煮，煎药得一升后，去掉药渣，放进葶苈末，调和均匀，等温度冷热合适的时候，灌到马口里，隔一天再灌一次，重者不过二次，就可治愈。

马鼻子被虫叮咬后，鼻孔流出沫、鼻梁肿起，就是病情严重，难以治好了。

驴马妊娠转胞小便不通，痛苦得快要死了，治方如下

处方一：把蒜捣成细末，塞入尿道内，深入五寸，马上可以治愈。另外，还可用小孩子的屎，用水和匀，灌入口内，可立即治愈。

处方二：骑着马上山坡，用一条木板在马肚子下来回摩擦，并用手深入肛门内，掏出马的粪便，效果明显。掏粪便的方法：先剪去指甲，手上涂满油，以防损伤马的肠道。

治疗马背疮方

可用黄丹敷在患处创面，避风，立即可治愈。

治疗疥疮方

把大豆炒焦，捣碎后，与生麻油一起调匀，用醋或米泔水洗净疮面后敷到患处。

治疗头晕目眩方

把霜后的楮树叶，捣为细末，一天二次，用细管吹到眼里，马上就会痊愈。

治疗马蹄溃烂生蛆方

在马槽下挖一个一尺深的小坑，埋满鸡蛋大小的石子，让马经常站立在

石子上，过一二天后就会痊愈，这样治疗后永不复发。

治疗马咳嗽方

吃大麻子。选干净的大麻子一升，给马喂服，治马咳嗽、毛色发焦，有很好的效果。

治疗疥疮方

把樗树根捣为细末，用麻油调和均匀，涂之前先用皂荚水或米泔水把疥疮处洗干净，洗后再涂抹到疥疮上。涂的时候，应该留出中间一小块不涂药，就可以放疥虫爬出。药膏不要多涂，多涂会使疮面扩大。

治疗疥疮的秘方

把巴豆、腻粉研碎，用麻油调匀，涂在患处，干后洗净，连涂几天后，效果会更好。

后　记

　　《肘后备急方》又名《肘后救卒方》《葛仙翁肘后备急方》《肘后百一方》《补阙肘后方》《附广肘后方》等，为东晋著名医药学家、道教代表人物葛洪所著，其内容大部分精要摘录于葛洪《玉函方》中的急救单方、验方及针灸等，并收集了前代名医张仲景、华佗等医家的备急药方，所列疾病涵盖急性传染病和内、外、妇、儿、五官等科病症，是中国第一部临床急救手册，也是现存最早的一本岭南医学专著，在中国医学史上占有重要地位。该书在很多疾病的认识和治疗方法上都有很高的成就，甚至达到了古代世界医学的领先水平。如书中寥寥15个字的记载——"青蒿一握，以水二升渍，绞取汁，尽服之"，不仅为当时治疗疟疾提供了有效方法，而且还直接启发了当今中国中医科学院屠呦呦研究员成功提取青蒿素，挽救了数百万疟疾患者的生命，为人类抗击疟疾做出了历史性贡献，她也因此荣获中国第一个诺贝尔生理学或医学奖。

　　如此重要的一部古代中医典籍，确实值得我们当代中医人去深入研究和学习。然而，随着时代的发展和人们思维方式的转变，特别是语言表达和文字书写的改变，现代人已普遍对中医古籍产生了一定程度上的陌生感，阅读起来也大多存在一定的障碍，即便是中医药从业人员，也多被古文的艰涩所困扰，更何谈发掘和运用。基于此，我不由产生了将《肘后备急方》翻译成现代汉语的想法，并将这一想法告诉了我的恩师廖承建，恩师当即对这个想法大加赞赏，并表示愿为译注工作倾力指导。我大为振奋，然而我深知译注工作量大而复杂，正思凭一己之力恐历年难成之时，幸得挚友郭春茂倾情加入，让我信心倍增。当即选取恩师廖承建校注版《肘后备急方》所依据的明万历刘自化刊本为底本，分工合作，对该书进行白话全译。经穷览史料，深入考证，反复推敲，数易其稿，历时一年有余，终成《白话肘后备急方》一书，以为广大读者阅读《肘后备急方》扫清障碍，亦为中医药传承与发展略尽绵薄之力。

诚然，由于历史条件和葛洪道家思想的局限，书中不乏诸如符法等巫术治疗方面的内容，也存在一些不切实际的观点，这是残余的糟粕，对此，读者应慎别，切勿生搬硬套。古籍的译注和出版是一段充满艰辛而又富有乐趣的学习过程，虽经我们严谨细致地推敲了每一个字词，力求通俗准确地表达原文的词义，但由于译者水平有限，书中一定会有差错与不足之处，恳请广大读者批评指正！

本书在撰写与出版过程中得到广东高等教育出版社的大力协助，特此致谢！

易良杰

2022 年 10 月 10 日